Uschi Brunner / Ruth Hanewald

Yoga und Āyurveda

W

Uschi Brunner / Ruth Hanewald

Yoga und Āyurveda

Sinnlich und körperbewußt erleben

Walter Verlag Zürich und Düsseldorf

Für das 1., 2. und 3. Kapitel ist als Autorin Uschi Brunner verantwortlich, mit Ausnahme der beiden Abschnitte
Spannen der sechs Körperbogen und
Warum wirkt das Spannen der Körperbogen aktivierend oder beruhigend?,
die von Ruth Hanewald stammen.
Das 4. Kapitel haben die Autorinnen gemeinsam geschrieben.

Auf den Fotos üben:
- Uschi Brunner, München
- Ruth Hanewald, München
- Susanne Fleischmann, München
- Klaus Kohler, München

Fotografinnen der Übungsbilder:
- Uta Briegel, München (Fotos 1990)
- Sybille Hoessler, München (Fotos 1993)

Fotoanstalt der Übungsbilder:
Weila Fotokompetenz, München

Die Deutsche Bibliothek – CIP-Einheitsaufnahme
Yoga und Āyurveda : sinnlich und körperbewußt erleben /
Uschi Brunner/Ruth Hanewald. [Fotogr. der Übungsbilder : Uta Briegel ; Sybille Hoessler]. – 2. Aufl. – Zürich ; Düsseldorf : Walter, 1997
ISBN 3-530-11701-3
NE: Brunner, Uschi; Briegel, Uta

2. Auflage 1997

Satz: ASL Atelier für Satz und Layout, Wangen a. d. A.
Druck und Einband: Clausen & Bosse, Leck
Printed in Germany
ISBN 3-530-11701-3

Inhalt

1. Yoga und Sinnlichkeit

Yoga

Der traditionelle Hatha-Yoga ist ein Jahrtausende altes System, welches sich mit der Natur und ihren Zusammenhängen von Geist, Psyche, Seele, Körper und der Umwelt mit ihren sozialen Prozessen auseinandersetzt. Sein Heimatland ist Indien. Hier ist er auch heute noch tief verwurzelt, und die menschlichen Fähigkeiten sind durch die religiösen und kulturellen Traditionen anders geschult und ausgebaut worden als in Europa. Trotzdem sind der Yoga und die Erforschung des menschlichen Wesens nicht auf Asien fixiert.
Es ist die Kunst und Aufgabe eines guten Yogaunterrichts, den Yoga als philosophisches System der indischen Tradition von innen her zu erfassen und auf europäische Lebens-, Denk- und Verhaltensweisen zu übertragen. Das kann nur gelingen, wenn der Unterrichtende sich mit dem Wesen beider Kulturkreise tief auseinandergesetzt hat.

Die klassische Übungstechnik unserer Yogaübungen, Āsanas genannt, stammt aus der südindischen Schule. Sie will in ihrem Grundanliegen den Übenden für innere und äußere Prozesse und ihre Empfindungen sensibilisieren. Die Schulung eines solchen *bewußten Körperempfindens* ist das zentrale Thema dieses Buches.
Die *Āsanas* sind so gewählt, daß sie auch für Anfänger geeignet sind. So sind leichtere und schwerere Āsanas im Übungsprogramm enthalten. Zudem sind auch Vorübungen eingebaut. Diese Āsanas, welche *zyklisch* geübt werden, wollen vom Übenden *erobert* werden, indem er sich regelmäßig und immer wieder mit ihnen befaßt, sie einnimmt und beobachtet, was sie ihm sagen.
Grundregel ist: Es geht *nicht* um ein *mechanisches* oder ehrgeiziges Üben, bis der eigene Körper für die gewünschte Stellung endlich funktioniert. Āsanas sind psychosomatische Stellungen, die uns mitteilen können, in welcher Weise ein Mensch mit dem Körper umgeht, welche Felder und Fähigkeiten bei ihm ausgebaut sind, welche vernachlässigt wurden. Sie zeigen uns, an welchen Stellen der Übende synchron ist und in welchen Bereichen er mit Blockaden, mangelnder Koordinationsfähigkeit und

Schmerzen konfrontiert wird. Die innere Aussage einer Haltung zu verstehen, ist ein Anliegen des Yoga. Zu wissen, was diese Haltung *«für mich»* aussagt. Diese subjektive Aussage bewußt im regelmäßigen Üben zu Worte kommen zu lassen, zeigt den Ansatzpunkt unserer Art und Weise, mit den traditionellen Übungen umzugehen: Sie führt zum persönlichen Erleben, das dem Übenden die Spannbreite seines Wohlgefühls zeigt, sowie seine Grenzen und Schmerzen aufleuchten läßt.
Geduld braucht man, um sich auf den Weg zu machen: die Gesetzmäßigkeiten seines Innenlebens zu erforschen und zu lernen, was der eigene Körper spricht. Geduld und Hingabe an die eigene Körperlichkeit und seelische Wesensart sind oft notwendig, damit man sich in seiner Begrenztheit annehmen kann. Doch genau dann, wenn man das Mangelnde und Schmerzende nicht versteckt, verbannt, sondern liebevoll annimmt und ernstnimmt, sind durch das Verstehen Wende und Änderung möglich. So kann durch das schrittweise Erweitern der körperlichen Grenzen, der persönlichen Ansichten und Einsichten, sowie durch den Abbau der Schmerzen das Leben an Gesundheit, Bewußtheit und Wohlgefühl gewinnen.

Erforschung des Innenlebens

Der Yogaübende lenkt seine Blickrichtung auf die Vorgänge in seinem Inneren und nach außen. Sich selbst zu erforschen und zu beobachten ist sein Anliegen. Denn kann ein Mensch einen anderen verstehen, wenn er sich selbst nicht erkennt? Er beobachtet, wie sich sein Wesen zeigt: auf körperlicher, emotionaler, psychischer, geistiger, intellektueller und sozialer Ebene. Dieses Beobachten schult und schärft er, es begleitet ihn durch sein Leben.
Durch diese *konzentrierte Aufmerksamkeit,* welche er auf innere Vorgänge lenkt, wird er lernen, welche Sprache sein Körper spricht: Wie er auf bestimmte Gegebenheiten reagiert, was er sucht, sich wünscht, was ihn ängstigt, welche Rhythmen sich in ihm zeigen, wie er lebt und wie er mit seinen Mitmenschen umgeht. Er kann beobachten, wie er sich über eine lange Zeitperiode hinweg verändert und wie sich seine Gewohnheiten, Bedürfnisse und Verhaltensweisen verändern, während der Jahreszeiten, am Tag und in der Nacht und vor allem in Berührung mit dem, was von der Umwelt auf ihn zukommt.

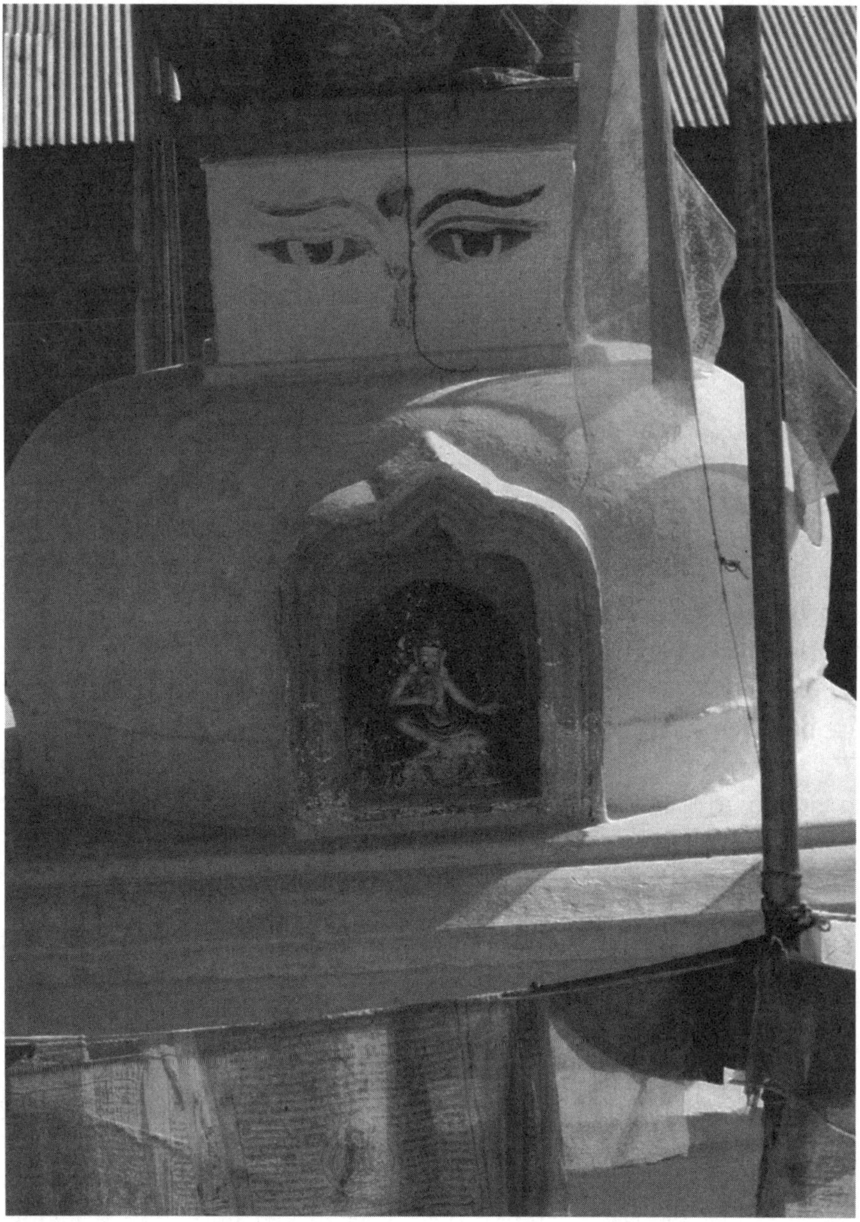

Buddhistische Stupa in Bodnath (Kathmandutal in Nepal).
«Buddhas Augen» symbolisieren den Blick nach Innen und nach Außen.
Die Heiligennische will den Betrachter zu innerem Austausch und Gebet anregen, zu Zwiesprache mit dem Unsichtbaren, das dem Herzen in tiefster Tiefe Vertrauen und Hoffnung schenken kann.

Diese *Wechselwirkung zwischen Innen und Außen* offen zu bejahen und zu leben ist ein Anliegen des Yoga, und es macht deutlich, daß auch der Erlebende selbst, durch sein So-Sein, das verändert und bedingt, was mit ihm in Berührung kommt.

Rhythmisches Leben und Erleben

Die indische Mythologie kennt drei Gottheiten, die «Prozeß-Gottheiten» sind:

- Brahma – der Schöpfer
- Vishnu – der Erhalter
- Shiva – der Zerstörer.

Diese Wandlungsemanationen des Neugeborenen, des Behüteten, Bewahrten und zuletzt des Verlierens und Loslassens sind Elemente einer Kreisbewegung, die sich in der Welt auf allen möglichen Ebenen entdecken läßt. Das Leben ist Veränderung und Wandel. Nichts bleibt ewig in der gleichen Form.

Vishnu (für die Inder Schöpfer und Erhalter der Schöpfung) und *Maya* (seine Schöpfung) gehören zusammen und spielen ihr Spiel.

Trotz dieser permanenten dynamischen Kreativität, dieses Werdens und Vergehens ist das Leben auch regelmäßig und rhythmisch: Der Tag bringt mit der Sonne Helligkeit und Wärme und wechselt ganz regelmäßig mit der Nacht, die mit dem Mond Symbol für Dunkelheit und Kühle ist.

Diesem Zyklus ist auch der Mensch unterworfen, wobei er einen gewissen Handlungsspielraum besitzt.

Lebensbegleitende innerkörperliche Rhythmen sind der persönliche Herzrhythmus und Atemrhythmus.

Der Wach-/Schlafrhythmus (Aktivitäts-/Passivitätsrhythmus) des Menschen ist ein Kernrhythmus, der sich von der Dominanz her in die eine oder andere Richtung verschieben kann. Der *Tag* fördert Eigenschaften der *Aktivität* und die *Nacht* Phasen der *Passivität,* der Ruhe und Erholung.

Ein weiterer menschlicher Kernrhythmus ist der persönliche Temperaturrhythmus, der in der Schwankungsdominanz bei Mann und Frau normalerweise gegensätzlich ist. Am deutlichsten wird dieser Temperaturrhythmus im Monatszyklus der Frau. Auch die Jahreszeiten sind zyklisch und verändern regelmäßig Lebensgewohnheiten und Empfindungen.

Ein Zeichen von Gesundheit ist es, *sich auf Veränderungen einstellen zu können.* Veränderung, Unklarheit, Wandel gehören zum Leben, genauso wie Klarheit und Ordnung. Lebendig sich verändernde Regelkreise immer wieder neu zusammenschalten zu können und zu synchronisieren, ist eine wesentliche Fähigkeit für die psychosomatische Stabilität, da das Leben bewegt und dynamisch ist. Wie bei Tag und Nacht das Licht und die Dunkelheit oszillieren müssen, um gesund zu sein, und mit ihnen auch die Auswirkungen von Sonne und Mond (zum Beispiel die Empfindungsspanne zwischen warm und kalt, leicht und schwer) rhythmisch wechseln, so ist auch psychisches Gesund-Sein an ein *Wechseln-Können* der Stimmungen und Empfindungen gebunden. Wie der Winter mit seiner Strenge einen dicken Pullover nötig macht, so erfordert ein großer erlebter Schmerz Tränen. Und wie eine erste Frühjahrssonne die Kraft hat, wieder grünes Leben in die karge Natur zu holen, so können sich wohltuende zwischenmenschliche Wärme und Liebe im Aufleuchten der Augen und der Haut spiegeln. So sind *Stimmungen* wie Fröhlichkeit, Heiterkeit genauso wie Wut, Haß, Zweifel, Angst, Offenheit oder Zufriedenheit Zeichen und Reaktionen auf ein persönliches Erleben.

Zur Krankheitsfalle werden diese Stimmungen erst dann, wenn sie sich als Muster verfestigen und nicht mehr umschwenken können. Wenn Einseitigkeiten im Verhalten das lebendige Reagieren und Mitschwingen auf natürliche Gegebenheiten nicht mehr zulassen. Ein starres Empfindungs-, Denk- oder Handlungsmuster kann als Block den Austausch zwischen dem Erlebenden und seiner Umwelt verhindern. *Diese Blockaden aufzulösen und wieder in die Lebendigkeit zurückzuführen, ist ein Ziel der Yogatechniken. Dabei geht es vor allem auch darum, sich das näher anzusehen, was den Block verursacht und ausgelöst hat.*

Sinnlichkeit

Āyurveda, die traditionelle, indische Heilkunst und Lebensphilosophie, die später noch umfassender vorgestellt wird, baut auf dem Thema der Samkhya-Philosophie auf, und sie kennt eine exakte Schulung der fünf Sinne.

Auch im Yoga geht es darum, sich seiner Wahrnehmungen und seiner Handlungen bewußt zu werden.

Da für die *Felder der Wahrnehmung* und *der Handlung* das mentale,

Die fünf Felder der Wahrnehmung und ihre Wahrnehmungsorgane (Jnanendriyani) sind:
- *Ohr*
- *Haut*
- *Auge*
- *Zunge*
- *Nase.*

Mit diesen Organen erlebt der Mensch sich und die Welt.
Ihre Leistungsfähigkeit und Aufnahmebereitschaft gestalten seine sinnliche Wahrnehmung, seine Art:
- *zu hören*
- *zu fühlen*
- *zu sehen*
- *zu schmecken*
- *zu riechen.*

Die fünf Felder der Tat und ihre Handlungsorgane (Karmendriyani) sind:
- *Stimme*
- *Hand*
- *Geschlechtsorgane*
- *After (Ausscheidung)*
- *Fuß.*

Mit diesen «Feldern» gestaltet der Mensch seinen Handlungsspielraum, und der Yoga will ihm bewußt machen, mit welchen Feldern und mit welcher Dominanz er handelt, in den Bereichen von:
- *Sprechen*
- *In-die-Hand-Nehmen und Geben und Nehmen*
- *Partnerwahl und Sexualität*
- *Art der Aufnahme aus der Umwelt und Art der Verdauung der Umwelt*
- *Auf-etwas-Zugehen und Fortgehen.*

geistige Prinzip *(Manas)* zuständig ist, besteht die Möglichkeit, sich bewußt zu machen, wie die eigenen Sinne arbeiten, was sie aufnehmen, wünschen und in welcher Weise sie zum Handeln anregen.
Die Aufgabe im Rahmen des Yoga besteht darin, den eigenen Erlebnis- und Handlungshorizont kennenzulernen: geduldig, ausdauernd, über eine lange Zeitperiode hinweg. Der Yoga ist letztlich eine Art zu erforschen, wie man wahrnimmt und erlebt, wie man handelt, auf die Umwelt zugeht oder mit dem, was von außen kommt, umgeht.
Die Lebensperspektive des Erlebenden spielt hier eine wichtige Rolle, und zwar sowohl im Sinne der Empfindungsperspektive als auch im Sinne der Handlungsperspektive:
- Wie und was erlebe ich; welche Bedeutung hat dieses *«für mich»,* und was wünsche ich mir zu erleben? (Empfindungsperspektive)
- Wie soll ich handeln, um was zu erreichen? (Handlungsperspektive).

Es ist notwendig, daß der Übende sich bewußt macht, welchen Lebenssinn er hat, welche Zielvorstellungen, Motive, Wünsche und Normen sein Empfinden und Handeln bedingen.
Beobachtet man die eigenen *Reaktionsmuster,* so wird man sehen, daß sie sich im Laufe der Zeit verändern. Auch die Nähe anderer Menschen oder die veränderte Außenwelt können *«mich»,* mein Fühlen, Denken und Handeln, beeinflussen. Und auch der Erlebende selbst verändert sein Umfeld, bewirkt Gefühle, Handlungen, Reaktionen, *nur indem er da* ist und den sozialen Raum mitgestaltet.
So gilt es auch zu sehen:

- Wer (mit welchen Fähigkeiten und Eigenschaften) meinen *Empfindungshorizont, Denkhorizont und Handlungsraum* erweitert und in wessen Nähe dieser zusammenschrumpft.
- Wie es mit der persönlichen *Glück-Schmerz-Spannbreite* aussieht. Fühle ich mich in Begegnungen beglückt, ruhig, zufrieden oder bedroht, verunsichert, schmerzlich berührt oder gefährdet?

Glück und innerer Friede ist die angenehmste sinnliche Erfahrung, die Kehrseite ist die Erfahrung von Schmerz, die wohl eindeutigste Sinneswahrnehmung. Das Leben ist durchzogen von angenehmen und schmerzlichen Erfahrungen, und beide prägen das subjektive Empfindungs- und Handlungsmuster.
Dabei gilt es auch zu sehen, daß viele Handlungen geschehen, um den Schmerz vorwegzunehmen.
Yoga bedeutet hier, im Alltag Schutzhaltungen zu erkennen und sich auf ein neues Probehandeln einzulassen. Immer wieder das Risiko einzugehen, auch da verletzt zu werden, wo man aus früheren, schmerzhaften Erfahrungen in der Phantasie in aktuellen Situationen den Schmerz vorwegnehmen will. Das heißt, stets erneut zu sehen, ob die neue Situation

Chronos ist der griechische *Gott der Zeit.* Syn-Chronos bedeutet: «Mit der Zeit sein.» Yogisches Handeln bedeutet, so zu handeln, wie es die Zeit erforderlich macht, sich nicht zu wehren gegen das, was die Zeit in der Gegenwart von einem erfordert. Asynchron ist es, wenn sich der Handelnde mit seinem Gefühl nicht in der Handlung befindet, sondern in der Vergangenheit, beziehungsweise in der Zukunft hängt, wenn Wunsch und Tat auseinanderfallen. Synchron sein meint, daß inneres Empfinden und äußeres Handeln zusammenpassen und den realen Erfordernissen des Augenblicks entsprechen.

wirklich so bedrohlich ist, wie sie aus früheren Erfahrungen heraus erscheint. Die Grenze zu finden, wo eine Schutzhaltung wichtig und sinnvoll ist und wo sie den Lebensfluß blockiert, ist nicht immer leicht.
Da, wo Schmerz unvermeidlich ist, gilt es, ihn *anzunehmen* und festzustellen, *warum* er auftritt.
Yogisches Handeln sollte *allmählich* zu innerer Freiheit, Synchronizität und Zufriedenheit führen.

Jivananda. Marmas

Jivananda, ein indisches Theaterstück aus dem 17. Jahrhundert n. Chr. erzählt von der Macht und Ohnmacht der Sinne im Kampf der Lebensbewältigung. Diese Geschichte möchten wir in etwas abgeänderter Form wiedergeben.
«Ein Herrscher mit dem Namen Person wohnte einst in einem Reich, das Leib hieß. Dieses hatte er sich nach zahlreichen Rückschlägen in langen Kämpfen mit seinem Erzfeind Tod erobert. Als es Tod jedoch wieder gelang, die Hälfte seines Reiches zu erobern, schickte Person den General Auge gegen ihn aus, der von großem Stolz erfüllt war, da er in der Sonne glänzte und fünfzig Prozent der gesamten königlichen Informationen über ihn liefen. Er allein schien bestimmt, den Krieg für König Person zu gewinnen. Da Tod klüger als Auge war und dafür sorgte, daß Auge nur solche Informationen in die Hand bekam, die ihn (Auge) in die Irre führen sollten, befand Auge sich zum Schluß in einer Sackgasse. Von Tod überfallen und seines Glanzes beraubt, wurde er mit Ohr, Nase, Zunge und anderen kleineren Generälen gedemütigt nach Hause zurückgeschickt. Ihres Glanzes beraubt und mit Asche bedeckt, traten sie vor König Person, um ihre Ohnmacht vor der Macht des Königs Tod zu bekunden.
Person hörte zu, sagte vor Verzweiflung nichts und kehrte in sein stilles Gemach zurück. Dort hörte er plötzlich in der Dunkelheit eine Stimme:
‹Du hast dieses Zimmer lange Jahre nicht betreten. Ich aber habe hier geduldig auf Dich gewartet. Fürchte Dich nicht in dieser Stunde. Ich bin bei Dir.›
Es war eine Frauenstimme, die sprach und die Person als die Stimme von Liebe erkannte. Sie gab ihm einen neuen General, den sie selber angeleitet hatte. Er hieß Leben. Dieser zog hinaus und warf Tod über die Grenzen des Reiches hinaus. Dann setzte er 107 Grenzposten auf, die er jeden Tag

überwachte. An der Stelle, an welcher er seinen Sitz aufnahm, um von dort aus das Gebiet zu überschauen, errichtete man ein Bild in einer kleinen Laubhütte...»

Zur Interpretation von Jivananda

Der Körper dieser Person wird als Reich beschrieben, das der Herrscher, wie ein wirklicher König, vor Schaden, Überfällen und todbringenden Begegnungen schützen möchte. In diesem Reich gibt es lebensnotwendige Stellen, die der Tod ausfindig machen und beherrschen kann. Das Reich gehört nun nicht mehr dem Regenten, das volle Erleben ist nicht mehr gegeben; es ist schon zur Hälfte unter lebloser Regentschaft. Da schickt der Herrscher die Sinne aufs Kampffeld, Auge voran. – Physiologisch laufen tätsächlich die meisten Informationen über den Bereich des Sehens. Sie sollen erkunden, was dem Reich gut tut und was tötend ist. – Diese Informationen können die Sinne vermitteln, wenn sie mit der Liebe verbunden sind. Was bringt die Sinne zum *«Aufleuchten»?* Was macht die Sinne satt? In *Jivananda* werden die Sinne ihres Glanzes beraubt und mit Asche bedeckt: Wenn der Feind über die Sinne so stark ist, das heißt, der Schmerz so laut ist, daß die Sinne dem Herzen nichts Lebensbejahendes melden können, dann ist es Zeit *nach innen* zu sehen und auf die innere Stimme zu hören. Die Liebe im Herzen weiß, was wirklich nötig ist, damit ein volles Leben möglich wird.

Unter ihrer Anleitung wird das Leben wieder hergestellt. Und an jenen Stellen, wo der Tod das Leben deformieren oder auslöschen kann, werden 107 Grenzposten aufgestellt. Und das sind jene *107 vitalen Wach- und Warnposten,* die man im Āyurveda **Marmas** nennt. (mru = Tod; es bedeutet: hier kann der Tod einbrechen.)

Die Stellen der 107 Marmas, welche als Organisationsstellen für lebenswichtige Funktionen bezeichnet werden können, gilt es zu schützen. Ihre Funktionsfähigkeit soll erhalten oder regeneriert und von Blockaden befreit werden, damit ein volles Leben und Erleben ermöglicht werden kann. Dieses Anliegen ist im Yoga wie im Āyurveda von gleicher Bedeutung. Deformationen an den Marmas vermindern die Lebensqualität und die Bewußtheit. Die wichtigsten Marmas dürfen auch nicht zu stark verletzt werden, sonst erlischt das Leben. Die Marmas haben eine Zeit- und eine Gewebestruktur.

So gibt es:
- Gelenk-Marmas (Sandhi-Marmas)
- Muskel-Marmas (Mamsa-Marmas)
- Sehnen-Marmas (Snayu-Marmas)
- Knochen-Marmas (Asthi-Marmas)
- Blutgefäß-Marmas (Sira-Marmas),

die der Yoga-Übende auf ihre Verletzungen und Synchronizität hin abfragen kann, indem er Āsanas praktiziert. Sind die Marmas lebendig, so ist der Lebensfluß an allen Stellen gesund, und sie melden realistisch Schmerz und Freude. Sind die Marmas blockiert, so zeigen sie, daß die Gesundheit bedroht ist. Marmas sind Meldestellen für Kraft, Sprungkraft, Stabilität, Geschmeidigkeit, Flexibilität und Sensibilität.

Zum Beispiel geben die *Gelenk-Marmas* Auskunft darüber, ob die Drehfähigkeit mit der Stabilität in Einklang steht.
Die *Muskel-Marmas* stehen in Zusammenhang mit dem Krafthaushalt und der Feinregulierung. (Das heißt, sie dienen der Prüfung, ob der Übende nach außen nicht mehr Arbeitsleistung gibt, als er von innen her real Kraft hat.)
Die *Sehnen-Marmas* sollten elastisch und zugkräftig sein. Sie büßen ihre Elastizität ein, wenn der Körper durch zuviel Arbeitsleistung oder Mangelernährung in einen «Austrocknungsprozeß» kommt.
Die *Knochen-Marmas* vermitteln Stabilität. Im Zusammenspiel mit den Sehnen, Muskeln und Gelenken sind sie für die Aufrichtung und Gesamthaltung des Menschen verantwortlich.
Die *Blutgefäß-Marmas* stehen eng mit dem hormonellen Zusammenspiel und den Emotionen und Gefühlen in Verbindung. So gilt im Āyurveda das Herz als das größte Blutgefäß-Marma. Es wird als tiefste Quelle unserer Emotionalität bezeichnet. Die Meldungen der Sinne, mit den Botschaften von außen, werden hier genauso registriert, wie die Meldungen des Blutkreislaufs, der mit allen Organen und Körperteilen in Verbindung steht. Das Herz ist ein Symbol für die Zwiesprache der persönlichen Innenwelt mit dem Einfühlungsvermögen in die umgebende Außenwelt. Das Sanskrit-Wort für Herz ist «hrdaya». Es bedeutet soviel wie «Geben und Nehmen». Herzlichkeit bedeutet daher, daß zwischenmenschliches Geben und Nehmen ausgeglichen sind. Ein idealer Zustand also, der menschliche Blutgefäß-Marmas schützt und psychosomatische Stabilität erleichtert.

Blick nach innen. Hören auf die innere Stimme.
Innenschau. Herzenssprache

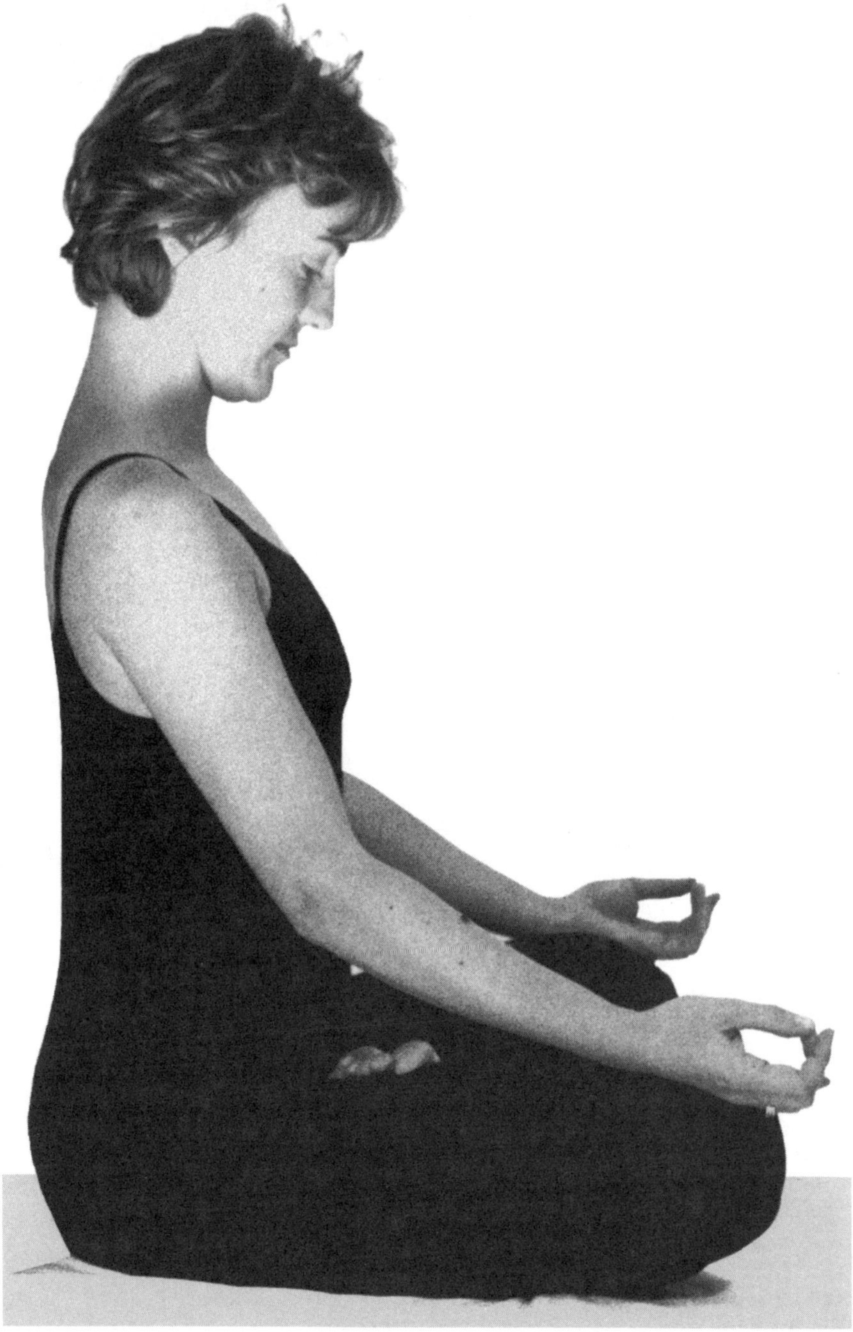

In diesem Übungsbuch werden die Marmas nicht im Zusammenhang mit den Āsanas besprochen. Es würde das Volumen dieses Buches sprengen. Aber diese sehr konkrete und wichtige Übungstechnik sei in diesem Zusammenhang erwähnt, da sie den erweiterten Teil einer präzisen Yoga-Praxis in Verbindung mit Āyurveda darstellt. Trotzdem sind die Āsanas in den Übungszyklen so aufgebaut, daß die Marmas mit ins Spiel kommen. Welche Rolle die *subjektive Sinnlichkeit* in Āyurveda spielt, zeigt das nächste Kapitel.

2. Āyurveda – Eine altindische Naturphilosophie

Eine ganzheitlich orientierte Naturheilkunde

Āyurveda ist die traditionelle altindische Medizinlehre zur Gesunderhaltung des Menschen. Sie ist mehr als eine rein naturwissenschaftlich orientierte Heilkunde: Sie beruht auf der Erkenntnis, daß der Mensch eine Einheit aus Körper, Geist und Seele bildet, eine Einheit, welche wiederum Teil der Natur, der sozialen Umwelt und des Kosmos ist. Krankheit entsteht deshalb dann, wenn der Mensch nicht mehr im Gleichgewicht mit seinem Inneren oder mit seiner Umwelt lebt.

Die āyurvedische Naturheilkunde ist cirka 3500 Jahre alt. Die frühesten schriftlichen Aufzeichnungen finden sich in den altindischen, wissenschaftlichen Texten, den Veden. Āyurveda wird heute mit den Lehrbereichen Innere Medizin, Kinder- und Frauenheilkunde, Augenheilkunde, HNO, Psychiatrie, Chirurgie und Toxikologie an cirka vierzig Universitäten und Colleges gelehrt. Das Studium dauert elf bis zwölf Semester, und die Praxis darf nur mit staatlicher Genehmigung und offizieller Graduierung ausgeübt werden. Heute praktizieren in Indien rund 300 000 Āyurveda-Ärzte, und die WHO (World Health Organisation) stellte 1979 fest, daß zwei Drittel der indischen Bevölkerung immer noch vom traditionellen indischen Medizinsystem versorgt werden – das sind immerhin rund 400 Millionen Menschen. Āyurveda, in der Zeit der Besatzung Indiens durch Muslims und Engländer unterdrückt und verboten, stagnierte lange Zeit. Seit den 1839 veröffentlichten «Minutes of Education» bis zur Unabhängigkeit des indischen Staates (1947) versuchten die englischen Kolonialherren das einheimische, āyurvedische Wissen systematisch zu verdrängen. In den letzten 10 bis 15 Jahren erlebt es nun eine Renaissance und gewinnt internationales Interesse.

Die Blütezeit des klassischen Āyurveda reicht bis 600 v. Chr. zurück. Das Wort Āyurveda kommt von «Āyus = erfülltes Leben und Erleben» und von «Veden = Wissen». Es bezeichnet die wissenschaftliche Lehre, wie man gesund und glücklich leben kann. Laut Āyurveda gibt es wenig Möglichkeiten krank zu werden, wenn man sich gemäß den Gesetzen der Natur und ihren Regeln verhält. Āyurveda legt das Hauptaugenmerk auf das ganzheitliche «Ernst-Nehmen» sämtlicher Faktoren und betont

sehr stark die *Sensibilisierung der eigenen fünf Sinne.* Āyurveda betrachtet nicht nur den medizinischen Aspekt des Menschen im westlichen Sinn, denn ein Ungleichgewicht kann auch im seelischen Bereich entstehen. Die Aufgabe eines āyurvedischen Arztes, Vaidya genannt, besteht darin, das innere Gleichgewicht seines Patienten zu erhalten, beziehungsweise wieder herzustellen. In der āyurvedischen Heilmethode wird der zu Behandelnde in seiner Persönlichkeit gesehen, in seinem Empfinden und Agieren. Seine Krankheit – ein Signal seiner Disharmonie – wird an der Wurzel untersucht, sie wird nicht nur als Symptom behandelt und repariert.
Zwei bedeutende Āyurveda-Ärzte aus vorchristlicher Zeit kann man als die Väter des heutigen Āyurveda bezeichnen. Ihr schriftlich überliefertes Wissen (Samhita) zeigt, daß die indische Medizin schon zu Beginn aus zwei verschiedenartig strukturierten Richtungen bestand, die später in ihren Methoden zu dem Begriff *Āyurveda* zusammengefaßt wurden:

- die Richtung des Internisten Caraka,
- die Richtung des Chirurgen Susruta.

Die internistische Richtung des Vaidya Caraka befaßte sich in der Hauptsache mit dem Anliegen, wie der Zusammenhalt in der menschlichen Gemeinschaft und wie der innerkörperliche Zusammenhalt hergestellt und bewahrt werden können. *Āyus* bedeutet hier Zusammenhalt. (Damals versuchte man auch in Opferritualen den Zusammenhalt zu festigen und soziale Spannungen durch das indische Kastensystem zu reglementieren.)
Āyurveda, als Phytomedizin, entwickelte eine hervorragende Pflanzenpharmakologie, die keinerlei schädliche Nebenwirkungen im Körper verursacht. So befaßt sich dieser Zweig des Āyurveda auch heute noch mit der Herstellung von Drogen, von Mitteln für die Verjüngung (Gerontologie), von Rasayanas (Nahrungsmittelzusätze, welche den Körper widerstandsfähig gegen die Einflüsse des Alterns machen), mit Potenzsteigerung (Virilisation) und verfügt über Wissen und Erfahrung in der Hydrotherapie (u. a. auch Dampfbäder), in den Ganzkörper-Massagelehren (Abhyanga), in den Praktiken des Inhalierens, in der Diätetik, im Fasten und in den Reinigungstechniken (Panchakarma-Therapie), aber auch in den Yoga- und Meditationstechniken!

Zwei Textstellen der Caraka-Samhita besagen, daß jene Wissenschaft Āyus genannt wird, in welcher die wohltuenden und schädlichen Vorgänge beschrieben werden, die glücklich wie unglücklich machenden Vorgänge und die Schätzung der Lebensdauer. (I.41)
Āyus bedeutet auch der Zusammenhalt von Körper (Sarira), den Feldern der Sinneserfahrung (Indriyas) und dem persönlichen Lebensfluß (Sattva). (I.42)
Āyurveda als Naturheilmedizin baut auf der Philosophie des Leidens auf. Deshalb ist es wichtig, den Standort des Leidenden zu sehen, wenn ihm geholfen werden soll: seine Gefühle, seine Lebensperspektive und seine Einstellung zur Umwelt. Zu sehen, was glücklich und was unglücklich macht, trifft das Herz subjektiven Erlebens. Damit ist die persönliche Lebensauffassung betroffen, wie Lebensereignisse bewältigt werden und wie er mit dem Glück und dem Leiden anderer umgeht.
Der Zusammenhalt des Körpers (Sarira) wird als eine Vielzahl einzelner, auseinanderstrebender Funktionen und innerkörperlicher Rhythmen gesehen, so zum Beispiel des individuellen

- Temperaturrhythmus
- Aktivitäts-/Passivitätsrhythmus
- Wach-/Schlafrhythmus
- Herzrhythmus
- Atemrhythmus.

Der Zusammenhalt von Körper und den Feldern der Sinneserfahrung (Indriyas) spricht die Felder subjektiven Wahrnehmens und Handelns an. Ob der Erlebende über seine Sinne beglückende oder schmerzliche Erfahrungen macht, ob er in seinen Sinnen satt oder hungrig ist und ob der Handelnde sich kompetent fühlt oder bedroht, verunsichert, beziehungsweise orientierungslos ist.

Sattva meint das Resultat eines geglückten Zusammenhalts von Körper, Wahrnehmungs- und Handlungsorganen und belegt, daß man in einer zwischenmenschlichen Atmosphäre leben kann, die einem gut tut und einen wachsen läßt.
Das Auseinanderfallen des Zusammenhalts der menschlichen Gemeinschaft muß sich laut Caraka auch in einem Erkranken und «Auseinanderfallen» des Körpers zeigen.

Die chirurgische Richtung des Vaidya Susruta entwickelte im Āyurveda die Kenntnis von besonders vitalen Stellen, die bei einer guten Funktion volles Leben und Erleben ermöglichen können, die aber bei Erkrankung, Verletzung und Deformierung das Bewußtsein und Erleben verändern, beziehungsweise auslöschen können. Die Kenntnis der Marmas (der 107 vitalen lebenswichtigen Organisationsstellen des menschlichen Körpers), erlangte Susruta als Arzt auf dem Kriegsschauplatz der damaligen Zeit. Der zerbrochene Zusammenhalt der Gemeinschaft bewirkte in den kriegerischen Auseinandersetzungen vielfältigste Verletzungen, die der berühmte Arzt zu heilen bemüht war. Die Kenntnis daraus, an welchen Stellen des Körpers Verletzungen tödliche oder deformierende Auswirkungen haben, wie sie das Wachbewußtsein beziehungsweise das Schlafbewußtsein, das persönliche Wahrnehmen und Erleben des einzelnen verändern können, wurde uns aus diesem Zweig des Āyurveda überliefert, so daß uns das Wissen um die Marmas dazu befähigen kann, sie im Umgang mit feindlichen Kräften zu schützen. (Auch im psychischen Sinne können «tödliche Pfeile» im Inneren ihr Gift wirken lassen, und es ist notwendig, sie mit der Kunst eines Chirurgen aus dem Körper zu entfernen.)

Der heutige Āyurveda bildet die Quintessenz der Schulen von Caraka und Susruta. Er ist in seiner Anlage zeitlos und kann jederzeit in seiner Struktur in andere Kulturen übertragen werden.
Die folgenden Abschnitte machen das *ABC der āyurvedischen Sprache* im Ansatz deutlich.

Mahābhūtas. Elemente und elementare Empfindungen

Grundlegend für die āyurvedische Betrachtungsweise ist die Lehre der fünf Elemente: die Mahābhūta-Lehre. (Mahā = groß; bhūta = Element; die Pancamahābhūta-Lehre ist eine Lehre von den fünf Elementen, die Bedeutung erlangt haben.)

Erde	**Wasser**	**Feuer**	**Luft**	**Raum**
Prtvhvi	Jala / Apa	Agni / Tejas	Vayu	Akasa

Alles auf der Welt und im Kosmos besteht aus diesen fünf Grundelementen, in jeweils unterschiedlicher Dosierung zueinander. Um zum Beispiel Substanzen, Empfindungen oder soziale und körperliche Prozesse beschreiben zu können, muß man ihre Eigenschaften nennen.
Die āyurvedische Klassifikation geschieht nach der grundsätzlichen Einteilung von zwanzig Eigenschaften. Diese kann man als elementare Eigenschaften, beziehungsweise elementare Empfindungen bezeichnen, und sie können nach ihren Eigenschaften bestimmten Elementen zugeordnet werden.

Erde	**Wasser**	**Feuer**	**Luft**	**Raum**
schwer *guru* ☽	flüssig *drava* ☼	leicht *laghu* ☼	leicht *laghu* ☼	leicht *laghu* ☼
rauh *khara* ☼	viskös *snigdha* ☽	scharf *tikṣna* ☼	rauh *rukṣa/khara* ☼	weich *mṛdu* ☼
kühl *śīta* ☽	kühl *śīta* ☽	heiß *uṣṇa* ☼	kühl *śīta* ☽	zusammenziehend *ślakṣna* ☽
träge *manda* ☽	träge *manda* ☽	subtil *sūkṣma* ☼	subtil *sūkṣma* ☼	subtil *sūkṣma* ☼
fest/stabil *sthira* ☽	weich *mṛdu* ☼	rauh *rukṣa* ☼		
klar *viśada* ☼	schleimig *pichchila* ☽	klar *viśada* ☼		
dicht/kompakt *sandra* ☽	fließend *sāra* ☼			
hart *kaṭhina* ☽				
grob *sthūla* ☽				

Das jeweilige Element hat sozusagen einen «elementaren Horizont» mit bestimmten Eigenschaften und Merkmalen. Ihre Beschreibung trifft auf materieller Ebene genauso zu wie zum Beispiel auf körperlicher, psychischer oder psychosozialer Ebene. Die Tabelle zeigt zu jedem Element die

Dominanz von Mond- oder Sonnen-Eigenschaften. *Mond-Eigenschaften* sind in ihrem Grundwesen substanzgebend, stabilisierend und kühlend; sie neigen mehr zur Materialisation. *Sonnen-Eigenschaften* haben einen dynamischen und erwärmenden Charakter und symbolisieren das Ankurbelnde, In-Fluß-Bringende, Verändernde.

Beispiele für die fünf elementaren Horizonte

1. Der Horizont der Erde
(Dominanz von Mond-Eigenschaften)
Die Erde ist zum Beispiel materiell faßbar, eher grob und rauh; ein Stein ist hart und fest, eine Marmorplatte hart und kompakt. Der Begriff Erde wird symbolisch für alles Stabile, Fundamentale und Tragende verwendet, da sie durch die Sinne so erfahren wird. Unser Körper erlebt sich selbst und die Umwelt in den eben beschriebenen Elementarempfindungen, so daß er sich selbst als *stabil empfinden* kann, oder daß ihm jemand *harte Worte* an den Kopf wirft, er eine *klare Entscheidung* trifft. Subjektiv kann man eine Situation als *schwer* empfinden oder eine Beziehung als *fest* bezeichnen. Man kann sich durch Arbeit *zugeschüttet* fühlen.
Der Horizont der Erde drückt Festigkeit und Stabilität aus und meint hier einen sinnlich faßbaren Erfahrungshorizont (ebenso die Horizonte der weiteren vier Elemente). Die Empfindung kann Angenehmes ausdrücken, aber auch eine bedrohliche Erfahrung symbolisieren.

2. Der Horizont des Wassers
(Dominanz von Mond-Eigenschaften)
Das Element Wasser bringt das Flüssige und Fließende ins Spiel. So kann man *flüssig sprechen* oder *ein verbindliches Wesen haben.* Man kann sich in seinem Element fühlen oder *träge sein* oder gar *versumpfen.* Bei niedergeschlagenen Stimmungen, die innerkörperlich mit Schwere und Trägheit einhergehen, können diese Elementareigenschaften im Erlebenden zu stark vorhanden sein. Sind die Wasser-Eigenschaften innerkörperlich in der Balance, so fühlen wir uns im Leben getragen und haben angenehme Empfindungen. Aber auch die Außenwelt zeigt uns Wasser: zum Beispiel aus dem Hahn sprudelnd (fließend und weich); Wein ist flüssig; ein Pilzgericht kann schleimig sein. Die Assoziationskette bringt diese Elementarempfindungen für unterschiedlichste Erfahrungen ins Spiel.

3. Der Horizont des Feuers
(Nur Sonnen-Eigenschaften)
Der Bereich des Feuers bringt als einziges Element die Wärme ins Spiel. Die Eigenschaften sind alle stoffwechselanregend. Die Sonne kann eine Hitzewelle erzeugen, ein Essen kann scharf sein, aber jemand kann auch eine *gepfefferte Predigt* halten; zwischenmenschlich kann es *heiß werden, zwischenmenschliche Wärme* ist lebensnotwendig; man kann sich für jemanden *begeistern* oder einer *macht einem anderen Feuer unterm Hintern.* Ein *hitziges Temperament* zeigt sich in ähnlichen Erlebnisstrukturen wie eine stechende Sonne. Angesprochen ist bei Feuer vor allem der *innere Wärmehaushalt* und die Temperaturregelung. Fieber oder Schüttelfrost sind zwei Extremformen des *Feuer-Horizonts.*

4. Der Horizont der Luft
(Dominanz der Sonnen-Eigenschaften)
Die Luft ist zwar *materiell nicht mehr faßbar,* aber doch spürbar. Sie kann leicht, bewegt sein, sich aber auch zu gewaltigen Stürmen oder zerstörerischen Orkanen formen. Die *Bewegung,* die *Unruhe* ist bezeichnend für sie. Wie ein Mensch sich zum Beispiel bewegt, zeigt, ob er Ruhe, Gelassenheit hat oder sich getrieben fühlt und voller Unruhe ist. Wenn etwas zu still wird, bringt die Luft im positiven Sinne Bewegung und Ankurbelung hinein.
Der *Wind* im āyurvedischen Sinn regelt im Menschen die *nervliche Verarbeitung,* und es ist eine Kunst ihn so zu zähmen, daß es im Inneren des Körpers nicht stürmt oder alles chaotisch durcheinanderwirbelt. Dies bedeutet zum Beispiel, daß ein Mensch nicht mehr Informationen aufnehmen sollte, als er innerlich verarbeiten kann, andernfalls gerät er unter Dauerspannung.

5. Der Horizont des Raumes
(Dominanz von Sonnen-Eigenschaften)
Der Raum als solcher kann sich in *Weite* oder *Enge* zeigen, er kann gefüllt oder leer sein. Wir versuchen uns im Raum zu orientieren über unsere Sinne, vor allem mit Hilfe unserer «Fernsinne» (Augen, Ohren). Wer sich im Raum bewegen und orientieren kann, fühlt sich wohl. Verliert man die Orientierung im Raum, so kann es zu chaotischen Handlungen, zu Schwindel und Ohnmachtsgefühlen kommen. Vertraute Menschen zum Beispiel können uns im Raum Halt geben. Wir können aber auch in

unserem Körper *Raum lassen für* etwas oder jemanden. In Rausch- oder Traumzuständen verändert sich unser Gefühl für den Raum. Auch gibt es in unserem Körper eine Vielzahl von Hohlräumen, die nicht zu groß sein dürfen, aber auch nicht verklebt, da sie unser *Empfinden für Schwere und Leichtigkeit* beeinflussen.

Diese Beispiele zeigen Empfindungen der Elemente und körperliche Elementarempfindungen, wie sie jeder schon erlebt hat. Im Āyurveda und im Yoga versucht man die 20 Eigenschaften (Guṇas) auszubalancieren und im Gleichgewicht zu halten. Je besser dies gelingt, desto wohler wird sich der Mensch fühlen und um so weniger muß der Organismus in Krankheiten sein Ungleichgewicht zeigen.
Empfindungen spielen in diesem Gleichgewicht eine wichtige und permanente Rolle; ihr Wesen ist absolut dynamischer Art. Damit ein Mensch sich zum Beispiel stabil und geerdet fühlt, wird er den Blick nach innen und außen nicht verlieren dürfen, muß er offen sein und sich doch auch abgrenzen können. Sich in den Situationen situationsadäquat verhalten zu können, bedeutet vielleicht: mal ruhig zu sein, mal hitzig zu sein und seine Meinung vertreten; mal bewegt zu sein, um sich zu orientieren, mal traurig zu sein, um etwas Schmerzhaftes zu verarbeiten; mal spielerisch zu sein und an nichts Ernsthaftes zu denken, und mal sich hinzusetzen und ernsthaft etwas anzupacken…
Empfindungen wechseln in ihrer Qualität und Häufigkeit, aber sie sollen im Yoga zu stabilen Elementar-Horizonten führen.

Im Āyurveda geht man davon aus, daß der Mensch eine Grundnatur besitzt, die Prakṛti genannt wird.
Prakṛti bedeutet, eine subjektive Neigung zu haben, mit bestimmten Elementen bevorzugt zu reagieren. Die Reaktion der drei Grundnaturelle kann sich folgendermassen zeigen:

als eine subjektive Empfindungs- und Handlungsweise mit
- mehr *Erde/Wasser* (bezeichnet als Kapha-Prakṛti)
- mehr *Feuer* (bezeichnet als Pitta-Prakṛti)
- mehr *Luft/Raum* (bezeichnet als Vata-Prakṛti).

Diese elementaren Dominanzen bringen die individuellen Fähigkeiten und Vorlieben mit sich.

Natürlich gibt es auch Misch-Dominanzen, zum Beispiel *Erde/Luft*, oder *Feuer/Raum*. Wichtig ist stets zu sehen, daß der Erlebende dies anhand von Eigenschaften und Verhaltensweisen, Vorlieben und Neigungen spürt. Es heißt nicht, daß die Grundnatur einem dazu zwingt, in diesem Muster zu handeln. Sie zeigt nur einen Substanz- und Verhaltensrahmen an.
Grundsätzlich bringt ein Ungleichgewicht der Elemente untereinander oder eine zu große Einseitigkeit der Elemente ein Unwohlsein beziehungsweise spezifische Krankheitsbilder mit sich. Das Ausbalancieren der Elemente untereinander ist die Kunst des Āyurveda und dies wird durch das Ausbalancieren der Guṇas erreicht.
Āyurveda kennt 20 klassische Eigenschaften, die gegensätzliche Wirkungen haben: die Guṇas. Sie bilden zehn Eigenschaftspaare, die sich wechselseitig ins Gleichgewicht bringen können.

Guṇas. Empfindungsmerkmale und ihre Wirkung

Die Elementarempfindungen werden traditionellerweise nach zwanzig Merkmalen klassifiziert. Dabei fällt auf, daß jeweils zehn Empfindungsmerkmale eine ähnliche Wirkung auf den innerkörperlichen Stoffwechsel haben: Zehn Grundeigenschaften haben *Mond-Eigenschaften;* zehn Gegenspieler haben *Sonnen-Eigenschaften.* Diese zehn Eigenschaften sind in ihrer Auswirkung dazu geeignet, die gegensätzliche Eigenschaft in spezifischer Weise zu verändern. Die wechselseitigen Eigenschaften stehen sich in Paaren gegenüber und können sich in der Balance halten. Sie wirken auf den innerkörperlichen Stoffwechsel ein, *die Mond-Eigenschaften auf den Schlaf-/Nachtzustand* und *die Sonnen-Eigenschaften auf den Wach-/Tagzustand.* Der Mensch erlebt seine Welt über solche Eigenschaften, sowohl auf körperlicher/psychischer Ebene, als auch in psychosozialen Situationen und zwischenmenschlichen Beziehungen.

Die Guṇas – zehn Eigenschaftspaare.
Klassifizierungsmerkmale nach ihrer Wirkung

Wirkung auf den Schlaf- und Nachtzustand, Erholung Mond-Eigenschaften (Soma) ☽	Wirkung auf den Wach- und Tagzustand, Aktivität Sonnen-Eigenschaften (Agni) ☼
1. schwer, erschwerend *guru*	1. leicht, erleichternd *laghu*
2. kalt, kühlend *śīta*	2. heiß, erhitzend, erwärmend *uṣṇa*
3. ölig, viskös, klebrig *snigdha*	3. trocken, rauh, Reibung ermöglichend *rūkṣa*
4. langsam, träge *manda*	4. scharf, schnell, stechend, ätzend *tīkṣṇa*
5. fest, stabil, standortgebend *sthīra*	5. fließend, flüssig, wandernd *sara*
6. hart, unbeweglich *kathina*	6. weich, macht Bewegung angenehm *mṛdu*
7. schleimig, trüb, assoziativ *pichchila*	7. klar, konkret *viśada*
8. weich, macht Reibung angenehm *ślakṣṇa*	8. rauh, macht Reibung unangenehm *khara*
9. grob *sthūla*	9. subtil, fein *sūkṣma*
10. halbfest *sandra*	10. flüssig, wässrig *drava*

A. Zehn Eigenschaften bezeichnet man als *Mond-Eigenschaften,*
da sie eine besondere *Wirkung*
auf den Schlaf- und Nachtzustand haben

In der Nacht ist es draußen dunkel und kühl, der Mensch ist nicht mehr so aktiv wie am Tage; er wird «gemütlicher», sinnlicher, ruht sich aus. Wenn er schläft, legt er alles aus den Händen, rennt nicht mehr herum. Er gibt sich dem Schlaf und den Träumen hin und regeneriert im Nichts-Tun. In den Träumen verarbeitet er tiefergehende Erlebnisse und in den traumlosen Tiefschlafphasen tankt er Kraft auf. Kein Mensch kann ohne diese «nächtliche Tankstelle» existieren oder leben; sie ist lebensnotwendig und tägliche Quelle der Regenerierung. Die Mond- oder Soma-Eigenschaften (Soma = Körper) sind gewebsaufbauend, ernährend, kraft- und substanzgebend. (Ihre Wirkungen werden als saumeya-Eigenschaften bezeichnet.)

B. Zehn Eigenschaften werden als *Sonnen-Eigenschaften*
bezeichnet, da sie eine besondere *Wirkung*
auf den Wach- und Tagzustand haben

Am Tag ist es draußen hell und warm, der Mensch überwindet die Schwere der Nacht und wird aktiv und rege. Er geht seinen verschiedenen Tätigkeiten nach und läßt Kraft in die verschiedenen Aktivitäten fließen. So wie die Sonne austrocknen kann, so kann auch ein subjektives «Zuviel» an Aktivitäten einen Menschen innerlich «austrocknen» und müde machen.
Agni ist das Feuer und meint alle stoffwechselanregenden Prozesse, die in ihrer Funktion als Gegenspieler zu den Mond-Eigenschaften gewebeabbauend wirken. (Die Wirkungen werden als agneya-Eigenschaften bezeichnet.)
Die Kunst im Āyurveda ist es, *die Eigenschaften in der Balance zu halten,* so daß es nicht zu einem einseitigen Ausbau der Sonnen- oder Mond-Eigenschaften kommt. Denn:

• Ein Zuviel an Mond-Eigenschaften könnte bedeuten:
Zuviel Schwere, Trägheit, Festigkeit, Gewicht, Starrheit, Steifheit, so daß es zu Verknöcherungen und Inflexibilität kommen kann.

- Ein Zuviel an Sonnen-Eigenschaften könnte bedeuten:

Zuviel Leichtigkeit, Hitze / Erhitzung, Trockenheit, Schärfe, Unruhe, so daß es zu Gewichtsabnahme, zu Instabilität und zu großer Flexibilität kommen kann.

Durch das āyurvedische Handeln will man im Menschen innere Kraft *(Balam)* herstellen. Zum Beispiel durch die Gabe eines bestimmten Essens, eines Medikamentes oder durch die Kultivierung einer bestimmten Beziehung oder einer Verhaltensweise. Diese Gabe wird als *Dravyam* bezeichnet. Ein Dravyam ist alles, was heilt und eine ganz spezifische Assoziation oder Wirkweise bei dem Erlebenden auslöst *(Virya)*.
Diese drei Aspekte werden in jeder āyurvedischen Vorgehensweise berücksichtigt:

- Balam: die innere Kraft
- Dravyam: das Heilmittel
- Virya: die Wirkkraft des Heilmittels.

Es geht stets um die Fragen: Was muß getan werden, damit die Kraft wieder hergestellt wird? Was eignet sich dafür? Welche spezifische Wirkkraft hat das Heilmittel?
Gesundheit bedeutet zu einem Gleichgewicht der Sonne / Mond-Eigenschaften zu finden. Diese Balance muß immer wieder neu erreicht werden. Welche Eigenschaften bringen die gesellschaftlichen und psychosozialen Strukturen in unseren Körper? Welche Eigenschaften bringen die Natur und die Umwelt im momentanen Erleben in unseren Körper? Welche Eigenschaften haben wir im Augenblick in der Dominanz in uns? Es geht stets um eine Balance der ganzheitlichen Wirkung auf den einzelnen.
Kommt zuviel Aktivität und Licht in uns, durch unser Verhalten und die Umwelt, macht es uns zu trocken – es verätzt. In den zivilisierten Ländern neigen die Gesellschaft und der einzelne zunehmend zu einer permanenten Überaktivität, zu Streß, Ruhelosigkeit, Schnellebigkeit. Diese Dominanz von Sonnen-Eigenschaften wird zudem durch Umweltverschmutzung und zu hohe Ozonwerte verstärkt. Die Mond-Eigenschaften von Ruhe, Geduld, Erholung, zwischenmenschlicher Wärme liegen oft im Defizit dazu. Dieses Ungleichgewicht, von der Außenwelt gefördert, zeigt sich im einzelnen durch Merkmale, die in Krankheit übergehen können:

Verspannungen, Bluthochdruck, Hautkrankheiten, Arthritis, Rheuma, Gicht, Tinnitus – alles Bilder von zuviel Sonnen-Eigenschaften. Es kommt zu Symptomen, wie wenn immer die Sonne scheinen würde... der Körper verliert seinen natürlichen Erholungsrhythmus, seine Kühlfähigkeit, das heisst seine Mond-Eigenschaften, die Regeneration bringen können. Aus diesen Merkmalen heraus merkt der Mensch oft, daß er sich ausbrennt, auslaugt und daß er sich entspannen will oder muß. Wichtig dabei ist jedoch, daß man zum Beispiel die Yogatechnik nicht nur dazu einsetzt, um sich einfach einzulullen, um abzuschalten, sondern daß man langfristig genauer hinsieht, woher die Probleme kommen, und versucht, sie an der Wurzel zu ändern.

Beispiele für die sich gegenseitig beeinflussende Wirkung
der Guṇas auf den Stoffwechsel
(Mond-Eigenschaften – Sonnen-Eigenschaften)

1. schwer – leicht *(guru – laghu)*
- Die Erde ist schwer. Eine Feder ist leicht.
- Im Sommer ist es draußen sehr heiß: Man ißt mit Vorliebe Salate. (Virya im Körper: leicht und kühl.)
  Im Winter ist es draußen sehr kalt: Man ißt lieber erhitzende und kräftigende Speisen, die Brennstoff liefern.
- Auch Trauer und schwierige psychische Prozesse erlebt man im Körper durch Schwere. (Virya im Körper: schwer.)
- Ein Mittagsschlaf nach dem Essen baut Schwere auf. Ein Spaziergang nach dem Essen bringt Leichtigkeit in den Körper.

2. kalt – heiß *(śīta – uṣṇa)*
- Wasser ist kühl. Feuer ist heiß.
- Das Wasser löscht das Feuer. Das Feuer kann Wasser erhitzen.
- Heiß ist verdauungsfördernd – ein Zuviel bringt auch Störungen mit sich.
- Ist es so kalt, daß man friert – dann trinkt man gerne Warmes.
- Eine Begegnung kann kühl oder warm sein.
- Menschen können sich gegenseitig ausbrennen oder anfeuern.
- Einen kühlen Kopf bewahren oder sich den Kopf heiß reden.
- Eine «scharfe Zunge» haben.

3. ölig/viskös/verbindend – trocken/rauh *(snigdha – rūkṣa)*

- Mandelöl zum Beispiel ist ölig/verbindend; es schafft Zusammenhalt. Sand ist rauh.
- Öl bindet trockenen Sand zusammen. Trockenes saugt Öl auf.
- Es gibt Menschen, welche ein verbindliches und verbindendes Wesen haben; andere sind unverbindlich und Einzelgänger.
- Eine zwischenmenschliche Auseinandersetzung ist oft notwendig und fruchtbar. Rūkṣa ermöglicht die Reibung, ist aber nicht unangenehm.
- Vāta-betonte Menschen, die viel rūkṣa-Eigenschaften haben, reiben sich gerne an anderen Mitmenschen. Sie fühlen sich wohl dabei, wenn psychische Reibung entsteht. Kapha-betonten Personen ist ein soziales Reibungsklima oft sehr unangenehm.

4. langsam/träge – schnell/scharf *(manda – tikṣṇa)*

- Schwer verdauliche Speisen sind manda, das Verdauungsfeuer kann sie nicht schnell verarbeiten (zum Beispiel Brei). Zimt dagegen ist tikṣṇa, es wirkt schnell und stoffwechselanregend. Gibt man Zimt in den Brei, so wird der langsame Stoffwechselprozeß beschleunigt, die Speise leichter verdaulich.
- Oder man ißt sehr fette Speisen, die lange im Magen liegen und trinkt danach einen «Klaren», um den Verdauungsvorgang anzufeuern.
- Bequeme Menschen werden in der Nähe von quirligen, feurigen Menschen schneller.

5. stabil/fest – flüssig *(sthīra – sara)*

- Die Knochen sind fest und stabilisierend, während das Blut im Körper fließt und sich bewegt. Auch Brechmittel, Abführmittel haben die Eigenschaft von sara.
- In einer Gruppe gibt es stabile und bewegte Kräfte. Auch die Stabilität des Wirtschaftslebens hängt von einem Wechselspiel dieser beiden Kräfte ab.
- Menschliche Beziehungen können stabil sein; sie können sich aber auch so verfestigen, daß nichts mehr im Fluß ist und es zu Stockungen kommt. Dann muß die Stockung wieder aufgeweicht, das Fließende gefördert werden.

6. hart – weich *(kathina – mṛdu)*
- Der Körper besteht aus harten Bestandteilen, wie die Knochen und aus weichen Bestandteilen, wie Muskeln und Fett. Wenn die Knochen zu weich und porös werden, wäre dies ebenso ungesund, wie wenn die Muskeln zu hart werden.
- Verliebte Menschen sind in ihrem Blut «weich». Menschen die emotional «hart» sind, zeigen eine Blockierung in ihren Blutgefäßen. Sie sind meist nicht mehr flexibel genug, ihr Verhalten in den verschiedenen Situationen zu verändern. Einseitige Verhaltensmuster müssen wieder aufgeweicht werden. Das heißt nicht, daß man im Alltag nicht auch mal «hart» sein kann.

7. schleimig – klar *(pichchila – viśada)*
- Ärzte untersuchen auch den Urin daraufhin, ob Sedimente auftreten, oder ob er klar ist.
- Es ist möglich, einen träumerischen Zustand in sich zu haben (pichchila) oder eine klare, zielstrebige Entscheidung zu treffen (viśada).
- Manche Menschen haben zuviel Klarheit und verlieren das Träumerische, das jedoch eine natürliche, gesunde Berechtigung hat.

8. zusammenhaltend/klebrig – locker/rauh *(ślakṣṇa – khara)*
- Reis ist vor dem Kochen locker, danach kleben die einzelnen Reiskörner zusammen.
- Trockene, rauhe Haut kann durch Einölen vor dem Austrocknen geschützt werden.
- Ist die Haut zu ölig, können khara-Substanzen zum Abbau gegeben werden.
- Geronnenes Blut ist ślakṣṇa, es klebt.
- Wenn Menschen sich aneinander aufreiben, oder aufreibende Auseinandersetzungen führen, so ist dies eine khara-Eigenschaft. Khara macht Reibung unangenehm.

9. grob – subtil *(sthūhla – sūkṣma)*
- Ein Verkehrsunfall zeigt einen entstandenen Schaden offensichtlich und deutlich. Doch kann eine Verletzung auch subtil geschehen.
- Berührung kann auf verschiedenen Ebenen geschehen: Die Spannbreite geht von der groben Berührung, bis zur subtilen, inneren Berührung, wenn ein anderer liebevoll an einen denkt.

- Subtil spüren, daß mit dem Freund etwas los ist, ohne daß er etwas darüber sagt...
- Man kann einem anderen Menschen grob die Meinung sagen oder ihn subtil manipulieren.

10. halbfest – flüssig *(sandra – drava)*
- Blut ist seiner Natur nach drava, es muß fließen. Ist die Viskosität des Blutes zu stark, so droht eine Verstopfung der Blutwege; ist es zu flüssig, fällt es auch aus dem gesunden Spektrum.
- Beziehungen können «halbfest» sein.
- Ein Redner kann «flüssig» sprechen.

So ist ersichtlich, daß es immer darauf ankommt, welche Eigenschaften oder welche Konsistenz für eine Substanz oder für einen Zustand normal sind und in welchem Spektrum die Eigenschaften zusammenwirken und somit etwas *gesund* oder *ungesund* erscheinen läßt. An diesem Punkt ist es interessant zu sehen, daß im Āyurveda anhand der Guṇas die Nähe zur Wirklichkeit geprüft wird. Die Elemente und ihre Guṇas zeigen im persönlichen Erleben die Wirkung psychosozialer Abläufe:

Raum, Feuer:	***Sattva***	**Wirklichkeitsnähe, Liebe, Wohlbefinden** (Wird oft übersetzt mit Licht/Helligkeit – das Ja zum Leben, der individuelle und soziale Zusammenhalt.)
Feuer, Luft:	***Rajas***	**Zweifel, Mißtrauen, Schmerz** (Wird oft übersetzt mit Leidenschaftlichkeit – dem Hin- und Hergerissen-Sein, mit Zerrissenheit, aber auch mit der Energie, die etwas auf Laufen hält.)
Wasser, Erde:	***Tamas***	**Irrtum, Versachlichung, Dumpfheit** (Wird oft mit Dunkelheit, Nacht, Trägheit, Kleben an materiellen Dingen, übersetzt.)

Dazu ist zu sagen, daß der Zustand der *Wirklichkeitsnähe* ein angestrebter Prozeß ist, kein Dauerzustand. Im Alltag wird man sich stets immer wieder in einem der drei Zustände finden.

Sattva meint eine Lebensatmosphäre, in der der Mensch sich gut entwickeln kann, die ihn fördert.
Rajas meint eine Lebensatmosphäre, die Reibung und Schwankungen erzeugt und auf Dauer austrocknen kann.
Tamas meint eine Lebensatmosphäre, die nicht förderlich ist, lähmt, hemmt und sich ungut auswirkt.

In vielen Texten wird *Tamas* als etwas «Schlechtes» beschrieben, *Sattva* als das «Ideal». Wir wollen diese Begriffe nicht dogmatisch sehen, sondern als Zustände in einem lebendigen Prozeß, in dem wirklichkeitsnahe Sichtweise nicht immer möglich oder permanent möglich ist.
Tamas setzt sich aus den Guṇas der Erde und des Wassers zusammen. Der Mensch braucht das Prinzip «Stabilität», es gibt ihm im Körperlichen und Psychischen Festigkeit und Stärke. Doch wenn die Eigenschaften einseitig überhandnehmen, kommt es zu einem innerlichen Zustand, der die eigentlichen Zusammenhänge nicht mehr sehen läßt und oft mit Dunkelheit/Trägheit gleichgesetzt wird. Im Tamas-Zustand fühlt sich ein Mensch vielleicht dumpf und träge; er gibt anderen keine Wärme oder bekommt keine.
Ein anderes Beispiel aus dem Alltagsleben ist eine gesunde Durchgangsdepression. Es ist natürlich, beim Verlust eines geliebten Menschen eine gewisse Zeit zu trauern. Das ist momentan ein Zuviel an Wasser/Erde-Eigenschaften im Körper, aber muß kein Zustand des Irrtums sein, sondern kann sehr der Wirklichkeitsnähe entsprechen. Es gibt auch Phasen, in denen man in einer «Sackgasse» sitzt, nicht weiß, wie man handeln, wie man sich entscheiden soll. Das ist *Tamas,* oft kein Zustand, in dem man sich wohlfühlt. Und doch ist es ein Teil des Lebens und kann zu wichtigen persönlichen Erkenntnissen führen, wenn man durch die Phase «persönlicher Dunkelheit» hindurchgegangen ist.
Rajas hat auf der energetischen Ebene viel mit Schwankungen, Reibung und Zweifel zu tun. Lebt man zulange in Rajas-Prozessen, können diese trotz der Lebendigkeit innerlich aufreiben. Im Zustand des *Sattva* fühlt man sich persönlich wohl. Man kommt mit seinen Mitmenschen gut aus, erfährt Begeisterung, ist zufrieden und weiß, «was man will». *Sattva* meint hingegen nicht, daß ein Kultivieren von den Elementen Raum und Feuer mit ihren Eigenschaften angestrebt werden soll. *Sattva* ist, wie auch *Rajas* und *Tamas,* ein Symbol für die inneren Prozesse des Erlebens von

- **Wirklichkeitsnähe**
- **Zweifel**
- **Irrtum.**

Sich in Lebensprozessen zu beobachten, ist wesentlich. Oft wird man im Yoga beobachten, daß der Körper und die Psyche total abblocken, bevor eine wirkliche Veränderung an einem persönlich wichtigen Punkt geschieht. Das Leben verläuft nicht nur linear.
Merkmale für die Gesundheit sind, daß der Mensch fühlt und wechselnde Empfindungen hat: deutlich oder vage. Fühlt ein Mensch immer gleich, so ist dies ein Zeichen, das die Homöostase gestört ist. Gefühle müssen wechseln können, wenn die Sinne gesund sind.
Im Yoga werden daher Drogen, Tabletten, Alkohol, Zigaretten gemieden, da sie den Empfindungshaushalt verändern und das reale Erleben vertuschen.

Mahābhūtas und die Sprache der fünf Sinne

Der Mensch erlebt die Welt über seine Sinne in einer subjektiv gefärbten Weise. Fühlt er sich wohl und gesund, so erscheint ihm die Welt vielleicht hell und wunderbar; fühlt er sich gekränkt, traurig oder krank, so erscheint sie ihm unter Umständen dunkel, trübe aussichtslos... Ein sinnlicher Mensch hat einen *subjektiven Geschmack* mit *subjektiven Vorlieben und Neigungen.*
Die Vorliebe für *Gerüche* ist unterschiedlich; so liebt der eine saure Gerüche, der andere mehr die süßen Düfte.
Auch der Geschmack ist ein individueller Regler, so daß der eine mehr bittere Speisen liebt, der nächste mehr scharfe Substanzen bevorzugt.
Da selbst der optische Geschmack nicht allgemein ist, bevorzugt der eine rundliche Figuren, der andere eher lange, dünne Gestalten; der eine liebt Rot, der andere Blau.
Das gleiche gilt für das Fühlen und das Hören. In wessen Nähe Sie sich wohlfühlen oder nicht, kann nicht verallgemeinert werden, auch nicht, was Sie gerne hören.
Die Sinne weisen dem erlebenden Menschen die Richtung, in die er sich bewegen sollte, um gesund zu bleiben. Im Yoga und Āyurveda heißt es, daß die Sinne im Herzen zusammenkommen. Wenn die Sinne satt werden, das heißt die Nahrung bekommen, die sie ersehnen, wird auch das Herz satt. Yoga und Āyurveda sind zwei Disziplinen der einen Lebenskunst, in den Sinnen und im Herzen Zufriedenheit und Sattheit herzustellen. Dieses Ergebnis ist erlebbar, fühlbar im Inneren und strahlt auch

nach außen. Unzufriedenheit bedeutet auch: Da ist ein Mangel an Nahrung, wie sie der Körper selber wirklich wünscht. Gewisse Grundnahrungsmittel und Verhaltensweisen lassen uns als Menschen zwar überleben, um aber den Sinn der subjektiven Sinnlichkeit aufzuklären, hilft eine Philosophie der Gefühle, wie sie im Āyurveda besteht.

- Nicht jeder Mensch an sich vermag es, einen zweiten wirklich glücklich zu machen. Warum verlieben wir uns nur in bestimmte Menschen?
- Wir können nicht jeden Menschen «riechen», warum?

Die āyurvedische Sichtweise will zu einem ganz bewußten, sinnlichen Erleben anregen, welches das ganze Lebensspektrum erfaßt. Auf die Sprache und Antwort seiner Sinne muß jeder selbst hören.
Die *Sensibilität der Sinne* ist bei den Menschen unterschiedlich ausgeprägt. So sind oft die Sinne nicht gleichmäßig und gleich intensiv beansprucht, sondern werden schwerpunktmäßig eingesetzt, beziehungsweise ausgebaut.

In welchem der Sinne erleben Sie sich am stärksten?	• Geruchssinn *(ghanda)* • Geschmackssinn *(rasa)* • Sehsinn *(rupa)* • Tastsinn *(sparsa)* • Hörsinn *(sabda)*

Die fünf Grundelemente *(Mahābhūtas)* mit ihren zugehörigen Elementarempfindungen sind befähigt, die sinnliche Wahrnehmung zu stimulieren, je nachdem, wie sie im Körper vorhanden sind. Sehr gut funktionierende Sinne bedeuten, daß die zugehörigen Elementareigenschaften im Körper ausgebaut sind, spezifische Krankheitsbilder und Störungen zeigen dagegen auf, in welchen Elementareigenschaften der Körper ein Defizit erfährt. Dies kann durch Vererbung vorgegeben sein oder auch durch Lebens- und Verhaltensweisen allmählich auftreten.
Die folgende Tabelle zeigt auf, welche Elementareigenschaften der Mahābhūtas Erde, Wasser, Feuer, Luft und Raum die dazugehörigen sinnlichen Erfahrungen von *riechen, schmecken, sehen, fühlen* und *hören* reizen und stimulieren können.

Die Elemente in ihrer Beziehung zu den Wahrnehmungs- und Tatfeldern:

Nase	Zunge	Auge	Haut	Ohr	Wahrnehmungsfelder
Geruchssinn	*Geschmackssinn*	*Sehsinn*	*Tastsinn*	*Hörsinn*	
riechen	**schmecken**	**sehen**	**fühlen**	**hören**	
ERDE	**WASSER**	**FEUER**	**LUFT**	**RAUM**	Elemente
gehen	**ausscheiden**	**lieben**	**berühren**	**sprechen**	Tatfelder
Bewegung	*Ausscheidung*	*Sexualität*	*Geben/Nehmen*	*Sprache*	
Fuß	After	Geschlechtsorgane	Hand	Stimme	

Das Anliegen von Āyurveda ist es demnach, genau auf die innere Stimme und die Sprache der eigenen Sinne und des eigenen Erlebens zu achten und diese Botschaften ernstzunehmen.

Mahābhūtas, Doṣas und die Geschmacksempfindungen

Es können die Empfindungen aller fünf Sinne klassifiziert werden. Besonders hervorheben wollen wir hier jedoch nochmals den Geschmackssinn, da er ein subtiler Regler für gesundes Verhalten sein kann, wenn er in seinen Mitteilungen verstanden wird.
Der Geschmack, *Rasa,* ist die Empfindung im Augenblick, da man Substanzen zu sich nimmt. Will man einen Geschmack empfinden, so muß der Speichel im Mund für Flüssigkeit sorgen. (Würde man eine trockene Substanz auf eine völlig trockene Zunge legen, so würde man kein Geschmacksempfinden haben.) Der Speichel selbst ist ein Kriterium dafür, wie wir unsere Umwelt ganzheitlich im Augenblick verarbeiten:

- *Ein dünner Spülspeichel mit leicht süßem Geschmack* ist ein Zeichen für eine gute Umweltverdauung;
- *Ein dicklicher, eher zäher Speichel mit scharfem, bitterem oder saurem Geschmack* wäre ein Anzeichen dafür, daß der Erlebende subjektiv Streß erfährt und die Verdauungsorgane im Augenblick überlastet sind.

Solche Merkmale können beobachtet werden und haben gesundheitsvorbeugende Bedeutung in der Erkennung von krankmachenden Zuständen, in denen man lebt. In Yogaübungen, wie zum Beispiel in der Atemregelung *Pranayama,* wird die Aufmerksamkeit nicht nur auf Atemvorgänge, sondern auch auf *Veränderungen der Schleimhäute,* so auch des Speichels, gelenkt.
Auch der Geschmack selbst hat über sechs Geschmacksrichtungen die Möglichkeit, sich zu äußern:

- süß
- sauer
- salzig
- astringent, zusammenziehend
- scharf
- bitter.

Jeder Geschmacksrichtung zugeordnet gibt es Nahrungsmittel, Gewürze, Getränke usw., die ebenfalls wieder die Mahābhūtas und ihre Elementarempfindungen aufbauen und unterstützen. Der Grundgedanke ist, daß es durch das Zusammenwirken von Hitze und Kälte (Sonne / Mond), Wasser, Erde und Luft zu den verschiedenen Jahreszeiten und in den verschiedenen Gegenden zu der Entstehung von Pflanzensäften und Nahrungsmitteln mit den verschiedenen Geschmacksrichtungen kommt. Durch ein geübtes Umgehen mit der Ernährung wird ein Ungleichgewicht in den Mahābhūtas und Guṇas mitausgeglichen.

Die Zuordnung der Geschmacksempfindungen zu den Mahābhūtas sieht folgendermaßen aus:

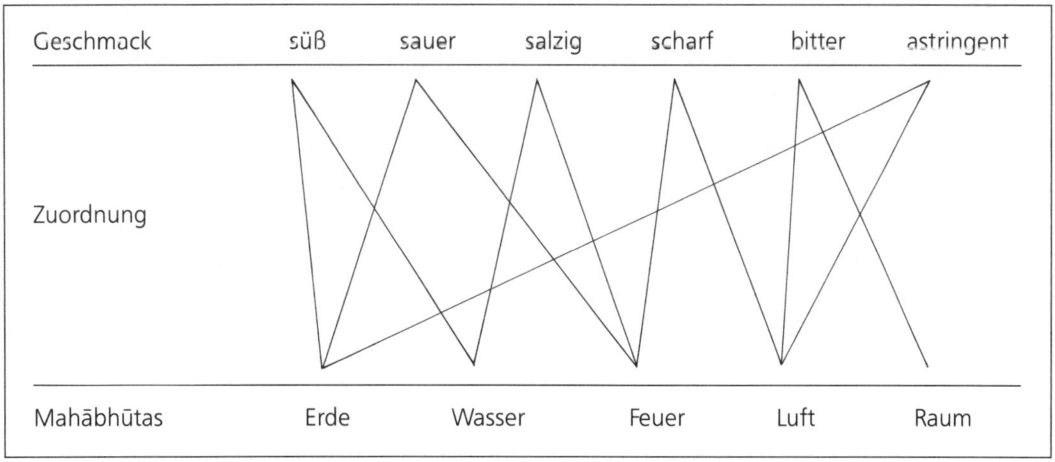

1. Süß (madhūra)
   Erde/Wassser ☽

Der Geschmack süß ist gewebeaufbauend und substanztragend und besitzt überwiegend Mond-Eigenschaften. Alle Grundnahrungsmittel, wie zum Beispiel Getreide, haben eine leichte Süße, welche hier gemeint ist. Zucker und Schokolade sind im āyurvedischen Sinne nicht «süß» und wirken nicht aufbauend. *Süß baut die Elementarempfindungen von Erde- und Wasser-Eigenschaften auf.* Man kann «sich das Leben versüßen», oder jemand ist ein «Süßholzraspler».

2. Salzig (lavana)
   Wasser/Feuer ☽ ☀

Der Geschmack salzig baut die Elementarempfindungen von *Wasser- und Feuer-Eigenschaften auf.* So gibt es in sehr heißen Ländern mehr «Salzwasser» als «Süßwasser». Salz wirkt erhitzend und wassereinlagernd für das Gewebe. Junge Menschen ertragen selten ein «fades Leben», sie suchen nach der «Würze des Lebens». Salzlose Nahrung ist im āyurvedischen Sinn nicht für jeden Menschen gesund.

3. Sauer (amla)
   Erde/Feuer ☽ ☀

Der Geschmack sauer ist *den Elementarempfindungen von Erde und Feuer zugeordnet.* Das Empfindungsspektrum «sauer macht lustig» und «ich werde gleich sauer» zeigt die verschiedenartige Wirkweise dieses Geschmacks und seines feurigen Anteils. Alle Früchte fallen in diese Kategorie, ebenso der Wein.

4. Astringent (kaśāya)
   Erde/Luft ☽ ☀

Der Geschmack astringent ist *den Elementarempfindungen von Erde und Luft zugeordnet.* Die zusammenziehenden Geschmacksträger sind Gerbstoffe, und diese finden sich vor allem in Honig und gerbstoffhaltigen, herben Arzneisubstanzen. Die Wirkung auf die Körperelemente ist abbauend und aufsaugend. Ein Übermaß der herben Geschmacksrichtung kann zu Schmerzen in der Herzregion führen.

5. Scharf (katu)
Feuer/Luft ☀

Der Geschmack scharf ist *den Elementarempfindungen Feuer und Luft zugeordnet* und hat Sonnen-Eigenschaften. Er leitet vorwiegend Empfindungen für Wärme und ist stark stoffwechselanregend und eher gewebeabbauend. So können «scharfe Worte», eine «gepfefferte Predigt» oder ein «scharfes Chili-con-carne» ähnliche Wirkung im Inneren erzeugen.

6. Bitter (tikta)
Luft/Raum ☀

Der Geschmack bitter ist *den Elementarempfindungen Luft und Raum zugeordnet* und hat Sonnen-Eigenschaften. In seiner allgemeinen Wirkung ist bitter blutreinigend, fiebersenkend, appetitfördernd. Bittermittel sind oft in Arzneimitteln zu finden. «Bittere Nachrichten» haben sicher eine andere Wirkung wie «süße Worte».

Eine Āyurvedische Diagnose umfaßt eine genaue Sichtung, was ein *«zuviel an süß»* oder ein *«zuwenig an süß»* im Körper bewirken kann – analog bei den anderen Geschmacksrichtungen. Die Balance im Geschmack wirkt auch auf die Balance in den Mahābhūtas.
So gehört zum Beispiel der Geschmack süß zu den Elementen Erde und Wasser. Sind diese Eigenschaften aber genügend im Körper, so daß sich der Mensch sehr kräftig und innerlich stark fühlt, wird er in seiner Nahrung kein Bedürfnis nach Süßem empfinden, wenn sein Geschmackssinn gesund reagiert. Er würde sonst seine Stärke noch zusätzlich ausbauen. Stattdessen wird er ein *natürliches Verlangen nach bitteren, scharfen und astringenten Nahrungsmitteln* haben, die einen zu großen Ausbau von Erde- und Wasser-Eigenschaften verhindern können.
Umgekehrt gehört bitter zu den Elementen Luft und Raum. Sind diese Eigenschaften im Übermaß im Körper, so kann sich der Mensch unruhig, zerrissen, überfordert fühlen. *In Streßzeiten oder bei Frust steigt das Bedürfnis nach süß, sauer und salzig im Körper,* um dem Körper über diesen Geschmack wieder Kraft zuzuführen und ihn aufzubauen. Schokolade wäre in diesem Fall eine Falle, da sie zwar süß schmeckt, aber in ihrer Wirkung im Körper (Virya) substanzabbauend wirkt. (Zucker benötigt Vitamine, um im Körper abgebaut werden zu können.) Getreide, Ruhe und viel Schlaf würden im Körper wie *süß* wirken und könnten ihn wieder aufbauen.

Mahābhūtas und Doṣas

Die āyurvedische Elementenlehre (Mahābhūtas) ist verzahnt mit den drei Doṣas Vāta, Pitta und Kapha. Diese Tridoṣas werden grundsätzlich in einer āyurvedischen Betrachtung der Natur und des Menschen in den Vordergrund gestellt.

Bestimmte Elemente bilden die Doṣas:

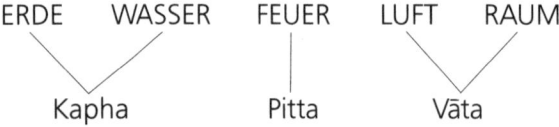

ERDE WASSER FEUER LUFT RAUM

Kapha (ERDE, WASSER) Pitta (FEUER) Vāta (LUFT, RAUM)

Das Verhältnis dieser drei Prinzipien zueinander ist ausschlaggebend für das Naturell eines Menschen. Alles Bemühen im Āyurveda geht dahin, das zu starke Doṣa zu dämpfen und das schwache Doṣa zu verstärken. Dominiert ein Doṣa zu stark, entsteht Krankheit. Sind die Doṣas im Gleichgewicht, so wird man gesund sein.
Die Lehre von den Tridoṣas ist viel umfangreicher, als sie hier vorgestellt wird. Aber in ihren Grundeigenschaften können sie symbolisch so umschrieben werden:

Kapha: Ist das Prinzip der Ruhe, der Substanz und der Stabilität (☽ Mond-Eigenschaften).

Pitta: Ist das Prinzip der Aktivität, der Begeisterung, der Motivation und der Zielstrebigkeit (☀ Sonnen-Eigenschaften).

Vāta: Ist das Prinzip der Bewegung, des Abwägens; es bringt in Fluß. (☀ Sonnen-Eigenschaften).

Geschmacksrichtungen und Doṣas

Jeweils drei Geschmacksrichtungen (Rasas) dämpfen ein Doṣa (Vāta, Pitta, Kapha), drei Geschmacksrichtungen vermehren es. Ist ein Doṣa zu stark, gilt es als gestört und wird mit den dämpfenden Rasas behandelt.

Kapha Doṣa (Erde/Wasser)

süß sauer salzig	*Vermehren Kapha.* Diese Rasas stören, wenn Kapha zu stark ist. *(Süß stört am meisten.)*
scharf bitter astringent	*Dämpfen und beruhigen Kapha*

Pitta Doṣa (Feuer)

scharf sauer salzig	*Vermehren Pitta.* Diese Rasas stören, wenn Pitta zu stark ist. *(Scharf stört am meisten.)*
süß bitter astringent	*Dämpfen und beruhigen Pitta*

Vāta Doṣa (Luft/Raum)

bitter scharf astringent	*Vermehren Vāta.* Diese Rasas stören, wenn Vāta zu stark ist. *(Bitter stört am meisten.)*
süß sauer salzig	*Dämpfen und beruhigen Vāta*

Die Körpersprache der eigenen Sinne zu beobachten ist ein interessantes Unternehmen. Bei längerfristigen Beobachtungen wird man feststellen, daß das Bedürfnis nach einer Geschmacksrichtung wechselt. Auch hier gilt, daß ein «gesunder Geschmack» in seiner Geschmacksrichtung variieren kann. Als Beispiel sei an eine schwangere Frau erinnert. Wenn das heranwachsende Kind zum Aufbau bestimmte Nahrungsstoffe braucht, reagiert die Mutter mit oft kuriosen Geschmacksrichtungen in ihrem Bedürfnis. Ein «gesunder Geschmack» spiegelt notwendige psychosomatische Bedürfnisse des Innern. Bei einem «ungesunden Geschmack» tappt derjenige in die Falle und nimmt das zu sich – aus Gewohnheit oder Sucht –, was letztendlich nicht gut für ihn ist. Sich dieser Fallen bewußt zu werden, setzt eine gute Sensibilität des Übenden voraus und meist eine Portion Disziplin, um sich aus solchen Verstrickungen zu befreien.

Dies zur Einführung in die Denkweise des āyurvedischen Vorgehens, um dieses Basiswissen in der Beobachtung des eigenen Körpers anzuwenden. Die Beobachtung dieser Eigenschaften und Empfindungen im Alltag und beim Yoga-Üben ermöglicht es, sich selbst genauer und realistischer zu erfahren.

3. Yoga und Āyurveda in der Praxis

Interessantes für die Anfängerpraxis

Der Anfänger begibt sich unserer Erfahrung nach meistens offen und unbefangen in die Āsanas und beobachtet, was diese für ihn tun können. Der Übende sollte nicht mit einer «Greifstruktur» an die Haltungen herangehen, indem er im Hinterkopf sofort etwas von den Āsanas haben möchte. (So gesehen würde man Yogaübungen behandeln wie eine Tablette: «Ich habe Kopfschmerzen. Was muß ich üben?») Natürlich können Übungen auch Schmerzen und Krankheiten beeinflussen, dennoch vermittelt ein Yoga-Übungsweg auch viel darüber, wie man im Alltag mit sich umgeht und welchen Belastungen man ausgesetzt ist.
Wir empfehlen Ihnen, sich als Anfänger auf die Übungen einzulassen, immer wieder zu sehen, was Sie darin erleben und entdecken: Welche Übung ist leicht einzunehmen und wirkt angenehm, welche hingegen bereitet Schwierigkeiten oder Unwohlsein.
Wichtig ist es, so zu üben, daß es Spaß macht. Betrachten Sie das Übungsprogramm am Anfang nicht als ein Leistungspensum, das es zu absolvieren gilt. Erfahrungsgemäß liegen einem bestimmte Übungen anfangs eher, andere weniger. Versuchen Sie, die wohltuenden Übungen in den Alltag einzubauen, sie regelmäßig zu üben, möglichst am Morgen nach dem Aufstehen oder zu einer Tageszeit, an der Sie ungestört sind und nicht unmittelbar vorher gegessen haben. Die Āsanas übt man generell auf beiden Seiten und versucht sie auf der linken Seite genauso lange zu halten, wie auf der rechten Seite. Meistens gelingen die Übungen auf einer Seite besser. Wenn der Anfänger durch die Übungspraxis zu mehr Erfahrung in den Āsanas gekommen ist, wird er feststellen, wann es an der Zeit ist, daß er sich mit den Übungen beschäftigt, die ihm Schwierigkeiten bereiten und nicht so leicht glücken.
Allgemein ist es vorzuziehen, wenn man erst zwei Stunden nach einer leichten Mahlzeit zu üben beginnt, *cirka vier Stunden nach einer sehr schweren Mahlzeit*. Vor allem Steh-, Dreh- und Umkehrhaltungen sind der Verdauung nicht förderlich, wenn man sie einnimmt und der Verdauungsvorgang noch nicht beendet ist.
Als *Unterlage* wählen Sie am besten eine weiche, rutschfeste Decke oder

Matte. Die *Kleidung* sollte bequem sein und nirgends einschneiden. Wenn es die eigene Körperwärme zuläßt, versuchen Sie barfuß zu üben. Der *Ort* zum Üben sollte Platz bieten und möglichst ruhig sein, so daß Sie ungestört und unbeobachtet sind.

Üben können Sie alle Āsanas, solange Sie sich darin wohlfühlen. Erleben Sie darin ein starkes Druckgefühl, Angst oder Schmerzen, so gehen Sie bitte nicht über Ihre Grenze hinaus. Der Schmerz steckt die eigenen Grenzen ab. Beobachten Sie, ob das Unwohlsein an Ihrer Tagesverfassung liegt oder wirklich Ihre momentanen Grenzen absteckt. Durch ein *regelmäßiges Üben,* wenn Sie in den Āsanas immer wieder bis an Ihre Grenzen herangehen, werden sich Ihre Übungsgrenzen kontinuierlich erweitern.

Dieses Buch ist so aufgebaut, daß es Ihnen eine nützliche Übungshilfe zuhause bieten soll. Trotzdem wünschen wir Ihnen, daß Sie in Ihrer Nähe eine Yogalehrerin oder einen Yogalehrer finden, bei dem Sie sich wohlfühlen und lernen können. Langfristig ohne Austausch und Beziehung mit einem Lehrer Yoga zu üben, halten wir nicht für sinnvoll. Ein gutes Yogabuch sollte das Alleine-Üben unterstützen, aber nicht den lebendigen Austausch oder die Korrektur durch eine Person ersetzen, die sich längere Zeit mit den körperlichen und geistigen Haltungen des Yoga auseinandergesetzt hat. Vielleicht kann Ihnen die *Adressenliste von Yoga-Institutionen und Yogalehrkräften* am Ende dieses Buches bei der Suche nach einem persönlichen Lehrer helfen.

Die Haltungen, in die sich ein Yogaschüler (Sisya) begibt, sind Stellungen: *Āsanas* genannt. Es gibt eine Vielzahl solcher Āsanas, 84 – so sagt man – seien die wichtigsten. Die Āsanas wirken auf den ersten Blick oft statisch; es sind keine fließenden Bewegungsmuster wie zum Beispiel im Tai Chi. Man begibt sich in das Āsana, verweilt darin und horcht nach innen, beziehungsweise beobachtet Reflexe, die sich im Laufe der Zeit einstellen: Gefühle, Stimmungen, Verspannungen usw.

Āsanas werden eine Weile gehalten, damit die Muskeln in der Dehnung bleiben. (Wippen Sie in der Stellung nicht!) Es kann sein, daß man in der Übung bemerkt – auch wenn sie sehr ruhig und angenehm begonnen hat –, daß sich plötzlich ein Zittern in den Beinen einstellt oder die Atmung intensiver wird, die Blutgefäße sich öffnen und man zu schwitzen beginnt... Auch die Stimmungen können sich ändern in der Haltung: Entweder man kommt ins Genießen und bleibt sehr lange in der Haltung, oder es beginnt dies und jenes zu schmerzen, so daß das Bedürfnis aufsteigt, möglichst schnell das Āsana aufzulösen. Vielleicht beginnt sich der Übende auch zu langweilen oder wird unruhig, rutscht hin und her...

In den alten Yogatexten (Patanjali, 2. Jahrhundert vor oder nach Christus) heißt es: Das Āsana soll über einen längeren Zeitraum gehalten werden und «shukam und sthiram» sein, das heißt fest, stabil und glückbringend. Dieses *innere Erleben* mit der stabilen, gekonnten *äußeren Haltung* in den vielen verschiedenen Yoga-Āsanas aller Schwierigkeitsgrade zu verwirklichen oder sich dem anzunähern, setzt für den Yogi einen langen, ausdauernden Übungsweg voraus.

Aṣṭāñga-Yoga, ein Yogapfad nach Patanjali, gliedert sich für den Yogaübenden in die folgenden acht Stufen:

1./2. Yama und Niyama:	Regeln für eine ethische und moralische Selbstbeherrschung, sie lassen die persönlichen Abläufe des Alltags regelmäßiger und verläßlicher werden.
3. Āsana:	Körperstellungen, die innere und äußere Haltungen überprüfen.
4. Prāṇāyāma:	Atemregelung und Empfindung für den inneren Stoffwechsel.
5. Pratyāhāra:	Willentliche Verstärkung oder Blockierung bestimmter Empfindungen.
6. Dhāraṇa:	Konzentration.
7. Dhyāna:	Meditation.
8. Samādhi:	Erlebnis seines Selbst als vollkommene Transparenz.

Dieser klassische Yogaweg beginnt damit, das eigene Leben zu regeln, sensibler zu werden, Spannungen abzubauen, Kraft und innere Energie zu bekommen. In seinem Endziel möchte er die Sinne transzendieren. Der Yogi will Herr seiner Wünsche und Bedürfnisse sein. Im Gegensatz zu diesem Ziel will *Yoga und Āyurveda* dem Übenden seine inneren Bedürfnisse und Wesenseigenschaften bewußt machen. Bevor die eigenen Sinne nicht wirklich satt sind und der Übende dadurch von den Zielen seiner Leidenschaften loskommt, würde er im Sinne von «Pratyāhāra» nur verdrängen, wenn er «Sinnlichkeit» meidet. Zu-friedenmachen und dadurch etwas ablegen können, bedeutet: zu reifen in seiner eigenen Zeit. Dieses ist die Übungsmethode der Autorinnen.

Die āyurvedischen Eigenschaften schulen die eigenen Sinne, auch um auf dem Yogaweg fortschreiten zu können.
Schmerz ist auf dem Yogaweg ein wichtiger Pfeiler, der dem Übenden subjektive Hinweise gibt, an welchen Stellen seines Wesens oder Verhaltens er aufpassen muß, beziehungsweise eine Veränderung versuchen sollte. Auf der Ebene der Guṇas könnte das ein unterschiedlicher Schmerz sein:
Ein *Kapha-Schmerz:* dumpf, tief, bohrend, lähmend.
Ein *Pitta-Schmerz:* schnell, scharf, brennend, deutlich – lokal.
Ein *Vāta-Schmerz:* wandernd, vage, reißend, mal hier – mal da.
Die schmerzhafte Empfindung wird als *Dukha* bezeichnet. Eine schmerzhafte Blockierung – *Kleṣa* genannt –, muß dagegen nicht unbedingt schmerzen. In der Blockierung verfangen, gelingt es dem Übenden jedoch nicht, auf dem Yogaweg fortzuschreiten.

Fünf dieser leidvollen Spannungen gibt es nach Patanjali:

1. *Avidyā:* Nichtwissen: das Essentielle nicht sehen können.
2. *Asmitā:* Im Egoismus verhaftet sein.
3. *Rāga:* Begierde, innerer Wallungszustand ohne Ende.
4. *Dveṣa:* Haß, Zwietracht, permanenter Streit.
5. *Abhiniveśāh:* Drang nach dem Leben, der den Übenden nicht zur Ruhe und innerer Gelassenheit kommen läßt.

Yoga ist ein Zustand, der die seelisch-geistigen Vorgänge zur Ruhe kommen lassen will. Ein im Yoga-Verwurzelter fällt aus diesem inneren Ruhezustand nicht mehr so leicht heraus. Die innere Ausgeglichenheit ist ihm Priorität, deswegen überprüft er seine Handlungen, um die Kleṣas in seinem Verhalten immer wieder aufzulösen. Ein Yoga-Anfänger wird sich demgemäß zuerst um seine Sensibilität bemühen, seinen Alltag geregelter werden lassen und sich vorwiegend auf die Āsanas konzentrieren. Natürlich kann sich auch ein Anfänger mit Atmung und Meditation befassen. Um aber die höheren Yogastufen des Aṣṭāṅga-Pfades zu erklimmen, setzt es die erfolgreiche Auseinandersetzung mit den vorhergehenden Stufen voraus.

> «Gehe durch das hindurch, durch das du fallen kannst.»
> (Tantrischer Spruch)

Als Beispiel sei ein Übender angeführt, der fleissig Āsanas praktiziert, aber dessen Leben im Alltag chaotisch und überaktiv ist. Er wird dadurch automatisch in den Übungen mit seiner inneren Disharmonie konfrontiert werden. Oder ein Yogaübender, der die groben Spannungen seines Körpers nicht gelöst hat, wird nicht ungestört im Prānāyāma-Sitz verweilen können, um sich tiefer auf Atmung und Stoffwechsel einzulassen.
Auch der moderne Yogi kommt um Ausdauer, Regelmäßigkeit, Aufmerksamkeit und Reflexion nicht herum, will er die Schwierigkeiten überwinden, die ihm die Āsanas stellen. Eine Anfangshaltung ist keine Endhaltung.
Āsanas sind psychosomatische Stellungen, die die inneren Bewegungen und die innerkörperliche Dynamik testen und darüber Auskunft geben, obwohl sie von außen so ruhig und statisch aussehen.
Erleben Sie sich beim Üben statisch, eingefroren, zittrig oder ruhig und wunderbar lebendig?
Durch ein gelungenes Üben der Āsanas ist es dem Übenden möglich, Spannungen dort abzubauen, wo sie nicht hingehören, Kraft aufzubauen und in seinem Inneren deutlich das neu gewonnene Wohlgefühl und die innerlich hergestellte Synchronizität zu spüren.
Für den Anfänger stellt das Āsana vordergründig eine äußere Aktivität dar, der Übende wird in bestimmten Haltungsfunktionen gefordert. Er versucht die äußere Haltung mehr über den Willen zu erreichen: «Ich will dieses Āsana vom Üben her nachmachen.» Beim Fortgeschrittenen gibt es dazu eine innere Aktivität und Anforderung, denn es geht dabei auch um das innere Erleben, um eine Art des Zuordnens, was die äußere Haltung mit der inneren Haltung zu tun hat.

Prakṛti und Yoga

Innere und äußere Haltungen haben gemäß dem Āyurveda ihre Wurzeln in dem persönlichen Grundnaturell einer Person – Prakṛti genannt. Diese Art Grundnatur ist von Geburt an mit einer Vorliebe für Kapha-, Pitta- oder Vāta-Handlungen und -Empfindungen ausgerüstet. Das Wort «Konstitution», welches oft dafür verwendet wird, klingt allerdings zu dogmatisch. Es ist nicht ein unabdingbares «Muß» für eine Person, sich in einem dieser Muster zu zeigen, sondern eine körperlich-geistige Neigung. Der Yogaübende versucht, sich dieses Grundnaturells bewußt zu werden.

Je näher er in seiner Lebensweise dieser inneren Veranlagung kommt, je mehr er sich von Fremdbestimmung befreien kann, desto wohler wird er sich fühlen.

An dieser Stelle soll die Beschreibung der *Prakṛti im Alltag* und *beim Yogaüben* verdeutlichen, durch welche Merkmale sich die Prakṛti zeigen kann.

Kapha-Prakṛti

Im Alltag: Die Elemente Erde und Wasser mit ihren Mond-Eigenschaften überwiegen in diesem Naturell. Demgemäß ist eine solche Prakṛti mit viel körperlicher Substanz und Reserven ausgestattet, die ihm meist ein gutes Immunsystem verleihen. Die Stabilität des Körpers ist beim Kapha-Typ gut, seine Knochen und Muskeln sind sowohl kräftig als auch wohlproportioniert, so daß er Kraft, Ausdauer und Durchhaltevermögen besitzt. Er kann lange ruhig sitzen, ohne nervös zu werden; er ist geduldig und liebevoll von Natur aus. Sein Temperament ist eher ruhig und langsam, so daß er meist eine Zeit zum «Anlaufen» braucht. Wenn er aber etwas beginnt, führt er es auch zu Ende. Zuverlässigkeit, Regelmäßigkeit, Intelligenz, ein gutes Langzeitgedächtnis, Besonnenheit und Ordentlichkeit gehören zu ihm. Er hat meistens viele Freunde, ist potent, und seine Natur wird mit der eines Elefanten verglichen. Durch seine Substanz kann er Schmerz und Müdigkeit gut ertragen, so daß er auch in Streßsituationen meist geduldig und nicht gereizt reagiert. (Er schläft zwar gerne, braucht aber wenig Schlaf.) In Konfliktsituationen zieht er sich gerne zurück. Seine Haut ist leicht ölig und weich; seine kräftigen Haare wachsen dicht, haben eine eindeutige Farbe und sind leicht ölig und lockig. Der Geruchs- und Geschmackssinn wird bei ihm besonders gut ausgeprägt sein, und er wird eher einen süßen Speichel und einen süßen Körpergeruch haben. Scharfe, bittere und astringente Speisen werden ihn in der Balance halten. (Auch Menschen mit Wesenseigenschaften, die diesem Geschmacksspektrum angehören!) Wenn er in seine Falle tappt, wird er gerne Süßes essen, zu träge, zu langsam werden und zu nichts Aufschwung finden. Er neigt dann zu Übergewicht und Verschleimung.

Beim Yogaüben: Das Kapha-Naturell wird sich vielleicht nicht gerne anstrengen wollen. Übungen im langen Sitzen, Liegen, Schulterstand, Atemübungen und Meditation werden ihm angenehm sein. Er hat Assoziationsfähigkeit und Talent zur Philosophie. Da er jedoch viel Kraft besitzt und die Dynamik sowie das «Feuer» zum Ausgleich braucht, sollte der

Kapha-Typ sich überwinden und die anstrengenden Übungen im Stehen, Brückeübungen und den Kopfstandzyklus mit dazunehmen. Er wird sich bei einiger Übung damit gewiß sehr gut fühlen und keineswegs dabei ausgepowert sein. Er wird sicher gerne Āsanas mit Partnern üben. So wie er im Geschmack mit Feuer- und Luft / Raum-Eigenschaften sein Naturell ausgleicht, sollte er beim Üben Āsanas wählen, die besonders die Sonnen-Eigenschaften fördern.

Pitta-Prakṛti

Im Alltag: Das Element Feuer mit seinen Sonnen-Eigenschaften überwiegt in diesem Naturell. Der Pitta-Typ besitzt nicht viel Festigkeit und Stärke, so daß die Ausdauer bei körperlicher Anstrengung nicht groß ist. Er ist schnell, flink, dynamisch, oft auch ungeduldig und jähzornig. Er hat eine natürliche Tendenz zum Kämpfen, ist kritisch, konsequent, logisch und extrem intelligent mit einem guten Gedächtnis. Seine Sprache ist klar, jedoch oft scharf und aggressiv gefärbt; er neigt zu Experimentierfreudigkeit, Unternehmungslust und Verantwortung. Er liebt seine Freiheit über alles. Wenn ihm Unrecht geschieht, kann er nachtragend und sehr rachsüchtig sein. Er besitzt einen natürlichen Trieb zu Konkurrenz und Wettbewerb. Er wird oft mit der Natur einer Kobra verglichen. Da er nicht soviel Substanz besitzt, kann er Schmerz und Müdigkeit nicht so gut ertragen, dadurch reagiert er in Streßsituationen gereizt und ungeduldig. Seine Haut ist weich und ölig; die Hautfarbe hat einen Stich ins Rötliche, Gelbliche oder Weiße, wobei ein Merkmal für Pitta die vielen Pigment- und Leberflecken auf der Haut sind. Er besitzt wenig Haare auf der Haut, die jedoch weich und rosafarben sind. Die Haare des Pitta-Typs wachsen sehr langsam, neigen zu frühzeitigem Ergrauen und zum Haarausfall mit Glatzenbildung. Der Sehsinn wird bei ihm besonders gut ausgeprägt sein, die Optik hat Prioriät in seinem Leben. Sein Speichel kann eine Tendenz zu Zähigkeit und Schärfe oder Saurem haben, auch der Geruch seines Körpers geht oft ins Salzige, Saure oder Scharfe. Die Körpertemperatur des Pitta-Typs ist hoch, dadurch liebt er kühlende, dünne Kleidung, die weit und luftig ist. Da er viel schwitzt, hat er großen Durst, und wegen seines hohen Stoffwechsels neigt er zum Vielfraß. Er ißt gerne, regelmäßig, viel und gut, wobei es ihm schwer fällt, auf das Essen zu warten. (Neigt zu Durchfall.) Süße, bittere und astringente Speisen werden ihn in der Balance halten. (Auch Menschen mit diesen Eigenschaften!) Wenn er in eine Falle tappt, wird er gerne Scharfes essen, Alkohol und Kaffee trin-

ken, zu schnell, zu kämpferisch, zu ungeduldig und aggressiv sein. Er wird überaktiv, Workaholic, mit der Gefahr, daß er innerlich ausbrennt, wobei seine Sinne immer schwächer werden. Tendenziell neigt er zu Krankheiten der Übersäuerung (zum Beispiel Gicht) oder Überaktivität (zum Beispiel Herzinfarkt).
Beim Yogaüben: Das Pitta-Naturell strengt sich gerne an. Die Übungen im Stehen, des Brücke- und Kopfstandzyklus werden ihm liegen, da er eine Vorliebe für Leistung und Perfektion hat. Er besitzt den Ehrgeiz, die Āsanas zu meistern. Da ihm Geduld, Ruhe, Loslassen und Sein-Lassen-Wie-Es-Ist oft schwer fallen, soll er sich überwinden und die mußevollen Übungen im Liegen und Sitzen kultivieren, vor allem aber den Schulterstandzyklus, Prāṇāyāma und Meditation. Das Pitta-Naturell muß aufpassen, daß es mit den Āsanas nicht im Leistungsaspekt stecken bleibt. Den eigenen Willen zurückzunehmen und das Wesen der Mond-Eigenschaften zu erkennen (und zu leben), ist hier angesagt. Er sollte seine Neigung zum Alleine-Machen-Wollen abbauen und sich in den Übungen, vor allem auch in den Partnerübungen, dem «Du» zuwenden. So wie der Pitta-Typ im Geschmack mit Erde/Wasser-Eigenschaften und Luft/Raum-Eigenschaften sein Naturell ausgleicht, sollte er beim Üben Āsanas wählen, die besonders die Mond-Eigenschaften fördern.

Vāta-Prakṛti

Im Alltag: Die Elemente Luft und Raum mit ihren Sonnen-Eigenschaften überwiegen in diesem Naturell. Eine Vāta-Prakṛti hat wenig körperliche Substanz, die Gewebe sind mangelhaft ernährt und der ganze Körper ist meistens dünn. Der Vāta-Typ besitzt weniger Kraft und Ausdauer, da ihm Fett und Öligkeit im Körper fehlen. Er liebt Weite und Freiheit und besitzt Ideenreichtum. Sein mangelndes Durchhaltevermögen und seine Bewegungslust, seine Unruhe und Unregelmäßigkeit fallen auf. Ihm gelingt ruhiges Sitzen sehr schwer. Permanent rutscht er hin und her und kommt nicht zur Ruhe. Seine Bewegungen und sein Gang sind demgemäß rastlos bis hektisch, auch seine Augen und Augenlider bewegen sich unruhig, seine Handschrift ist krakelig. Die Gelenke sind oft schlecht geölt, so daß sie beim Gehen knacken. Von Natur aus ist er ungeduldig, nervös, überempfindlich. Er vergißt extrem schnell und neigt zu Gedankensprüngen und unlogischem Verhalten. Sein Verhalten zeigt meistens emotional keine Konsequenz, er ist oft Einzelgänger und unverbindlich. Sich festzulegen, fällt ihm sehr schwer, und er hat eine Neigung zu vielen Ängsten und Befürchtungen. Verantwortung übernimmt er ungern. Da er sich selbst schlecht koordinieren kann, gelingt es ihm auch nicht, andere Menschen zusammenzuhalten. (Die zusammenbindende Eigenschaft von snigdha fehlt ihm.) Er sollte darauf achten, genügend Schlaf zu bekommen, da er Schmerz und Müdigkeit schlecht verkraftet und bei Streß hektisch wird. Seine Haut und seine dünnen Haare sind trocken und rauh, seine Nägel brüchig und gerillt. Typisch sind für ihn auch Haarausfall und Verstopfung. Seine Natur wird mit der eines Vogels verglichen. Der Tast- und Hörsinn ist bei ihm besonders ausgeprägt, und er neigt sicher zu dickem, leicht bitter schmeckendem Speichel und einem ungut riechenden Körpergeruch. Süße, saure und salzige Speisen halten ihn in der Balance. (Auch verbindliche Menschen mit Wesenseigenschaften dieses Geschmacksspektrums!) Wenn er in seine Falle geht, wird er gerne Bitteres/Scharfes essen, zu hektisch, zu chaotisch, zu schnell und unverbindlich werden. Dann kann er zu Lügengeschichten neigen, neidisch sein und den Überblick über seine Handlungen verlieren. Krankheitsmäßig neigt er zu Krämpfen (zum Beispiel Wadenkrämpfe, bis hin zum Spastiker) und Störungen des Nervensystems.

Beim Yogaüben: Das Vāta-Naturell wird sich nicht gerne sehr anstrengen, weil es sich kraftlos fühlt, und die größte Schwierigkeit wird es sicher in der Regelmäßigkeit des Übens haben. Aufregungen und Aktivismus sind ungesund für ihn. Übungen mit leichter Aktivität im Liegen, Stehen und Sitzen werden ihm angenehm sein. Wegen seines nervösen Temperaments kann ihm das Still-Sitzen schwer fallen und die Schlußentspannung (Savāsana) unerträglich werden. Auch die Atemregelung wird ihm nicht leicht fallen. Da der Vāta-Typ keine großen Kraftreserven besitzt, sollte er keine zu ausgedehnten Aktivitätszyklen üben. Der Kopfstandzyklus erzieht zwar zur Koordinationsfähigkeit, bringt jedoch auch die Sonnen-Eigenschaften ins Spiel. Wenn er seine Empfindungen und Merkmale beim Üben beachtet, kann er durch das Ausprobieren der Übungszyklen beobachten, welche ihn stabilisieren. Sitzübungen und der Schulterstandzyklus sind sehr wichtig für ihn. Āsanas mit Partnern könnten ihm schwer fallen. Denn er läßt andere Menschen nicht leicht nah an sich herankommen. Bei längerem Training in einer wohlwollenden, freundlichen Yoga-Gruppenatmosphäre mit Partnerübungen kann aber genau dies sein Kapha stärken und ihn mit ins Gleichgewicht bringen. So wie er im Geschmack mit Erde/Wasser/Feuer-Eigenschaften sein Naturell ausbalanciert, sollte er beim Üben Āsanas wählen, die ihn leicht fordern, erwärmen, insbesondere aber die Mond-Eigenschaften fördern, die ihn ruhiger und langsamer machen.

Mischtypen Kapha, Pitta, Vāta

Meistens gibt es die «reinen» Kapha-, Pitta- und Vāta-Prakṛti's, wie beschrieben, nicht – eher Mischtypen. Die Eigenschaften ergänzen sich dann und sollen zusammengedacht werden. So wird zum Beispiel eine *Vāta/Kapha-Prakṛti* viel mehr Substanz haben, als ein Vāta-Typ; sie wird auch regelmässiger und zuverlässiger sein. Trotzdem wird das Vāta seinen Freiraum und das Unkonventionelle suchen, so daß diese Prakṛti nie in derart geregelten Abläufen leben und sich dabei wohlfühlen wird wie ein Kapha-Typ.

Eine *Vāta/Pitta-Prakṛti* wird andererseits nicht zu so vielen Ängsten neigen, mutiger und zielstrebiger sein. Die Gefahr liegt auch hier im Substanzverlust.

Die Zuordnungen können vielfältigst gesponnen werden. Wichtig ist, daß es nie um eine Dogmatisierung oder um ein Gut oder Schlecht geht. Die eigenen Wesensbedürfnisse und Eigenschaften zu erkennen und richtig auszugleichen, beziehungsweise anzunehmen, ist im Āyurveda oberstes Gebot. Dieses gilt auch für āyurvedisches Yogaüben. Je mehr der Yogaübende regulieren kann, wird er die Doṣas gleichwertiger leben können und die Lebensenergien ausbalancieren.

Die Samadoṣa-Prakṛti, die von Natur aus Kapha-, Pitta- und Vāta-Anlagen gleich stark zeigt, ist nicht so häufig.

Spannen der sechs Körperbogen. Ihre aktivierende oder beruhigende Wirkung

Da die Āsanas unterschiedliche Wirkungen haben, ist es wichtig, in Zyklen zu üben. Es gibt Übungszyklen, die eine aktivierende Stimmungslage aufbauen können, sowie Übungszyklen, die eine entspannende Stimmungslage hervorrufen können.
Von der äußeren Haltung her gesehen, können wir uns ohne weiteres in eine aktive Übung im Stehen begeben. Um aber auch in die entsprechende Stimmungslage zu kommen, *muß* die innere Bereitschaft *dazu* da sein. Ob dies der Fall ist, darauf gibt uns der Körper durch die Merkmale, die sich zeigen, eine Antwort. (Zum Beispiel Leichtigkeit in den Beinen,

Anhand von zwei gegensätzlichen Bogenspannungen soll dies nochmals verdeutlicht werden.

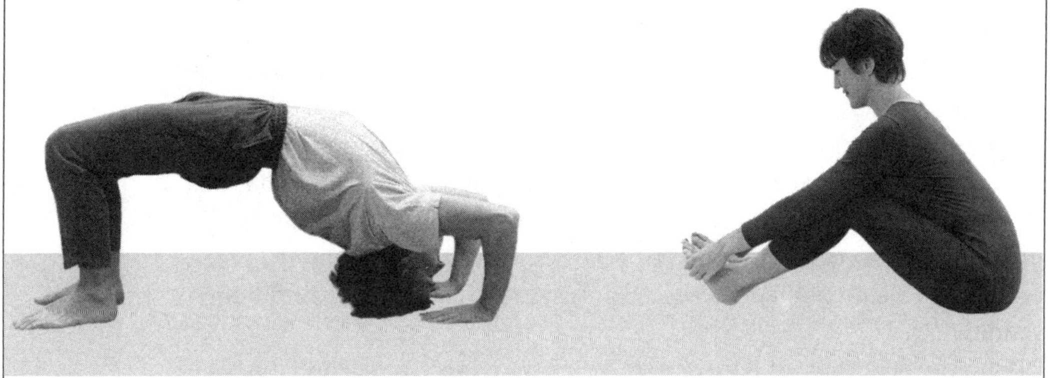

Wenn der Brustbein-Schambein-Bogen im Übungszyklus stark gedehnt wird, können sich folgende Merkmale einstellen:
Erhitzende und anregende Wirkung; Leichtigkeit und Wachheit kommen in den Körper; die Lungen öffnen sich; der Puls und die Atemfrequenz erhöhen sich. Eine aktive Stimmung entsteht.

Im Gegensatz dazu zeigen sich bei einem Āsana-Zyklus, in welchem der Rückenbogen gedehnt wird, folgende Merkmale:
Kühlende und beruhigende Wirkung; Schwere und Substanz werden im Körper aufgebaut; die Puls- und Atemfrequenz senkt sich, die Augen beruhigen sich. Eine ruhige Stimmung entsteht.

warme Hände und Füße.) Das ist die *Sprache des Körpers,* die wir beim Üben lernen.

Von Gesundheit sprechen wir, wenn die *Bereitschaft sowohl für Aktivität als auch für Passivität* (Entspannung, Erholung, Empfänglichkeit, Genußfähigkeit) vorhanden ist, und zwar mit der entsprechenden Stimmungslage und den dazugehörigen körperlichen Merkmalen. In diesem Fall sind die körperlichen Rhythmen synchron. Dann ergibt sich die Fähigkeit, von Aktivität zu Passivität überzugehen und umgekehrt, wie von selbst.

Durch die Übungszyklen haben wir die Möglichkeit, *Stimmungen zu verändern.* Eine unruhige, überdrehte nervöse Stimmung kann zu einer ruhigen Stimmung kommen. Eine müde, abgespannte Haltung kann zu Wachheit und Lebendigkeit hinführen. Bei Desynchronizität geht diese Fähigkeit verloren. Um die entsprechende Stimmung aufbauen zu können, ist es wichtig, im Zyklus zu üben. Im Zyklus zu üben, bedeutet, nacheinander einige Übungen einzunehmen, die in die gleiche Richtung führen, damit der Körper Zeit hat, die gewünschte Stimmung aufzubauen.

Sechs Spannungsbogen

Wir kennen sechs verschiedene Spannungsbogen, die in den Āsanas belebt und auch getestet werden. Der Bogen, der gespannt wird, soll elastisch, kräftig, kompakt und zurückfedernd erfahren werden.

Nur mit einem Bogen, der gut gespannt ist, kann ins Ziel getroffen werden. Jeder, der sich selbst einmal einen Bogen gebaut hat, weiß das aus Erfahrung: Man braucht dafür einen Ast, der sich biegen läßt, der saftig und stabil ist. Versucht man einen zu trockenen Ast zu spannen, bricht er entzwei. Wenn der Ast zu weich ist, läßt er sich auch nicht zum Bogen spannen.

Diese Vorstellung eines elastischen Bogens wollen wir in den Übungen zu verwirklichen versuchen.

Hier die sechs Spannungsbogen, die im Körper verwirklicht werden können:

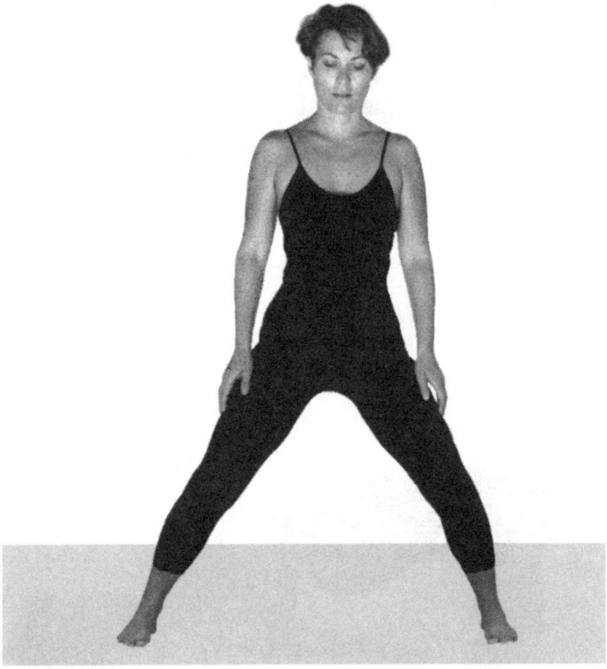

1. Der Becken-Bein-Bogen.
Dieser Bogen wird gespannt von einem Bein über das Becken zum anderen Bein.

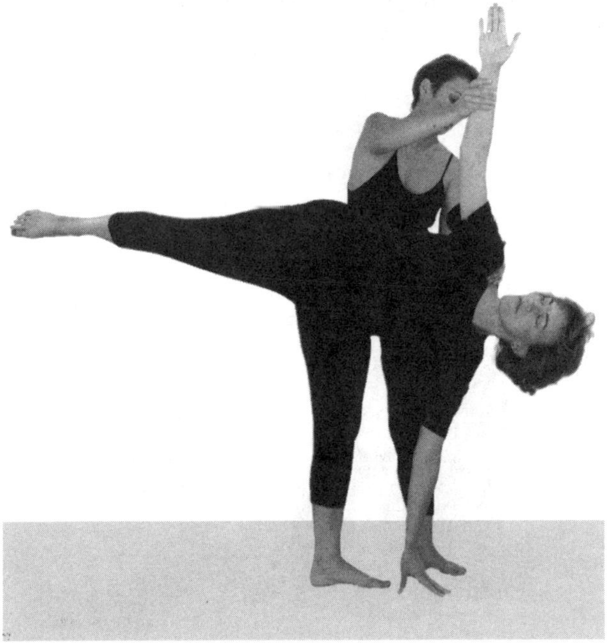

2. Der Arm-Schulter-Bogen.
Dieser Bogen wird von einem Arm über die Schulter zum anderen Arm gespannt.

3./4. Der rechte und linke seitliche Bogen.
Der rechte seitliche Bogen wird vom rechten Fuß über die rechte Seite bis zum Kopf gespannt.
Der linke seitliche Bogen (Bild) wird vom linken Fuß über die Seite bis zum Kopf gespannt.

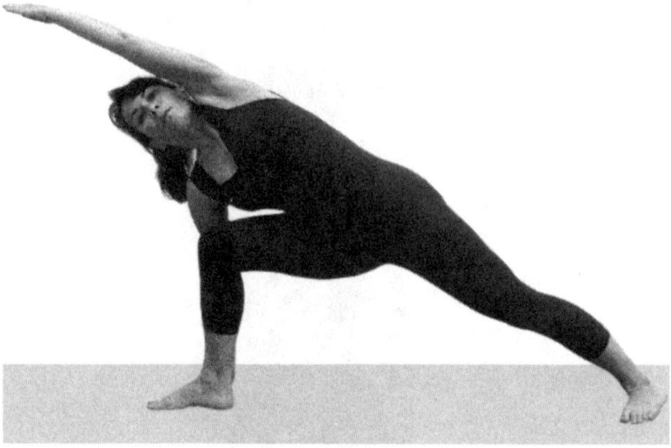

5. Der Brustbein-Schambein-Bogen.
Dieser Bogen wird vom Brustbein bis zum Schambein gespannt.

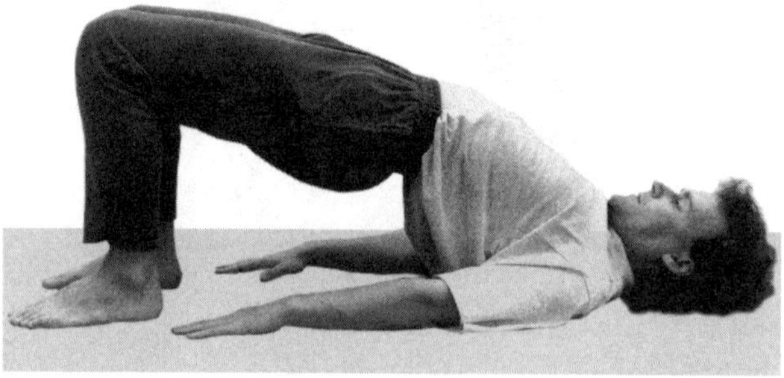

6. Der Rücken-Bogen.
Dieser Bogen wird vom Kopf bis zum Steißbein gespannt.

Die Bogenspannungen sollen untereinander im Gleichgewicht sein.
So daß nicht ein Bogen übermäßig stark und ein anderer eher schwach ausgeprägt ist.

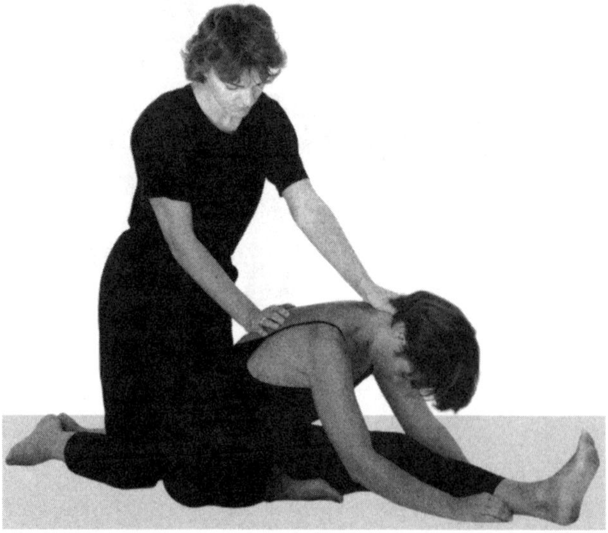

Kopfhaltungen. Ihre aktivierende oder beruhigende Wirkung

Wie bereits erläutert, spielt die Haltung des Kopfes während einer aktivierenden Haltung oder einer sedierenden Haltung eine wesentliche Rolle. In der *aktivierenden Kopfhaltung* geht das Kinn nach oben und die Halsmuskulatur des Trapezmuskels verkürzt sich. In dieser Reklinationsstellung wird mehr der vordere Kopfbereich durchblutet; sie entspricht einer wachen, nach außen orientierten Haltung.
In der *sedierenden Kopfhaltung* senkt sich das Kinn Richtung Brustbein und die Nacken-Halsmuskulatur wird in die Länge gedehnt (Bild). Diese Haltung wird auch als *Inklinationsstellung* bezeichnet, in der mehr der hintere Teil des Kopfes durchblutet wird. Sie entspricht einer nach innen orientierten Haltung.
Über Barorezeptoren kommt es an wichtigen Blutgefäß-Stellen im Kopf zu der Druckregistrierung. Durch das Beugen des Kopfes nach vorne kann es durch die Druckregulierung zu einer Reihe beruhigender Funktionen kommen. Der Blutdruck, die Atemfrequenz und die Herzfrequenz können sinken. Dies wird sich natürlich nur einstellen, wenn die Haltung des Kopfes nicht mechanisch geschieht, sondern von einer inneren Bereitschaft unterstützt wird.

Die Inklinationsstellung

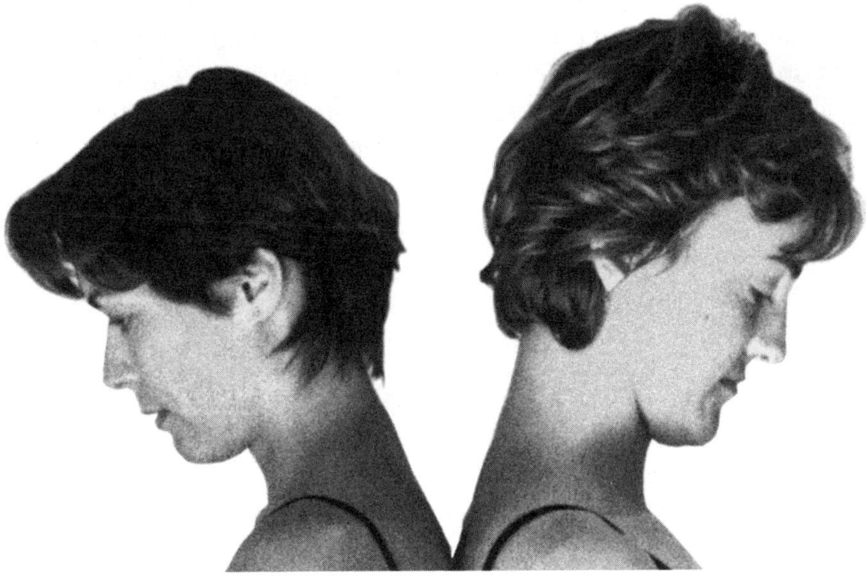

Warum wirkt das Spannen der Körperbogen aktivierend oder beruhigend?

Wie mit den beiden gegensätzlichen Asanas gezeigt (s. Seite 55), spricht das Spannen der einzelnen Körperbogen jeweils unterschiedliche Funktionen an.
Angesichts der zahlreichen Funktionsabläufe und Tätigkeiten von Organen, Zellen und Körpersäften erscheint ein geordneter Ablauf nur dann möglich, wenn ein übergeordnetes Prinzip all diese Abläufe steuert. Der Körper verfügt über zwei Systeme, mit denen er körperliche und psychische Funktionen steuert und aufeinander abstimmt: Erstens über die *Hormone.* Sie werden über die Blutbahn transportiert und übermitteln Botschaften für lebenswichtige Funktionen. Zum zweiten über das *Nervensystem.*

Das Nervensystem besteht aus dem:
I. Zentralen Nervensystem (ZNS) mit Gehirn und Rückenmark.
II. Autonomen oder vegetativen Nervensystem mit Sympathikus und Parasympathikus.

I. Zentrales Nervensystem (ZNS) – Gehirn und Rückenmark
Alle bewußten und unbewußten Vorgänge, die uns am Leben erhalten, steuert das ZNS. Es läßt sich durch den Willen beeinflussen. Über die Sinnesorgane werden Empfindungen und Informationen aufgenommen und über die sensiblen (afferenten) Nervenbahnen zum Zentrum weitergeleitet. In diesem komplex vernetzten Zentrum werden sie kreativ, für das eigene Leben sinnvoll, verarbeitet. Die Reaktionen darauf werden über die motorischen (efferenten) Nervenbahnen zu den ausführenden Organen geleitet und zeigen sich zum Beispiel in der Mimik, Bewegung, Sprache usw. Im Āyurveda werden die Wahrnehmungsfelder bestimmten Tatfeldern zugeordnet. Auf eine konkrete Wahrnehmung kann sich die Reaktion in allen Tatfeldern zeigen.

Siehe auch Seite 12

Sinne				*Handlungsorgane*
Ohr	→	Gehirn mit	→	Stimme
Haut	→	Rückenmark	→	Hand
Auge	→	**Zentrum**	→	Geschlecht
Zunge	→	Kopf	→	After
Nase	→		→	Fuß
sensible/afferente Nervenbahnen				motorische/efferente Nervenbahnen
Jnanendriyani/Wahrnehmungsfelder				**Karmendriyani/Tatfelder**

II. Das autonome oder vegetative Nervensystem – Sympathikus und Parasympathikus

Dieses Nervensystem reguliert primär die Funktionen der inneren Organe. Es arbeitet autonom, das heißt, es läßt sich im Unterschied zum ZNS nicht direkt über den Willen beeinflussen. Allerdings kann sich beispielsweise ein Hautreiz auf die Durchblutung der inneren Organe auswirken. Sympathikus und Parasympathikus sind in ihrer Wirkung auf die Organe jeweils entgegengesetzt: Der Sympathikus (☼) beschleunigt Herzschlag und Atmung, weitet die Bronchialäste und Herzkranzgefäße und läßt den Blutdruck ansteigen. Blasen und Darmbewegungen hingegen werden gebremst. Er stellt auf Höchstleistungen ein.

Der Parasympathikus (☽) verlangsamt den Herzschlag und die Atemfrequenz, die Herzkranzgefässe verengen sich und die Bronchialäste ziehen sich zusammen. Drüsentätigkeit und Darmbewegungen kommen in Gang, Blase und Darm können entleert werden. Der Parasympathikus dient der Erholung der Organe und insgesamt der Regeneration des Körpers. Das Zentrum des Parasympathikus liegt im Gehirn und im Kreuzbeinmark.

Das autonome, bzw. vegetative Nervensystem hat ebenfalls Zentren (im Gehirn und Rückenmark), sowie periphere Nervenbahnen. Die afferenten Nervenbahnen leiten die Informationen von den inneren Organen oder Drüsen zum Zentrum. Die efferenten Nervenbahnen hingegen melden vom Zentrum an die inneren Organe und die Drüsenzellen.

Als gesund gilt, wenn die aktivierenden Vorgänge des Sympathikus ☼ und die beruhigenden des Parasysmpathikus ☽ synchron arbeiten und somit Aktivitätsphasen und Perioden der Erholung immer wieder ins

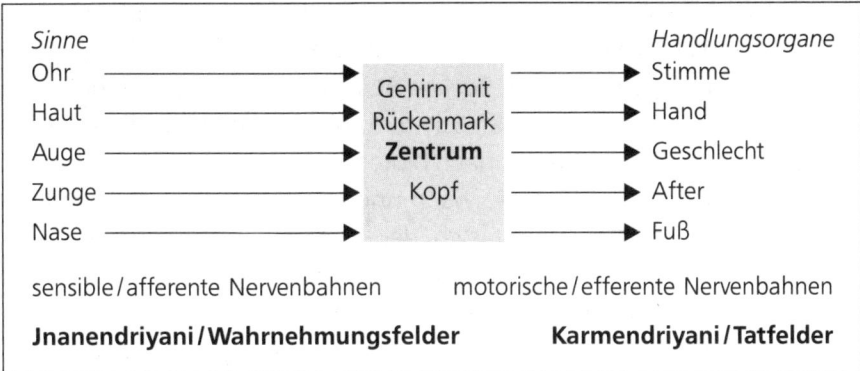

Gleichgewicht kommen. Im Āyurveda wird der Parasympathikus dem Mond, der Sympathikus der Sonne zugeordnet.
Eine Stehübung, bei der der Becken-Bein-Bogen und Brustbeinbogen gespannt wird, wirkt grundsätzlich aktivierend. Dabei wird der Kopf gerade gehalten oder ist leicht nach hinten geneigt (S. 121, Reklinationshaltung), wodurch der Übende wach und empfänglich ist für die Reize der Außenwelt. Dabei erhöht sich der Stoffwechsel in der Muskulatur und somit auch der Sauerstoffverbrauch. Dadurch wiederum erhöht sich im Blut der Kohlensäuregehalt als Abbauprodukt. Die Chemorezeptoren registrieren dies, das Atemzentrum wird angeregt, was dazu führt, daß man häufiger einatmet und somit mehr Luft verbraucht. Auch der Herzrhythmus beschleunigt sich, da das Herz mehr Blut in die Muskulatur pumpen muß. Es entsteht Wärme.
Durch das Spannen der seitlichen Bogen und des Brustbein-Schambein-Bogens dehnt sich der Brustkorb. Dabei vergrößert sich das Lungenvolumen, wodurch mehr Sauerstoff aufgenommen und dadurch eine aktive Stimmung unterstützt wird.
Ist der Übende innerlich bereit, sich auf Aktivität einzustellen, zeigen sich auch Merkmale des Wachseins, (siehe dazu Tabelle Sonnenmerkmale S. 72–73).
In einer sedierenden Übung jedoch – zum Beispiel Dehnen des Rückenbogens – spürt der Übende, daß die Aktivität zurückgenommen wird. Die Haltemuskulatur ist nicht stark angesprochen, das Herz schlägt langsamer, die Atmung beruhigt sich. Der Stoffwechsel ist reduziert und es wird nicht soviel Sauerstoff verbraucht.
Ist der Übende bereit loszulassen, werden sich die wohltuenden entspannenden Merkmale (Mondmerkmale, siehe Tabelle S. 74–75) einstellen.

Āsana. Übungszyklen für Alleinübende und Partner

Die im vierten Kapitel folgenden Übungszyklen sind so aufgebaut, daß in einem Zyklus mehrere Übungen, die eine bestimmte Stimmung aufbauen können, aneinandergereiht sind. So hat der Übende Zeit sich darauf einzustimmen. *Die Übungszyklen unterscheiden sich nach der Stimmungslage, welche in ihnen aufgebaut werden kann.* Die innere Empfindung und Befindlichkeit, mit der ein Übender mit dem Üben beginnt, sind unterschiedlich.
Zuviel Mond-Eigenschaften ☽: Jemand fühlt sich müde, schwer, abgeschlafft oder abgespannt und muß deshalb so üben, daß die Lebendigkeit und Wachheit wieder in den Körper kommt (und der Kopf wieder ruhig und konzentriert wird).
Zuviel Sonnen-Eigenschaften ☼: Jemand anderer fühlt sich eher nervös, unruhig im Inneren, hektisch – dieser muß deshalb so üben, daß das Körpergefühl wieder ins Satte, Ruhige, Kraftvolle geht und die Aufatmung unterstützt wird. So bietet das Kapitel «Übungszyklen» Zyklen im Liegen ☽ an, zur anfänglichen Entspannung. Der Übende ist oft froh, zu Beginn deutlich den Boden unter sich zu spüren, die Augen nochmals schließen zu können und zuerst mit langsamen, genüßlichen Übungen die Ruhe und Aufatmung zu fördern, dann allmählich, unter Zuhilfenahme der Spannung und Dehnung des *Brustbein-Schambein-Bogens,* den Körper in die aktivierenden Übungen zu bringen.
Der Brückezyklus vom Liegen aus ☼ fördert die aktivierende Stimmung schneller und läßt den langsamen Übergang mit Dehn- und Drehübungen im Liegen weg.
Je nach Anfangsstimmung kann das Yogaübungsprogramm nach eigenen Bedürfnissen zusammengestellt werden. Wer sehr viel Kraft und Elan verspürt, kann auch gleich mit den Stehübungen ☼ beginnen, die stark aktivieren und auch Kraft aufbauen. Ist der Übende jedoch im Augenblick eher schwach und erschöpft, kann es sein, daß er die Stehübungen mit der Belastung des Beinbogens, der seitlichen Bogen und des Brustbein-Schambein-Bogens als ermüdend und als zu anstrengend empfindet. So ist das regelmäßige und ausgewogene Üben von Āsanas aus dem aktivierenden Bereich auch als Test zu verstehen, der zeigt, wieviel innere Kraftreserven derzeit zur Verfügung stehen.
Übergangshaltungen ☼ ☽ leiten von den aktivierenden Übungen über zu den ruhiger stimulierenden Āsanas, oder umgekehrt. Sie werden

bevorzugt zwischen Übungszyklen geschaltet, die einen ganz unterschiedlichen Stimmungscharakter aufbauen. Ihnen ist zu eigen, daß sie den prägnanten Körperbogen, der im Zyklus häufig hintereinander gespannt wird, um so eine deutliche Stimmung zu erzeugen, auflösen und die Haltung in den andersartigen Körperbogen hineinführen, der dann die neue Stimmung im Zyklus aufbauen wird.

Die Übungen im Sitzen ☽ gliedern sich auch in Dreh- und Dehnübungen und sollten sedierende, beruhigende Stimmungsmerkmale erzeugen, da der *Rückenbogen* (das Kinn zum Brustbein) gedehnt wird. Sie leiten über in den Schulterstandzyklus ☽, der auch die Umkehrhaltungen im beruhigenden Spektrum ins Spiel bringt. Der Schulterstand ist neben dem Kopfstand ein ganz klassisches Āsana mit verschiedenen Variationen. Als Endhaltung sollte es tiefe Entspannungsmerkmale aufzeigen und Ausdruck für eine totale innere Regenerationsfähigkeit sein. Für den Anfänger bringt es oft diverse Schwierigkeiten mit sich, ist jedoch unter Zuhilfenahme von einer Wand oder einem Stuhl leichter einzunehmen als der Kopfstand. (Der Kopfstand gilt als Symbol für die Aktivität, mit der Fähigkeit, sein Leben total umzukehren und trotzdem die innere Orientierung nicht zu verlieren.) Kopf- und Schulterstand sind Extreme, einerseits für Aktivität, andererseits für innere Ruhe, Hingabe und Empfänglichkeit. – Der Kopfstand wird in diesem Buch in seiner Wirkung durch die Steh- und Brückeübungen ersetzt.

Der klassische Übungszyklus besteht aus individuell zusammenstellbaren Übungen aus dem Bereich der
- Stehübungen
- Brückeübungen
- Sitzübungen
- Schulterstandübungen
- Entspannung.

Die Übungen in diesen Zyklen sind durch andere Āsanas jederzeit ergänzbar. Unsere Übungszyklen bieten Übungsbeispiele von Zusammenstellungen an, die das Erlernen der Bogenspannungen und ihrer Stimmungsmerkmale erleichtern sollen. Jeder Übende kann sich nach seinem Bedürfnis Liegeübungen vor dieser Zyklusfolge einbauen. Wenn die Kraft nicht ausreicht, ist auch die Kombination möglich:
- Liegeübungen
- Sitzübungen
- Schulterstandübungen
- Entspannung.

Dies sollte jedoch nicht die Regel sein, da die aktivierenden Übungen zum Test für ein inneres Gleichgewicht gehören.

Vermeiden sollte man es, in einem Zyklus aktivierende und beruhigende Übungen in ständigem Wechsel zu üben, sonst ist es nicht möglich, einen Stimmungszyklus aufzubauen. Wer daran gewöhnt ist, die Übungshaltungen mit der eigenen Empfindung zu prüfen, wird sicher feststellen, daß ein solches Üben kein gutes Gefühl im Körper hinterläßt. Vermeiden sollte man auch, nach den Sitz- und Schulterstandübungen oder gar nach der Schlußentspannung Stehübungen einzubauen. Aktivierende Übungen müssen sinnvollerweise vor den Übungen eingenommen werden, die innerlich die Aktivität zurücknehmen.

Savāsana, die Haltung der Schlußentspannung ist ein klassisches Āsana und sollte auch beim Alleine-Üben zu Hause nach jedem *Gesamtübungszyklus* eingenommen werden. Das innere Gefühl in dieser Schlußentspannung wird als Resultat widerspiegeln, ob es dem Übenden gelungen ist, aktivierende und beruhigende Prozesse so ineinanderzuschalten, daß *eine wunderbar ruhige und lebendige Stimmung im Inneren* zu spüren ist. Dieses Wohlgefühl als Frucht des Übens zu genießen, bildet den Abschluß der Zyklen.

Atemübungen oder Meditationsübungen können im Anschluß dazugenommen werden, eventuell auch als Ersatz für den Schulterstandzyklus. Sie können aber auch ganz separat für sich allein geübt werden (wie das traditionellerweise auch der Fall ist), so vielleicht am Morgen vor dem Frühstück. Auch an sie sollte eine Schlußentspannung im Liegen angekoppelt sein.

Die Übungen sind so beschrieben, daß der Alleinübende eine gute Anleitung finden wird, wie eine Haltung eingenommen werden soll und auf was besonders zu achten ist.

In vielen Āsanas geben wir auch Beispiele dafür, wie ein Partner Hilfestellung leisten kann, um den Übenden darin zu unterstützen, daß er die Haltung einnehmen kann und dabei Halt sowie Stabilität erfährt. Übungen mit Partnerhilfe sind nicht in allen Yogaschulen üblich. Diese Übungsweise läßt den Übenden leichter auch in schwierigere Haltungen hineinfinden. Mit stabilisierender Unterstützung gelingt es dem Übenden zudem, beim Üben den Aspekt des Genießens schneller und deutlicher zu spüren. Der korrigierende und unterstützende Partner kann bei seiner Hilfestellung zudem sehr viel lernen, da er Fehlhaltungen sieht und ein besseres anatomisches Verständnis dafür bekommt, wie er selber eine Haltung unter Anleitung verändern und stabilisieren kann. Nicht zuletzt ist auch der psychosomatische Aspekt bei Partnern hervorzuheben. Es ist ein interes-

santer Lernvorgang zu sehen, wie man als Partner mit verschiedenen Personen anders umgehen muß, um ihnen eine Hilfe zu sein. Dieser Prozeß macht deutlich, wieviel Zuwendung und Aufmerksamkeit notwendig ist, daß ein Partner zu dem anderen Vertrauen faßt, sich öffnen kann und es zuläßt, daß Nähe entsteht, die von innen her getragen wird (Kapha-Prozeß). Es fördert eine Sensibilität dafür, wieviel Druck ein Partner braucht und verträgt, sowie den Austausch zwischen zwei Übenden, was ihnen gut tut und was nicht. Dadurch gelangt man zu einer besseren Sicht, was individuelle Überforderung und Unterforderung ist, wo die eigenen Grenzen und die des Partners sind.
Diese Kommunikation führt weg von einem Übungsweg, der nur darauf bedacht ist, für sich allein ins Lot zu kommen. Sie führt hin zu einem lebendigen Austausch, der ein Verständnis für das Anders-Sein von Partnern wachsen läßt. Dies ist unserer Meinung nach sinnvoll und unterstützt es, in einen gesunden sozialen Gruppenprozeß hineinzufinden, gerade in den ersten Jahren der Übungspraxis. Dieses Übungsbuch eignet sich daher für das Alleine-Üben zu Hause genauso wie als Begleitbuch für das Üben in einer Yogagruppe.

Yoga und Alltag

Der Alltag sieht nicht für jeden gleich aus. Aber er prägt jeden einzelnen von uns auf bestimmte Weise.
Wer die innere Haltung des Yoga mit in den Alltag nimmt, wird bemerken, daß er mit «Yoga-Augen» betrachtet, ein anderes Gesicht bekommt.
Yoga und Āyurveda schärfen den Blickwinkel dafür, wie Alltagsprozesse in unsere Empfindungen eingreifen, Einseitigkeiten und Verspannungen hervorrufen. Diese Art wahrzunehmen, zu handeln und zu üben, mit dem eigenen Körper anders umzugehen, schafft soziale Insider, nicht Outsider. Sie schafft Menschen, die sozial integriert sind und ein gesundes Urteilsvermögen besitzen, die jedoch nicht nur ihre Leistungsfähigkeit in den Vordergrund rücken, sondern Genußfähigkeit, Muße, Friedfertigkeit, Mitgefühl und Freundschaft als erstrebenswerte Ziele kultivieren.
Wie die Wissenschaft heute mehr und mehr dazu übergeht, die isolierten Disziplinen zu verknüpfen, so berühren sich auch mehr und mehr die verschiedenen Kulturen. Offen zu sein für Fremdes, für Austausch und Kommunikation ist eine Lebenshaltung für Menschen, die aufgehört

haben, die Welt nur unter einem eingeschränkten Blickwinkel zu betrachten.
Offenheit für Neues und eine Flut von Informationen gehören zu unserem Alltagsbild. Daß diese Offenheit nicht in innere Zerrissenheit, Unruhe und eine gewisse Unersättlichkeit umschlägt, ist eine wichtige Aufgabe für Menschen, die sich um die Praxis des Yoga bemühen.

Denn:
«Wer starke Stürme überstehen will, muß tiefe Wurzeln haben und sich biegen können.»

Körperökologie und Umweltschutz

Und noch ein Wort zum Umweltschutz. Er liegt uns am Herzen. Und wie sollte er nicht. Ein Yogi setzt sich mit seiner Natur auseinander. Āsanas und Prānāyāmas sind körperliche, psychische und seelische *Reinigungsübungen*. Wenn der Körper gereinigt ist, gibt es im Inneren schöne und angenehme Stimmungen und Empfindungen; sie gleichen einer Musik, die einem gut gebauten und wohl gestimmten Musikinstrument entspringt.
Nerven und Blutgefäße, die unter Dauerspannung stehen, gleichen einem mißlungenen Kammerkonzert. Darum setzt sich der Yogi mit seiner «ganzheitlichen Ernährung» auseinander und wird zum Beispiel Zigaretten als Zellgifte vermeiden.
Was aber hilft es, wenn die innere Natur durch langes Training zu vollem Leben und Vitalität erwacht und die Sensibilität wieder lebendig ist, die Natur aber und unsere Umwelt vor Abgasen ersticken, atomare Wolken schon zu alltäglichen Meldungen gehören, die Bäume auf offener Straße sterben und Meere hochgradige Verseuchungen aufzeigen?
Vielleicht spürt man das Leid nicht mit voller Wucht, wenn man wie Strauß Emu den Kopf in den Sand steckt und seine Sensibilität nicht schärft. Vielleicht hilft das kurzfristig manchem. Aber wir wünschen uns viele Menschen, die für ihre eigene Natur so sensibel werden, daß sie nicht umhin können, nicht nur ihre eigene Natur zu schützen, sondern auch die äußere Natur. *Denn die Natur braucht solche Menschen und solchen Schutz wie nie zuvor.* Und wir alle auch.

In den vielen Jahren, in welchen wir Menschen im Yogaunterricht begegnet sind, ist uns bewußt geworden, wie viele Menschen ihrer eigenen Natur gegenüber hilflos sind: Daß sie die Sprache ihres Körpers, ihre Krankheiten und ihre Leiden nicht verstehen. Wie aber sollte ein Mensch wirksam etwas gegen den «sauren Regen» draußen unternehmen, wenn er nicht merkt, was ihn selbst innerlich «sauer» macht?
Wir denken, wenn ein Mensch in āyurvedischen Begriffen zu denken und zu empfinden beginnt, wird er nicht nur ein konkreteres und realistischeres Körperempfinden bekommen, sondern auch ein gesünderes und verantwortungsvolleres Empfinden gegenüber der Natur. Wenn ein Mensch sich selbst ausbeutet, permanent überfordert, aus sich selbst herausholt, was nur möglich ist, ohne sich wieder aufzubauen, wenn das Mitgefühl für eigenes und fremdes Leid nicht gesund funktioniert – wie um alles in der Welt soll ein solcher Mensch ein Gefühl dafür haben, daß er die Natur für seine persönlichen Ziele ausbeutet (und oft ohne im Inneren dabei wirklich satt zu werden).

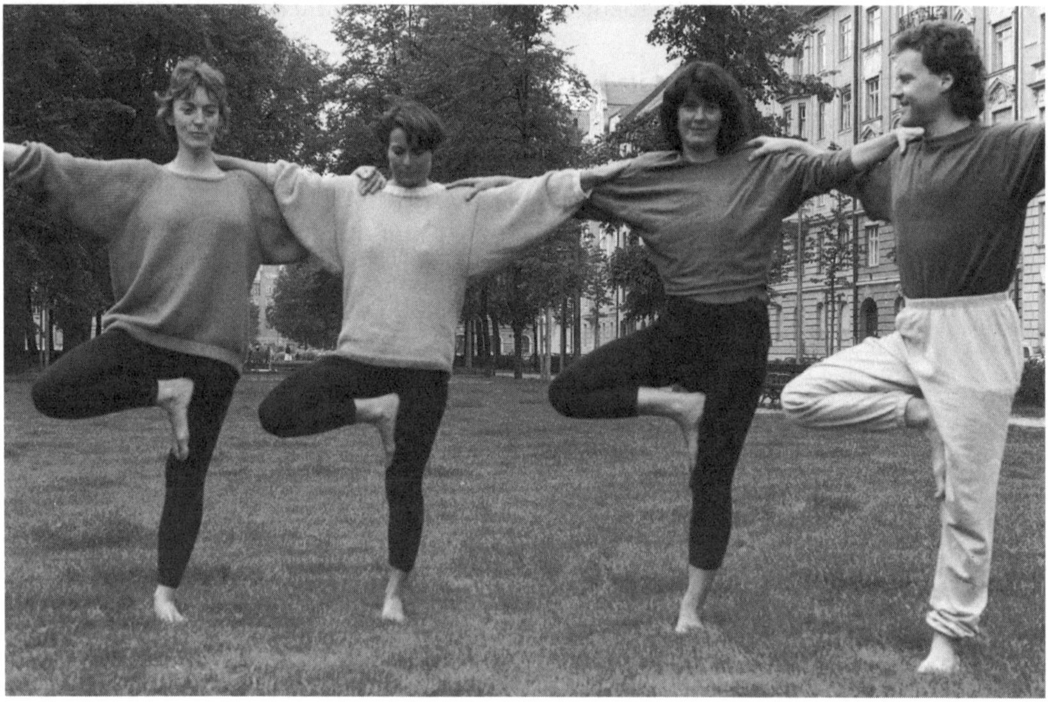

Wir denken, daß die eigene Natur jedem am nächsten ist, weil es der persönliche Schmerz ist, den Über- oder Unterforderung oder ein falscher Umgang mit dem Körper bereiten. Darum ist es uns wichtig, ein Wissen der *praktischen Körperökologie* zu vermitteln. Und wir sind der Überzeugung, daß der Übende dadurch ein besseres Gespür und eine reifere Handlungsfähigkeit für sich und seine Umwelt erfährt und sich der Bedeutung bewußt wird, daß Körperschutz und Umweltschutz etwas Wichtiges sind. Heute mehr denn je.
Wir wünschen uns, daß es ganz vielen Menschen vergönnt sein wird, ihrer wahren Natur wieder ein Stück näher zu kommen, damit sie deren Herzlichkeit und Wärme spüren können und wünschen allen viel Freude und Ausdauer beim Üben.

Es gibt Gründe des Herzens, welche die Vernunft nicht ergründen kann.
Blaise Pascal

4. Übungszyklen

Die Yoga-Āsanas werden für die Praxis in zyklischen Übungseinheiten angeboten, die entweder mehr aktivierende oder mehr beruhigende Stimmungsmerkmale erzeugen. Ein ausgewogenes Yogatraining sollte beide Stimmungen gleichwertig ins Spiel bringen und regelmäßig abfragen, ob dieses Umschalten von aktiv auf passiv, beziehungsweise von passiv auf aktiv im Augenblick möglich ist. Zyklen, die aktivierende, sonnenhafte Merkmale erzeugen können, wenn sich der Übende auf den inneren Prozeß einläßt, sind symbolisch mit ☀ gekennzeichnet. Zyklen, die sedierende, mondhafte Merkmale erzeugen können, wenn die innere Haltung des Übenden mit der äußeren Haltung übereinstimmt, sind symbolisch mit ☽ gekennzeichnet. Zyklen, die einen Stimmungswechsel ansprechen können, sind zuerst mit den Symbolen der anfänglichen Stimmungslage, dann mit den allmählich erzeugten Merkmalen ausgezeichnet. (Beispiel: Ruhige Übungen, die langsam aktivieren – ☽ ☀.)

Als Einstieg in die Erfahrung der sechs verschiedenen Spannungsbogen, die in den Āsanas belebt und getestet werden, eignet sich die genaue Lektüre des Kapitels *«Spannen der sechs Körperbogen – ihre aktivierende/ beruhigende Wirkung»* auf den Seiten 55–58.

Besonders ☀-hafte Körperbogen sind
- der vordere Brustbein-Schambein-Bogen und
- der rechte und linke seitliche Bogen.

Ein besonders ☽-hafter Körperbogen ist
- der Rücken-Bogen, welcher vom Nacken zum Steißbein gedehnt wird.

Zur Erinnerung:
Über die *Empfindungsmerkmale* informieren die Kapitel *«Mahābhūtas. Elemente und elementare Empfindungen»* und *«Guṇas. Empfindungsmerkmale und ihre Wirkung»* auf den Seiten 22 bis 36.

Stimmungs- und Empfindungsmerkmale zum Abfragen für die Yoga-Übungspraxis, während aktivierender (✺) und beruhigender (☽) Übungszyklen

Synchrone Merkmale für aktivierenden Übungszyklus (Sonnen-Eigenschaften ✺)

Allgemeine Stimmung:
Körperliche Wärme, Leichtigkeit, Kraft spüren, Lebendigkeit, Wachheit, Aktivität, Lust etwas anzupacken, Unternehmungslust, Tatendrang, Zentriertheit, kompaktes und koordiniertes Körpergefühl, «Bei-Sich-Sein» ...

Kopf:
Die Aufmerksamkeit ist auch nach außen gerichtet. Klarheit, Wachheit, Zentriertheit und Ruhe im Kopfbereich.

Augen:
Sie sind wach, beweglich, weich, klar, feucht, glänzend und sowohl der Umgebung als auch dem Inneren zugewandt. Die Augenlider sind ruhig.

Mundraum / Geschmack:
Leicht vermehrter, dünnflüssiger Speichelfluß; angenehmer, süßlicher Geschmack. Sattes Gefühl. Der Unterkiefer ist entspannt.

Nase / Atmung:
Die Nasenschleimhäute sind feucht und kühl, – höchstens leicht erwärmt wie die Ausatmung. Aufatmung. Der Atemrhythmus ist beschleunigt und schneller. Tiefe, regelmäßige, volle und weiche Atmung, die zwischen Bauch und Schlüsselbeinen zu spüren ist; auch das Brustbein hebt und senkt sich dabei. Trotz der Tiefe der Atmung ist sie kaum hörbar.

Asynchrone Merkmale für aktivierenden Übungszyklus (Zuviel/ zuwenig Sonnen-Eigenschaften ✺)

Allgemeine Stimmung:
Körperliche Überhitzung beziehungsweise Kühle, Überaktivität oder Trägheit, Schwere, Kraftlosigkeit, Ausgelaugtheit, Lustlosigkeit etwas Aktives zu tun, Unkonzentriertheit, «Sich-Zerrissen-Fühlen», «Außer-Sich-Sein» ...

Kopf:
Die Aufmerksamkeit ist nur nach außen gerichtet. Die Gedanken sprudeln, so daß der Kopf seine Ruhe verliert. Permanentes Bedürfnis zu Reden beim Üben, ohne zu spüren, wo die Āsanas im Inneren wirken ...

Augen:
Sie brennen, reiben, sind unruhig, trocken oder tränen. Müdigkeit und Mattigkeit anstatt Aufmerksamkeit in den Augen. Druck in den Augen.

Mundraum / Geschmack:
Speichel zu stark oder zu trocken, eventuell zähflüssig; oft unangenehmer Geschmack Richtung bitter, scharf, sauer, zusammenziehend. Starker Durst oder Hungergefühl. Verspannung im Unterkiefer: «Zähne-Zusammenbeißen».

Nase / Atmung:
Die Nasenschleimhäute sind trocken, rauh oder erhitzt, stechend. Die Ausatemluft ist erhitzt. Die Atemfrequenz ist zu stark erhöht: Atemlosigkeit, «Außer-Atem-Sein», «Nach-Luft-Schnappen» oder «Schwer-Luft-Bekommen». Die Atmung ist gepreßt, hastig, flach, unruhig. Eventuell schnaufende Atmung, die zu laut ist.

Synchrone Merkmale für aktivierenden Übungszyklus (Sonnen-Eigenschaften ☼)	*Asynchrone Merkmale für aktivierenden Übungszyklus (Zuviel/ zuwenig Sonnen-Eigenschaften ☼)*
Hals: Angenehmes Gefühl, kein Druck.	*Hals:* Druck, Trockenheit oder Stechen in der Kehle.
Kreislauf / Temperatur: Übungszyklus erwärmt, so daß man ins Schwitzen kommen kann. Körper und Kopf sind aber nicht überhitzt. Kühler Kopf, der keinen Druck hat, in Kombination mit warmen Händen, Füßen; gute Durchblutung im ganzen Körper. Die Pulsfrequenz ist leicht erhöht.	*Kreislauf / Temperatur:* Übungszyklus überhitzt oder Hände und Füße bleiben kühl. Die Kombination «kühler Kopf / warmer Körper» kann nicht synchronisiert werden. Daher «heißer Kopf / warmer Körper» oder «erhitzter Kopf / kühle oder schwitzende Hände und Füße» usw. Schlechte Durchblutung, partiell unterschiedlich. Herz- und Pulsfrequenz zu hoch oder zu niedrig. Schwindelgefühl.
Rumpf / Becken / Gesäß: Gut durchblutet und belebt. Kraft und Tonus im Gesäß, mit dem Gefühl, daß die Beine vom Gesäß getragen werden. Auftrieb sollte vom Becken her in die Arme hinein spürbar sein. Die Lendenwirbelsäule ist kräftig, kein Hohlkreuz, sowie eine gute Empfindung für einzelne Wirbelbereiche beim Üben. Das Becken ist beweglich.	*Rumpf / Becken / Gesäß:* Leblosigkeit, keine Kraft, Dreh- und Dehnfähigkeit. Das Gesäß hat keinen Tonus, ist träge; die Beine tragen gefühlsmäßig das Gesäß. Hohlkreuz, Schmerzen in der Lendenwirbelsäule; einzelne Wirbelbereiche können nicht gespürt und differenziert gedehnt werden.
Extremitäten – Arme und Beine: Arme und Beine haben ein kraftvolles Gefühl und sind leicht. Die Arme werden vom Schultergürtel her getragen, die Beine vom Gesäß her. Warme und trockene Hände und Füße. Lust etwas in die Hände zu nehmen. Verwurzeltes Gefühl von den Beinen zum Boden.	*Extremitäten – Arme und Beine:* Arme und Beine haben ein Schwere- oder Trägheitsgefühl (Blutrückfluß gestört), sind schwach, instabil, nicht belastbar. Instabilität und fehlendes Gleichgewicht in den Beinen. Kalte, nasse Hände und Füße. Beim Dehnen werden die Beine hart oder zittern stark.
Haut: Weiche, warme Haut, angenehmes und vitales Gefühl. Warmer Schweiß, angenehmer Körpergeruch. Die Haut besitzt genügend Feuchtigkeit und Öligkeit.	*Haut:* Trockenheit oder Klebrigkeit auf der Haut und in den Schleimhäuten. Ausgelaugtes Gefühl, feuchte Hände, kalter Schweiß oder brennende, salzige Empfindungen auf der Haut.
Muskeln / Sehnen: Sie werden dehnfähig beim Üben, kraftvoll und saftig...	*Muskeln / Sehnen:* Sie sind hart und halten beim Dehnen fest, sind zu weich oder kraftlos...

Stimmungs- und Empfindungsmerkmale zum Abfragen für die Yoga-Übungspraxis, während aktivierender (❋) und beruhigender (☽) Übungszyklen

Synchrone Merkmale für beruhigenden Übungszyklus (Mond-Eigenschaften ☽)	*Asynchrone Merkmale für beruhigenden Übungszyklus (Zuviel/ zuwenig Mond-Eigenschaften ☽)*
Allgemeine Stimmung: Der Körper ist warm und geschmeidig, innere Leichtigkeit ist mit der Empfindung für Kompaktheit, Ruhe, Sattheit gekoppelt. Ruhige Wachheit, Bedürfnis «Bei-Sich-Zu-Sein», «Ruhig-Zu-Sein», wenig Bewegungen zu machen. Gefühl von Kraft, Zentriertheit, Sensibilität, sehr angenehmes Körpergefühl.	*Allgemeine Stimmung:* Körperliche Schwere, Trägheit, Unruhe, Kraftlosigkeit, Lustlosigkeit still und ruhig zu sein, starker Bewegungsdrang, Unkonzentriertheit, «Ausser-Sich-Sein», Gereiztheit.
Kopf: Die Aufmerksamkeit ist mehr nach innen gerichtet. Wachheit, Bewußtheit, Zentriertheit und Ruhe im Kopfbereich. Gedanken kommen assoziativer, – eher träumerischer Zustand. Wahrnehmung vom Hinterkopf aus.	*Kopf:* Aufmerksamkeit wird stets nach außen gezogen, kann nicht nach innen gelenkt werden. Unruhe verliert sich nicht, Zerrissenheit. Im Kopf ist kein Loslassen möglich.
Augen: Sie sind ruhig, weich, liegen geschmeidig und angenehm im Kopf; ohne Reibung.	*Augen:* Die Augenlider sind schwer oder flattern, sie haben schnelle, unruhige Bewegungen. Die Augen brennen, drücken, sind trocken, gerötet, matt.
Mundraum / Geschmack: Speichel süßlich und dünnflüssig, nicht stark vermehrt. Kein Durst.	*Mundraum / Geschmack:* Speichel zäh, bitter, scharf, sauer, zusammenziehend. Durst.
Nase / Atmung: Die Nasenschleimhäute sind feucht, geschmeidig und kühl. Die Nasenflügel sind weich und nicht kalt. Das weite und volle Gefühl einer tiefen und regelmäßigen Atmung. Der Geruchssinn ist ausgeprägt.	*Nase / Atmung:* Die Nasenschleimhäute sind trocken, erhitzt und die Ausatmung zu warm. Die Atmung ist zu flach oder zu schnell und hektisch. Ist die Lunge verschleimt, so gibt es das Gefühl «Nach-Luft-Zu-Schnappen» beziehungsweise die Luft nur mühsam nach innen zu ziehen. Atemnot.
Hals: Angenehmes Gefühl, kein Druck, Beweglichkeit, Drehfähigkeit.	*Hals:* Druck, Trockenheit, Starre, Härte, Drehunfähigkeit.

Synchrone Merkmale für beruhigenden Übungszyklus (Mond-Eigenschaften ☽)	*Asynchrone Merkmale für beruhigenden Übungszyklus (Zuviel/ zuwenig Mond-Eigenschaften ☽)*
Kreislauf / Temperatur: Mond-Merkmale haben «kühlende Eigenschaften», die den Körper aufbauen. Nervliche Steuerungen des Parasympathikus oder Vagus haben mit Entspannungs-Merkmalen zu tun. Damit ist nicht gemeint, daß der ganze Körper kühl wird. Er ist kühler als in einem Prozeß mit Sonnen-Merkmalen. Aber der ganze Körper sollte angenehm durchblutet und warm sein. Test für den Kreislauf ist hier: «Kühler Kopf / warmer Körper». Die Herzfrequenz ist beruhigt, der Puls gleichmäßig.	*Kreislauf / Temperatur:* Streß-Merkmale hängen mit sympathikotonischen Steuerungen zusammen. Die Körpertemperatur steuert dann mit «kalt, kühl, ausgelaugt, trocken, heiß». Sind zuviele Mond-Eigenschaften im Spiel, ist zuviel Kühle da. Test-Merkmale «kühler Kopf / warmer Körper» können nicht hergestellt werden. Zu niedriger oder zu hoher Blutdruck. Schwindelgefühl.
Rumpf / Becken / Gesäß: Der Rücken ist warm, weich und dehnfähig, gut durchblutet, vital. Tonus im Gesäß.	*Rumpf / Becken / Gesäß:* Der Rücken ist kühl, kein lebendiges Gefühl im Rumpf. Gesäß ohne Tonus.
Extremitäten – Arme und Beine: Arme und Beine sind kraftvoll, sehr ruhig und sensibel. Ein zartes und geschmeidiges Gefühl ist in den warmen, trockenen Händen und Füßen. Gute Dehnfähigkeit der Hinterflächen der Beine – ohne Zittern.	*Extremitäten – Arme und Beine:* Arme und Beine sind unruhig und sehr verspannt. Hände und Füße sind kühl oder naß. Starke Spannungen befinden sich in der Beinrückseite. Bei Dehnungen reagieren die Beine mit starkem Zittern oder mit Schwere.
Haut: Weiche, warme Haut, angenehmes, vitales, zärtliches, geschmeidiges und ruhig-lebendiges Gefühl auf der Haut.	*Haut:* Erhitzte, trockene, rauhe Haut, ausgelaugtes Gefühl. Oder zu kuhle, feuchte Haut, die sich schwer erwärmt.
Muskeln / Sehnen: Sie werden dehnfähig und kraftvoll beim Üben.	*Muskeln / Sehnen:* Sie sind hart und halten beim Dehnen fest, oder sie sind zu weich und haben keinen Tonus.

Beruhigende und langsam aktivierende Übungen im Liegen. ☽ ☼

Āsanas im Liegen – Variationen

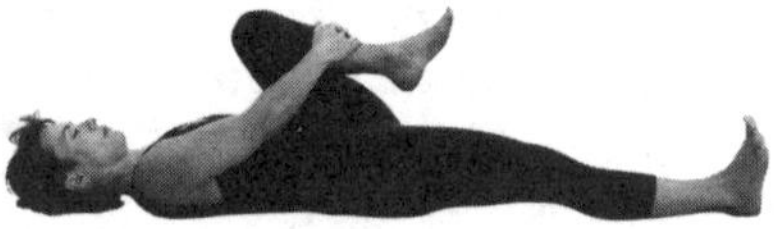

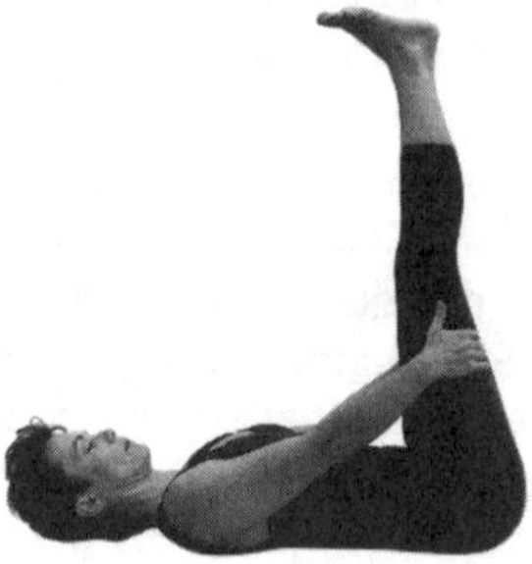

Entlastungs-Variation

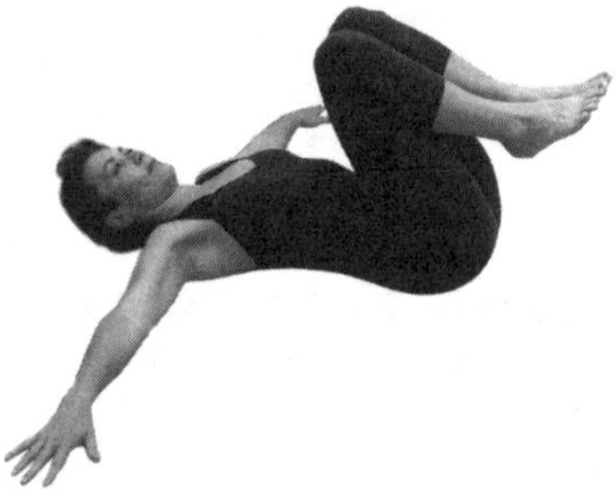

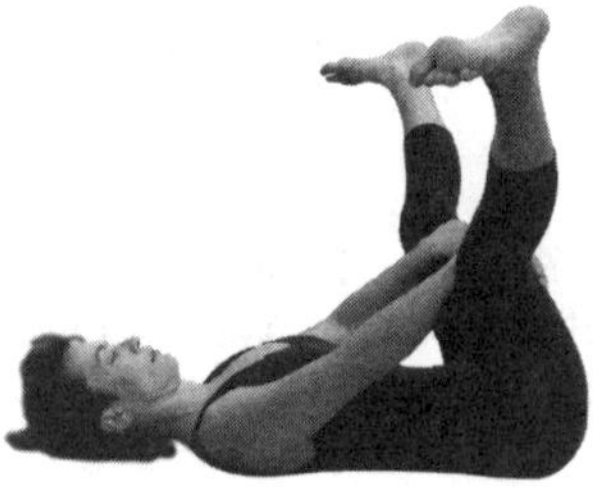

Entlastungs-Variation

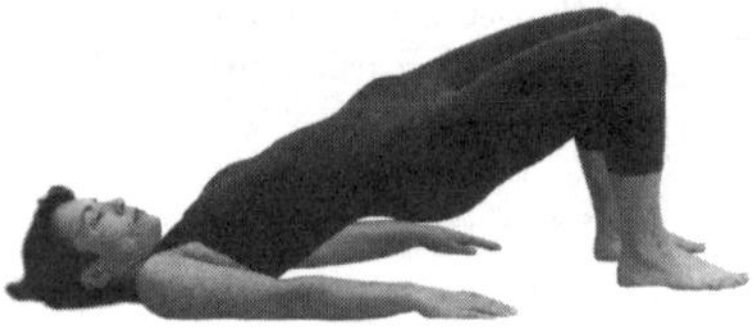

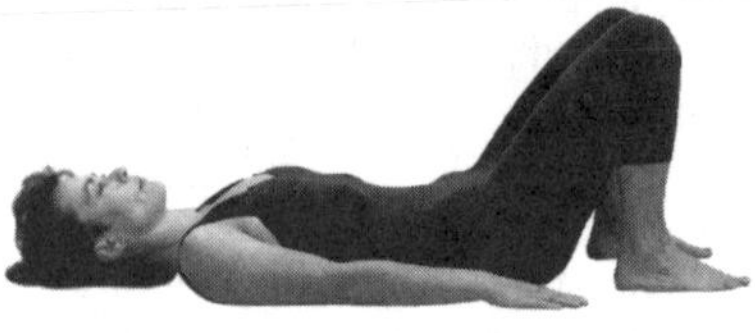

Entlastungs-Variation

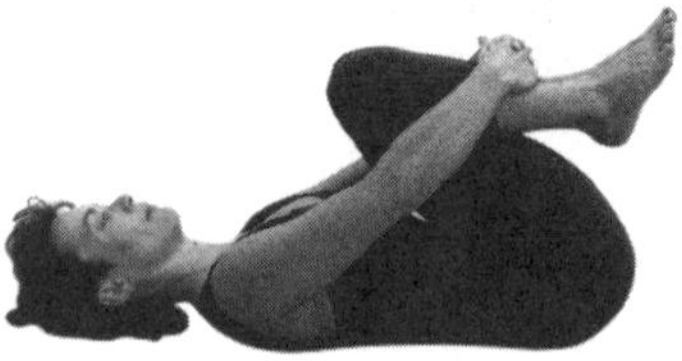

Jaṭhara Parivartanāsana

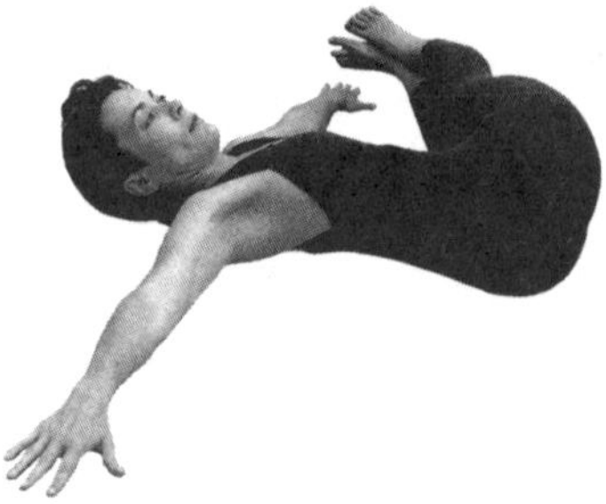

Entlastungs-Variation

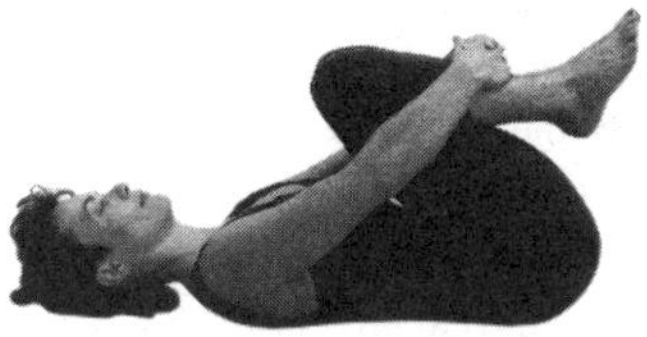

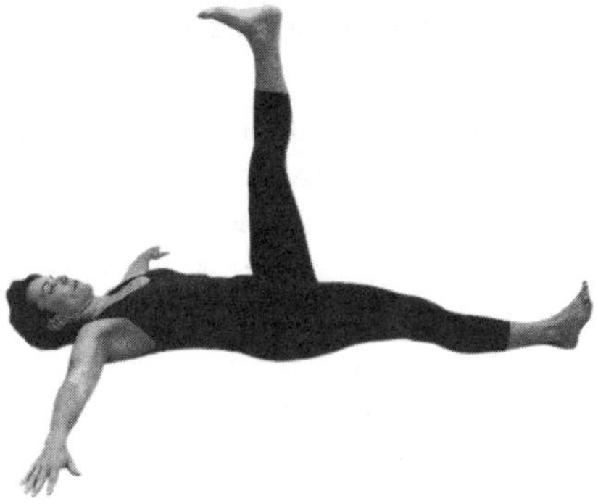

Entlastungs-Variation

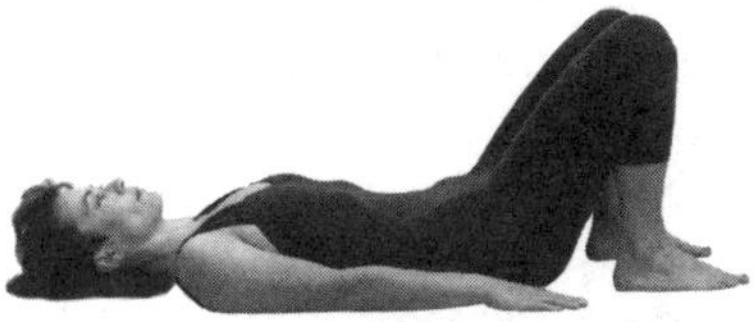

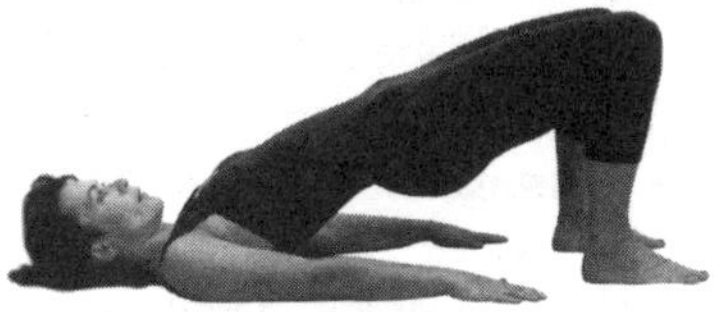

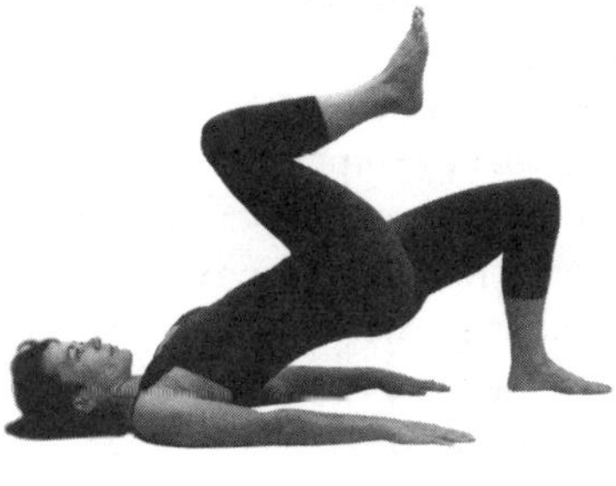

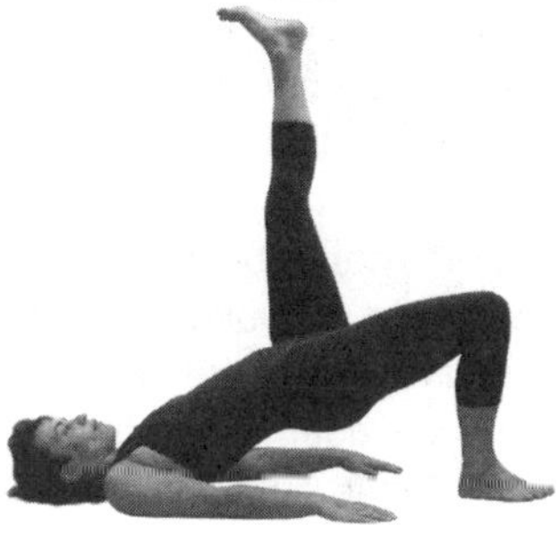

Entlastungs-Variation

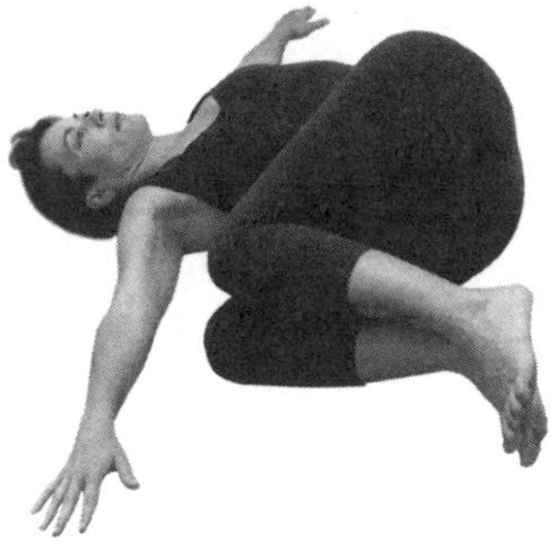

Kurzes Śavāsana mit offenen Augen

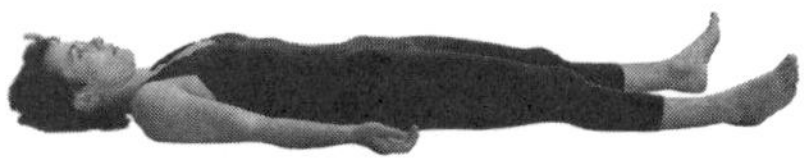

Śavāsana – Bewußte Entspannung

Legen Sie sich bequem auf eine Decke. Lassen Sie die Beine von den Hüftgelenken aus locker nach außen rollen. Lassen sie dabei die Lendenwirbelsäule und die Kreuzbeingegend zum Boden sinken, um ein Hohlkreuz zu vermeiden. Entspannen Sie die ganze Wirbelsäule. Dehnen Sie die Schulterblätter auseinander, lassen Sie sich breit werden. Dehnen Sie den Nacken in die Länge. Die Arme liegen locker neben dem Körper, die Handflächen zeigen nach oben und sind bis in die Fingerspitzen entspannt. Spüren Sie, wie die ganze Rückseite des Körpers Kontakt mit der Unterlage aufnimmt. Der Boden trägt die Übende, und sie läßt sich in ihn hineinversinken. Die Augen können zu Beginn eines Übungszyklus ruhig geschlossen werden, damit Sie bei sich selbst ankommen und sich sammeln können. Dabei sollte eine entspannte und doch wache innere Aufmerksamkeit entstehen, kein schläfriges, müdes Gefühl.

Bevor Sie mit Āsanas beginnen, können Sie beobachten, ob und wie sich die Merkmale im Inneren des Körpers zeigen: Ruhiger oder hektischer Kopf? Beißen die Zähne aufeinander, oder ist der Unterkiefer locker? Fühlen Sie sich kräftig, aktiv, klar oder müde, träge, zerrissen? Wie ist der Tonus in den Armen, im Bauch/Becken-Bereich, in den Beinen? Wie ist die Körpertemperatur: kühl, kalt, warm, heiß? Gibt es Kälte- oder Hitzezonen, oder ist die Temperatur im ganzen Körper gleichmäßig? Nehmen Sie Ihre Atmung wahr: Wie schnell, langsam, tief oder flach atmen Sie? Haben Sie das Gefühl genügend Luft zu bekommen? Fühlen sich die Schleimhäute weich an, oder sind sie trocken, rauh und kratzig? Sind die Atembewegungen fließend, oder halten Sie manchmal die Luft an? Fühlen Sie sich zufrieden, ärgerlich, traurig? Können Sie innerlich schon gut loslassen, oder fesseln Sie bestimmte Gedanken aus dem Alltag?

Versuchen Sie diesen Ist-Zustand vor dem Übungsbeginn zu beobachten, wahrzunehmen, ohne ihn gleich verändern zu wollen.

Śavāsana zum Übungsbeginn dauert nicht zu lange. Stimmen Sie sich cirka 2 bis 3 Minuten ein, bevor Sie mit den Āsanas beginnen. Am Ende der Übungszyklen können Sie länger in Śavāsana liegen. Stellen Sie nach dem Üben fest, wie und wo sich Merkmale verändert haben: körperlich und in Ihrer Stimmung.

1
Kurzes Śavāsana mit geschlossenen Augen

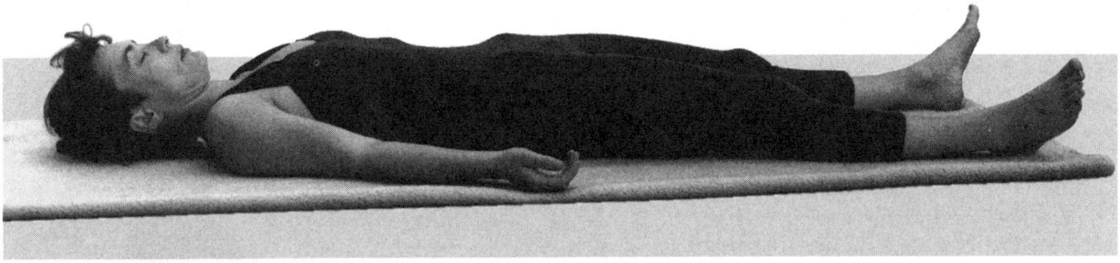

❩ Dehnung und Streckung der Beine

2
Liege-Variation

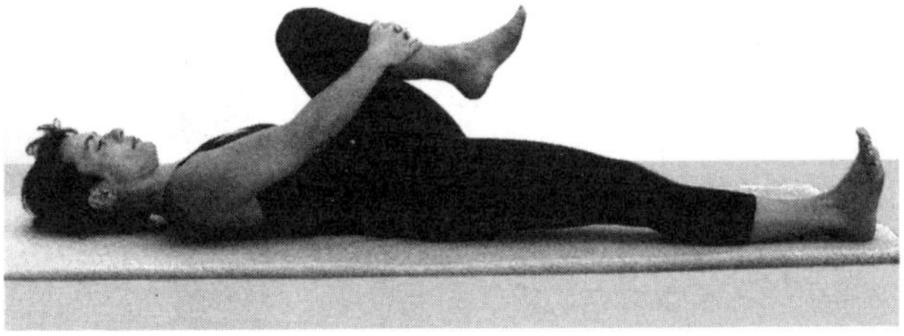

Bleiben Sie mit dem Rücken wie in Abb. 1 liegen, öffnen Sie die Augen. Aktivieren Sie den Becken-Bein-Bogen, indem Sie Ihr abgewinkeltes linkes Bein zum Bauch ziehen. Die Hände umfassen das untere Schienbein, so daß durch das Herziehen die Lendenwirbelsäule zum Boden hin gedehnt wird. (Wenn Sie weiter oben das Schienbein umfassen kommt meist der Po hoch!) Das rechte Bein ist über die Wade zur Ferse hin gestreckt. Der Fuß ist senkrecht aufgestellt, die Zehen und der Fußrist sind entspannt. Das Bein bleibt am Boden liegen. Seitenwechsel.

Streckung der Beine

Halten Sie den Rücken und Nacken entspannt am Boden, und strecken Sie die Beine nach oben, die Rückseite der Beine dehnt dabei bis zu den Fersen. Die Füße liegen waagrecht, wobei die Innen- und Außenkanten parallel verlaufen. Das Gesäß hält Kontakt zum Boden. Mit den Händen können Sie die Rückseite der Oberschenkel fassen und die Beine unterstützen. Sollten die Gelenke schmerzen und sich ein Ziehen im Bereich der Kniekehlen bemerkbar machen, können Sie Ihre Knie leicht beugen. Fangen die Beine zu zittern an, dann lassen Sie dies zu, solange kein Schmerz auftritt. Halten Sie sich in den Schultergelenken und den Armen nicht fest, und spannen Sie sich im Halsbereich nicht an.

3
Liege-Variation

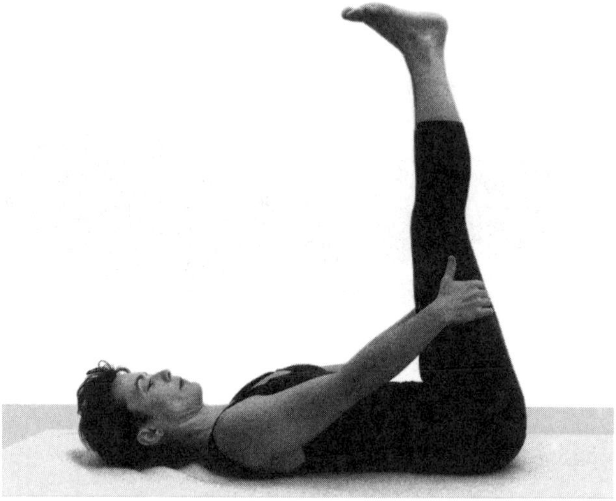

4
Liege-Variation zu Abb. 3 mit Gürtel

Mit einem Gürtel können Sie sich in dieser Übung Erleichterung verschaffen. Legen Sie den Gürtel um die Fußballen und halten Sie ihn mit beiden Händen. Geben Sie sich soviel Spielraum, wie Sie brauchen. Der Zug sollte so bemessen sein, daß sich die Beine gut dehnen können. Dehnen Sie gleichzeitig Ihren Schultergürtel angenehm mit.

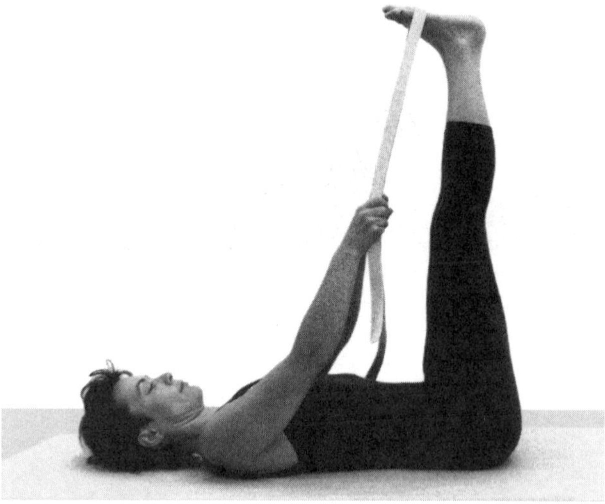

5
Entlastungsvariation

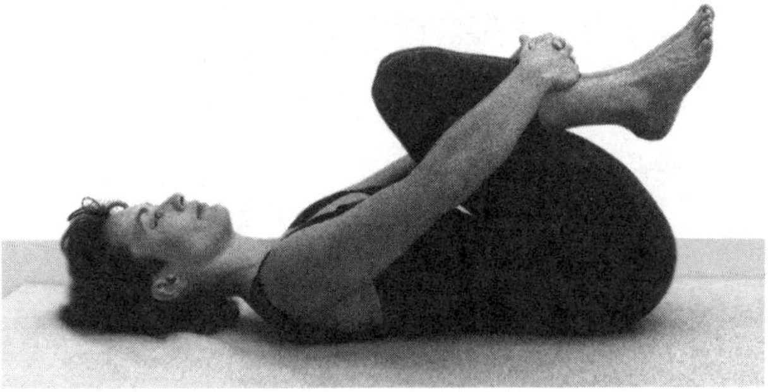

Die Beine zum Bauch herziehen)

Winkeln Sie beide Beine in den Kniegelenken ab. Umfassen Sie mit den Armen die untere Schienbeingegend und ziehen Sie die Beine an den Körper heran. Dabei wird der Lendenbereich gedehnt. Wenn es im Bereich der Leisten schmerzt, dann ziehen Sie die Beine nicht zu stark zum Bauch. Das Gesäß bleibt dabei am Boden, und der Nacken dehnt sich angenehm.

6
Liege-Variation

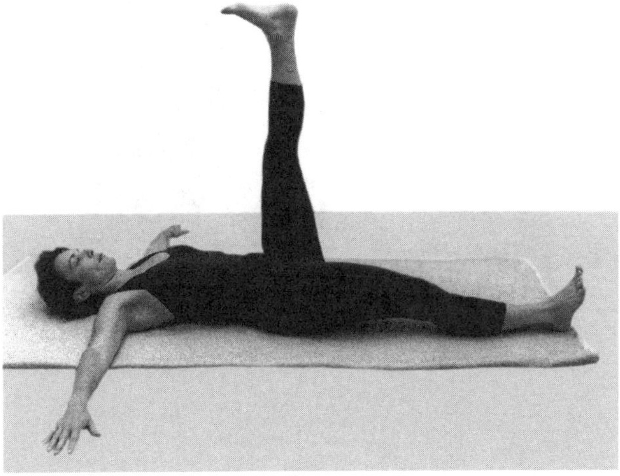

Dehnung der Beine im 90°-Winkel)

Legen Sie die Arme seitlich der Schultern auf den Boden. Drehen Sie dabei die Handflächen Richtung Boden. Die Schulterblätter halten Kontakt mit dem Boden, und die Schultern und Trapezmuskeln werden zu den Armen hin gedehnt. Das linke Bein wird nach oben gehoben und vom Gesäß über die Wade zur Ferse hin gedehnt. Das rechte Bein lassen Sie gestreckt am Boden liegen, dehnen Sie die Rückseite des Beines, drücken Sie den Oberschenkel dabei Richtung Boden. Seitenwechsel.

Die Beine am Bauch ☽

Entlastungsvariation

Bleiben Sie wie in Abb. 6, so daß der Arm-Schulter-Bogen gut gedehnt ist. Die Beine werden über dem Bauch locker angewinkelt, lassen Sie den Po am Boden liegen. Die Wirbelsäule kann sich auseinander dehnen und entspannen. Diese Entlastungsvariation ist gut für Ihren Lendenbereich.

7
Entlastungsvariation

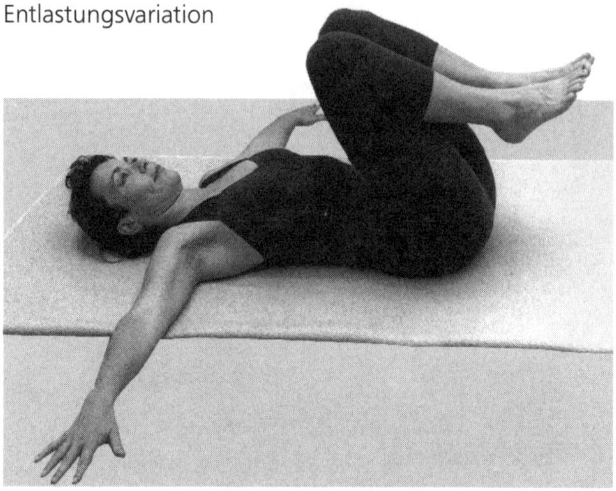

Gegrätschte Beine in der Rückenlage ☽ ✻

Lassen Sie Ihr Gesäß und den Rücken am Boden liegen und dehnen Sie ihre Schultern. Lassen Sie den Nacken ganz weich und lang werden. Die Beine werden nach oben gestreckt und auseinandergegrätscht. Die Hände halten die Innenseite der Oberschenkel und ziehen mit minimalem Zug die Beine zum Rumpf. Die Rückseite der Beine wird gedehnt und die Spannung im Becken-Bein-Bogen gehalten. Wenn es in den Kniekehlen zieht, beugen Sie leicht die Knie.

8
Liege-Variation

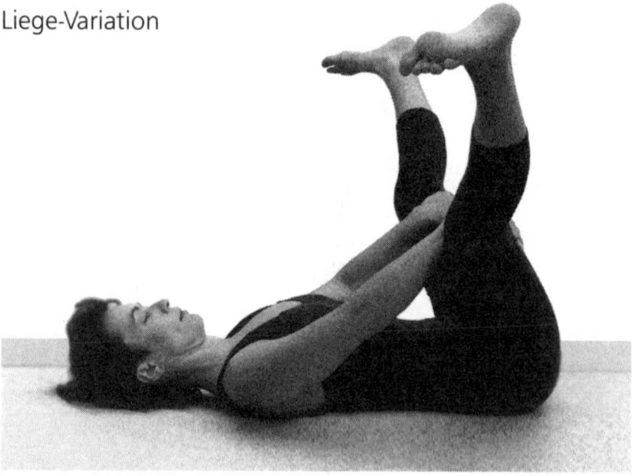

9
Liege-Variation zu Abb. 8 an der Wand

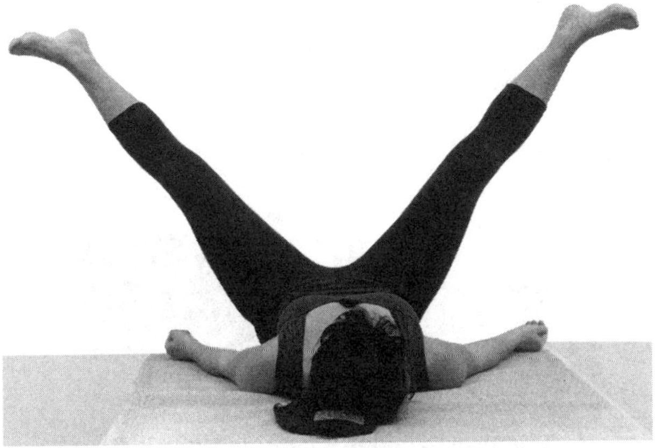

Anstatt die Beine mit den Händen zu halten, können Sie sich vor eine Wand legen. Das Gesäß sollte dabei mit dem Boden und mit der Wandfläche Kontakt haben. Die Beine können Sie in einer bequemen Grätsche an der Wand ablegen. Die Arme liegen entspannt und nicht zu nahe bei den Rumpfseiten.

Liegen mit aufgestellten Beinen ☽
Entlastungsvariation

10
Entlastungsvariation

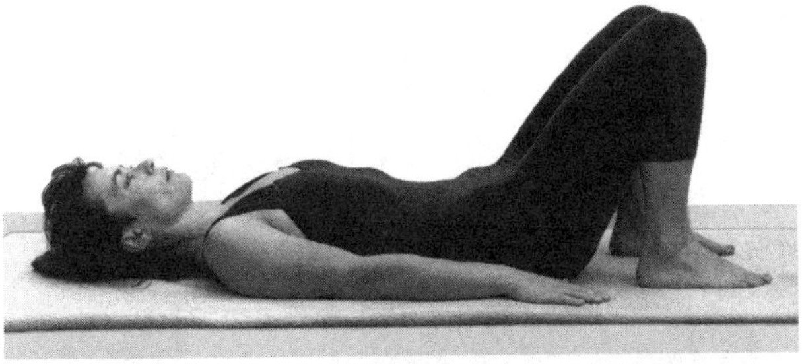

Der Rücken und Hinterkopf liegen entspannt auf der Decke, die Arme neben dem Körper. Das Becken liegt gerade. Winkeln Sie die Beine ab, nehmen Sie sie hüftbreit auseinander und stellen Sie die Füße hinter dem Gesäß auf den Boden. Halten Sie Ihre Füße parallel zueinander. Wenn Sie Spannungen im Lendenbereich haben, bietet diese Haltung eine gute Möglichkeit, den Lendenbereich zu entlasten. Natürlich ist es sinnvoll zu reflektieren, wo die Ursache Ihrer Verspannungen liegt, um sie an dieser Stelle entsprechend zu regulieren. Zuviel Streß und Unruhe im eigenen Leben können sich in diesem Bereich festmachen.

Beckenübung ☀

Nehmen Sie die Haltung ein, wie sie in Abb. 10 beschrieben wird. Heben Sie dann Ihr Becken nach oben, soweit es Ihnen möglich ist, und spannen Sie Ihre Gesäßmuskeln an. Achten Sie darauf, daß ihr Becken waagrecht bleibt. Versuchen Sie bei der Bewegung das Gewicht mit auf die Füße zu geben. Ein Gefühl von Festigkeit und Stabilität sollte im Becken spürbar sein. Oder haben Sie ein kraftloses Gefühl, als ob Sie Ihr Becken nicht halten können? Bei dieser Übung wird der Brustbein-Schambein-Bogen gespannt. Bleiben Sie nur so lange in der Übung, wie es Ihnen angenehm ist. Legen Sie dann Ihr Gesäß ab, erholen Sie sich wie in Abb. 10 beschrieben, um nach einiger Zeit die Übung zu wiederholen. Mit dieser Übung können allmählich Sonnen-Merkmale und eine langsam aktivierende innere Stimmung auftreten.

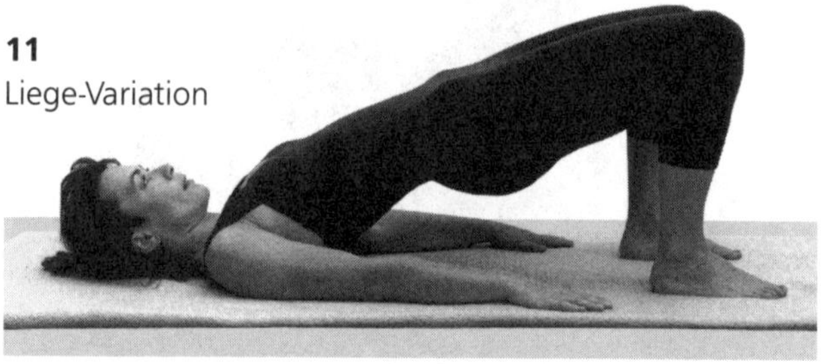

11
Liege-Variation

Drehung des Beckens ☀

Von der Haltung in Abb. 11 ausgehend, können Sie als Variation das Becken nach rechts drehen, es eine Weile in dieser Position halten und danach nach links drehen. Gehen Sie dann in die Grundposition von Abb. 10 zurück. Achten Sie darauf, daß Sie sich im Halsbereich und Unterkiefer locker lassen. Halten Sie die Stellung auf beiden Seiten gleich lang.
Als Variationsmöglichkeit können Sie die Arme entspannt hinter den Kopf ablegen.

12
Liege-Variation zu Abb. 11 mit seitlicher Drehung

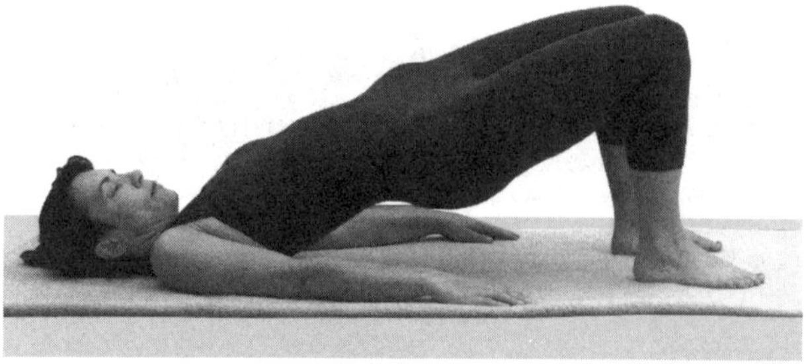

Beckenübung mit Dehnung der Beine ✵

13
Liege-Variation

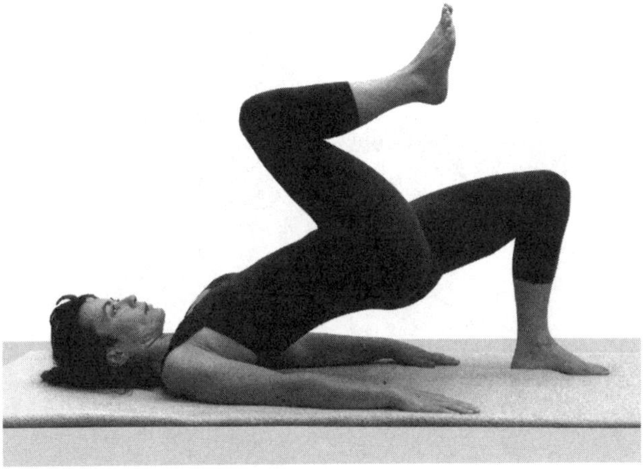

Die Ausgangsposition für diese Übung ist Abb. 11. Wenn Sie das Becken gehoben haben, versuchen Sie in der Haltung zu bleiben. Winkeln Sie dann das rechte Bein ab und ziehen Sie es zum Brustkorb. Das linke Bein stabilisiert, und der linke Fuß drückt gut gegen den Boden. Befestigen Sie Ihr Gesäß, damit das Becken gut gehalten werden kann. Oft sinkt das Becken ein, sobald ein Bein gehoben wird. Versuchen Sie dies zu vermeiden. Sie können entweder gleich die Seiten wechseln und weiterüben oder dazwischen eine Pause machen, indem Sie Ihr Gesäß am Boden ablegen.

Beckenübung mit Streckung eines Beines ✵

14
Liege-Variation

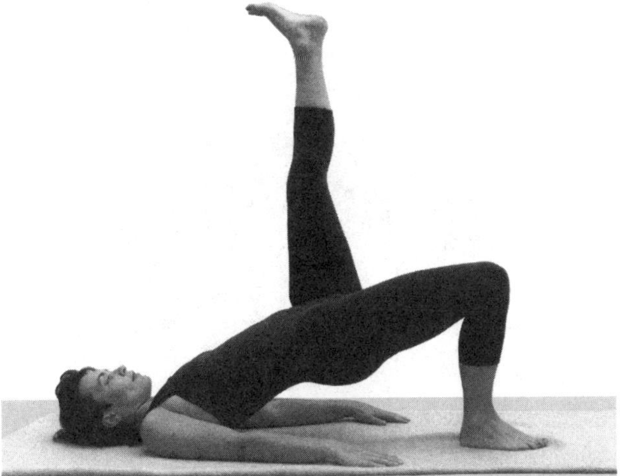

Diese klassische Liege-Variation ergänzt die Übung auf Abb. 13. Auch hier ist Festigkeit im Gesäß und Stabilität im Becken-Bein-Bogen wichtig. Das rechte Bein stabilisiert, das linke Bein streckt nach oben hoch, wobei die Rückseite des Beines gedehnt wird. Die Zehen und den Fußrist können Sie entspannt zum Körper hin bewegen, so daß die Fußsohle waagrecht ist. Üben Sie bitte beide Seiten.

Nehmen Sie sich Zeit für eine Entlastungsvariation, zum Beispiel Abb. 5 auf Seite 81 oder eine andere Entlastungsvariation.

Jaṭhara Parivartanāsana ✵

Legen Sie sich bequem auf eine Decke. Legen Sie die Arme in Schulterhöhe auf den Boden, die Handflächen zeigen dabei nach unten. Strecken Sie beide Beine zuerst nach oben. Halten Sie die Füße zusammen. Bringen Sie dann beide Beine so weit, wie es Ihnen möglich ist, zur linken Hand. Die Beine halten Sie einige Zentimeter über dem Boden, bis Ihre Kraft nachläßt. Dann können Sie die Beine ablegen. Die Schultern sollten bei diesem Āsana am Boden liegen bleiben. Dies gelingt, wenn der Rücken in der Drehung und Dehnung gut nachgibt. Wenn die rechte Schulter hochkommt, lassen Sie dies geschehen. Pressen Sie die Schulter nicht auf den Boden. Mit der Zeit wird es Ihnen gelingen.
Seitenwechsel.

15
Jaṭhara Parivartanāsana

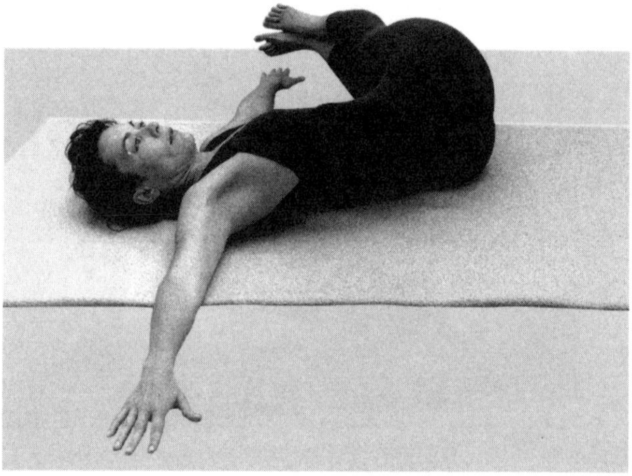

Entlastungsvariation ☽

Die Arme bleiben wie in Jaṭhara Parivartanāsana waagrecht in Schulterhöhe ausgestreckt. Ziehen Sie die abgewinkelten Beine locker an den Bauch, und legen Sie sie auf der rechten Seite ab. Bleiben Sie eine Zeitlang liegen und spüren Sie, wie Ihr Rücken in dieser Dehnung nachgibt. Beide Schultern versuchen am Boden zu bleiben. Der Kopf liegt in der Zentrallinie des Körpers.
Seitenwechsel.

16
Entlastungsvariation

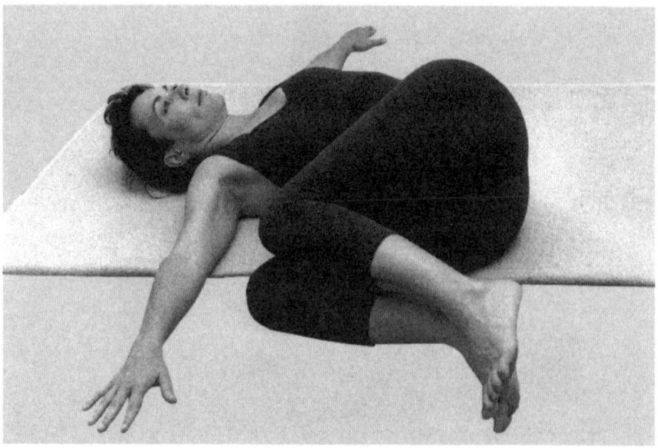

Kurzes Śavāsana – Bewußte Entspannung mit offenen Augen ☽

17
Kurzes Śavāsana mit offenen Augen

Bleiben Sie eine Weile in Śavāsana liegen, bevor Sie mit einem aktivierenden Zyklus weiterüben.

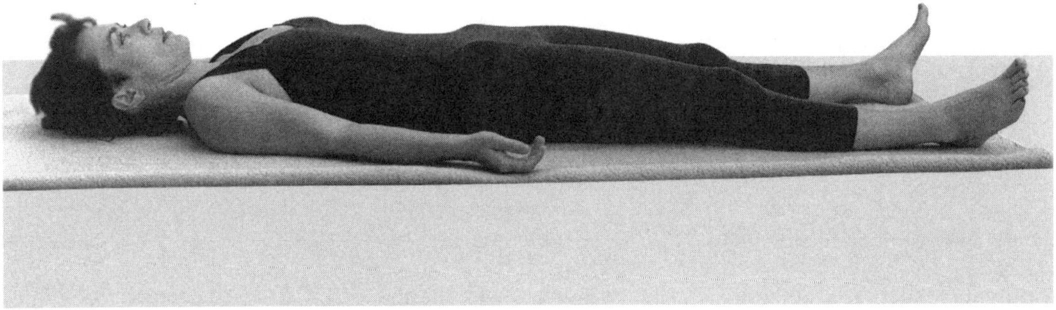

Refrain:
Beobachten Sie nach diesem Übungszyklus im Liegen die Merkmale Ihres Körpers und Ihrer Stimmung.
(Siehe Tabellen auf Seite 72 ff.)

Aktivierende Übungen vom seitlichen Liegen aus – Brückezyklus. ✻

Variation Anantāsana

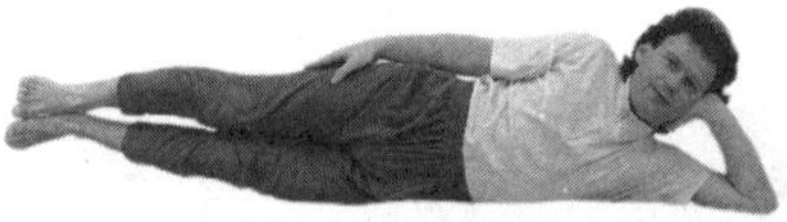

Variation Anantāsana

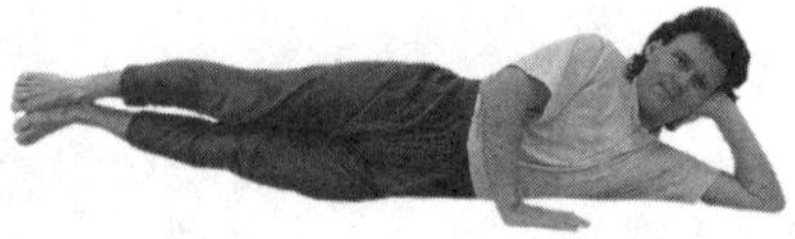

Ausgangsposition Setu Bandha

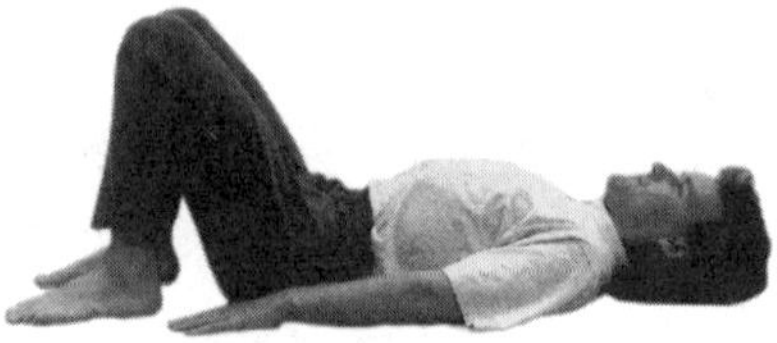

Variation Setu Bandha

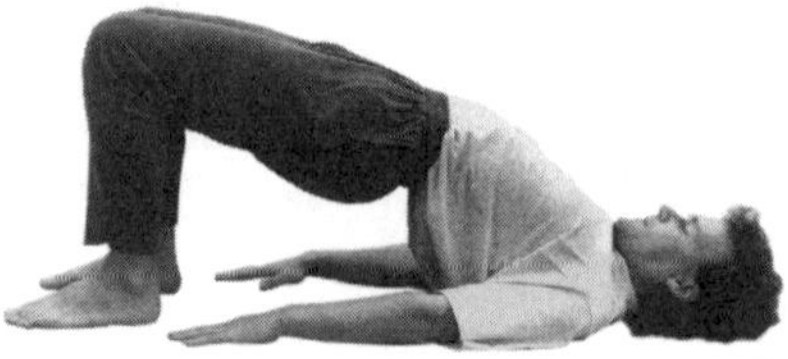

Variation Vasiṣṭhāsana

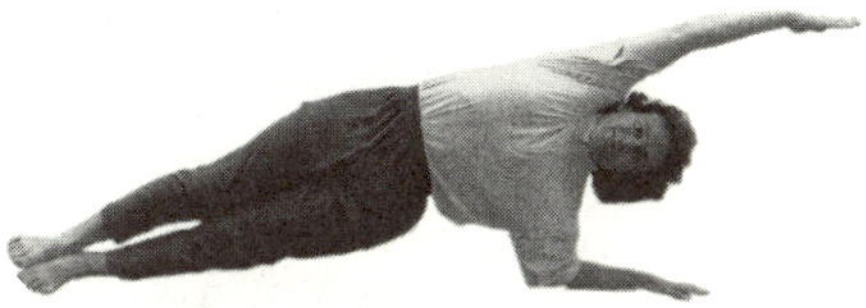

Variation Vasiṣṭhāsana

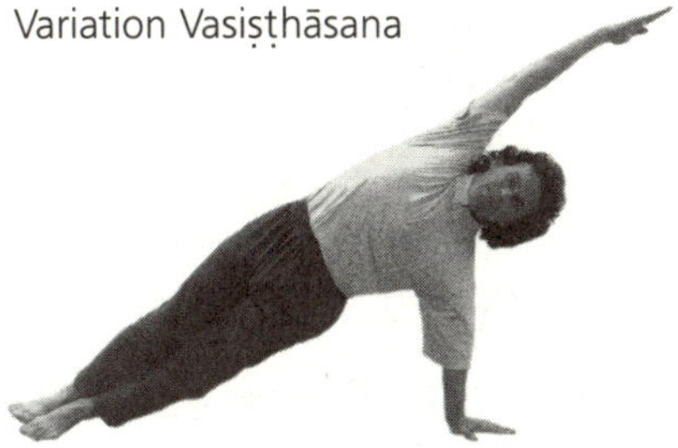

Ausgangsposition Ūrdhva Dhanurāsana

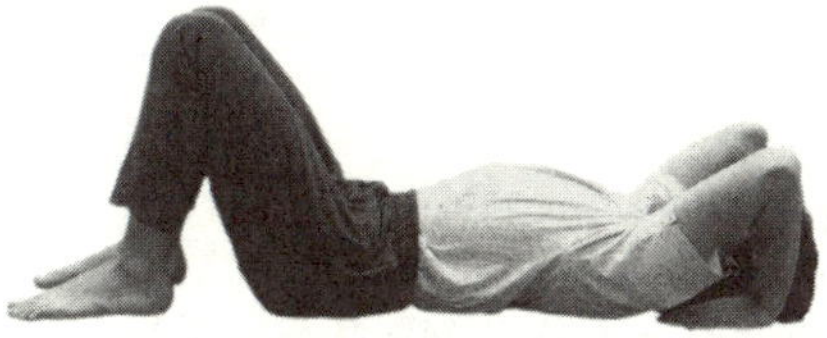

Variation Ūrdhva Dhanurāsana

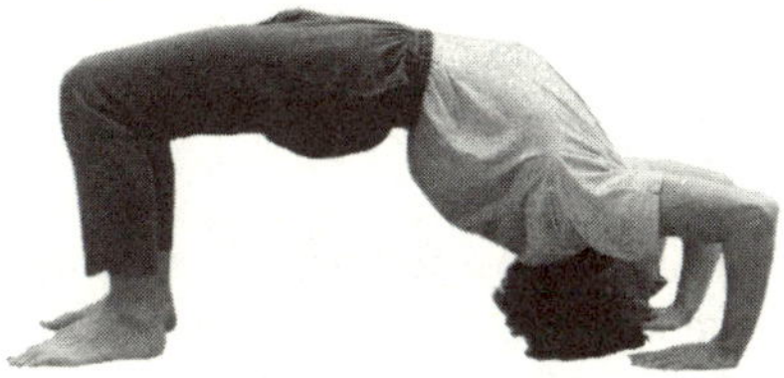

Ūrdhva Dhanurāsana

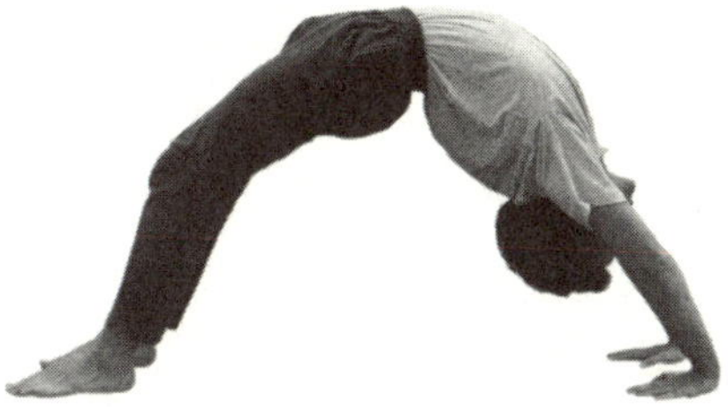

Anantāsana – Die Schlangenliege des Gottes Vishnu ❋

Ananta bedeutet: Die Göttliche

Anantāsana bringt die Seitenlage ins Spiel. Der linke Arm stützt bequem den Kopf. Der linke Arm und die linke Rumpfseite liegen in einer Linie am Boden. Heben Sie die Beine ein kleines Stück vom Boden und dehnen Sie die Rückseiten der Beine in die Fersen hinein. Der rechte Arm ruht locker auf dem Oberschenkel. Diese Übung testet das innere Gleichgewicht, die momentane Balance.

1

Anantāsana: In der Seitenlage werden die Beine nach oben gehoben

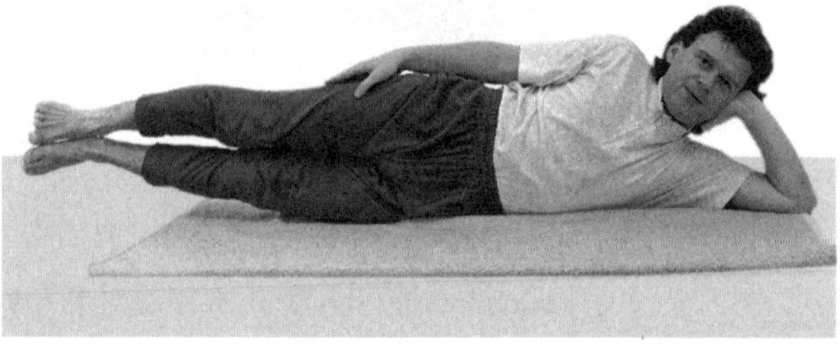

Wenn Sie die Balance mit gehobenen Beinen kaum halten können, so stützen Sie sich mit dem rechten Arm ab. Legen Sie dabei die Handfläche vor dem Bauch auf den Boden. Sie werden sofort spüren, daß damit mehr Ruhe in die Haltung kommt.

2

Variation Anantāsana – Der obere Arm ist zur Stabilisierung auf dem Boden aufgestützt

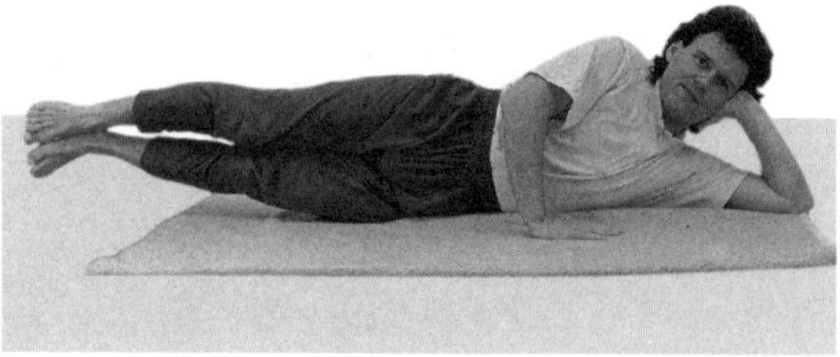

3
Variation Vasiṣṭhāsana
mit abgewinkeltem Unterarm

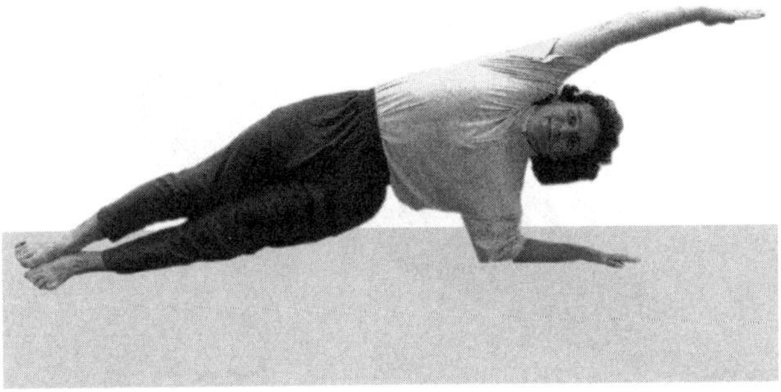

Vasiṣṭhāsana – Seitlicher Bogen ❋

Vasiṣṭha ist der Name eines Weisen

In dieser Variation von Vasiṣṭhāsana ist wieder die linke Seitenlage Ausgangsposition. Stützen Sie sich mit der Außenkante des unteren Fußes am Boden ab. Der rechte Fuß liegt auf dem linken. (Sollte Ihnen dies schwerfallen, so können Sie sich mit den Füßen direkt an einer Wand abstützen.) Winkeln Sie den linken Arm ab und drücken Sie den Unterarm und die Handfläche auf den Boden. Der Unterarm sollte nicht nach innen rutschen. Das linke Schultergelenk und der linke Ellenbogen stehen in einer senkrechten Linie zueinander. Abgestützt durch den Unterarm und die Fußkante, heben Sie das Becken und den Brustkorb nach oben. Strecken Sie den rechten Arm in Verlängerung der seitlichen Rumpflinie bis in die Fingerspitzen. Achten Sie darauf, daß Sie weder mit dem Becken nach vorne kippen noch mit dem Gesäß nach hinten ausweichen. Die untere Schulter bewegt sich vom Kopf weg.
Haben Sie Kraft im seitlichen Bogen? Können Sie Ihr Becken gut hochhalten? Oder sacken Ihnen sehr schnell die Gelenke zusammen? Spüren oder sehen Sie die Kraftlinie des seitlichen Bogens, der bei den Füßen beginnt, über die Beine, den seitlichen Rumpf bis zum Hinterkopf und der rechten Hand gespannt ist!
Seitenwechsel.

Die Grundhaltung für diese Übung ist in Abb. 3 beschrieben. Der linke Arm wird in dieser Haltung gestreckt. Halten Sie den linken Arm so, daß das Ellenbogen- und das Handgelenk senkrecht unter dem Schultergelenk stehen. Wenn diese Statik stimmt, verteilt sich das Gewicht mit auf der Handfläche (siehe dazu Seite 108, Abb. 2 a/Stehzyklus) und entlastet die Gelenke, besonders das Handgelenk. Die linke Schulter kann dabei ganz bewußt vom Kopf weggedehnt werden, so daß im Trapezmuskel Weite entsteht.

4
Vasiṣṭhāsana mit gestrecktem Arm

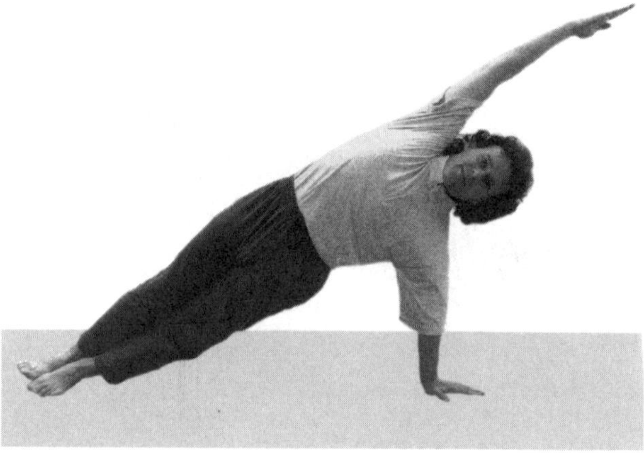

Falls es Ihnen schwerfällt Ihr Becken zu heben, lassen Sie sich von einem Partner dabei unterstützen. Die Partnerin unterstützt den Übenden, indem sie ihn am Becken hält und hochhebt. Dabei kann der Übende im unteren Arm die Gelenke entlasten. Der Brustkorb kann sich leichter öffnen.

5
Variation mit Partner

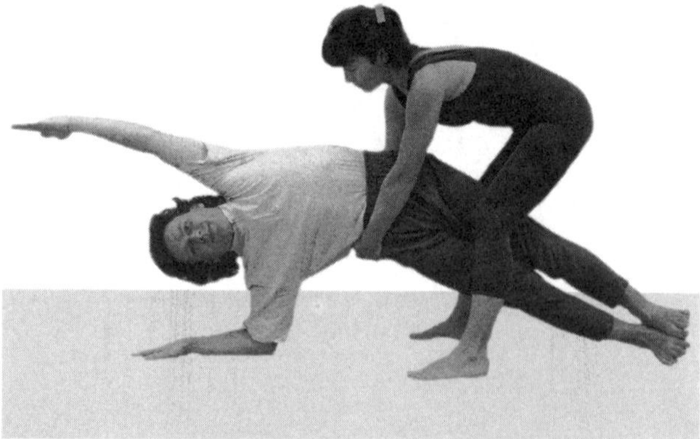

Setu Bandha – Brücke-Variationen ❋

Setu bedeutet Brücke

6
Konzentrierte Ausgangsposition zu Setu Bandha, Variation

Bevor Sie in die Brücke-Variationen hineingehen, sammeln Sie sich in dieser Ausgangsposition, die Sie bereits vom Liegezyklus her kennen. Der Rücken und der Hinterkopf haben guten Bodenkontakt. Die Beine sind aufgestellt und hüftbreit auseinander genommen, dabei wird der Lendenbereich entlastet und kann langsam zum Boden sinken. Die Arme und Handflächen liegen entspannt am Boden.

7
Setu Bandha: leichte Brücke-Variation

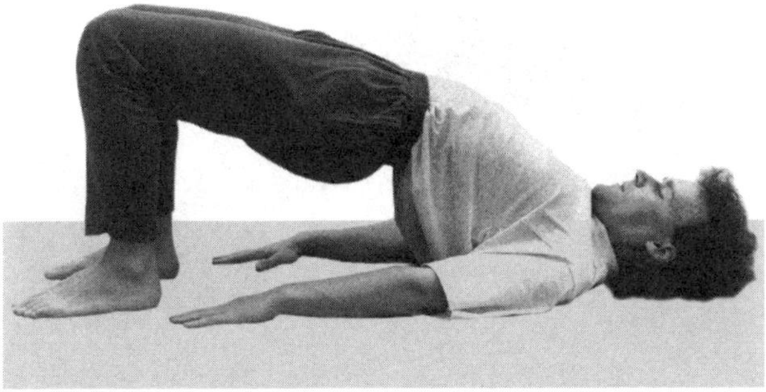

In dieser Setu Bandha-Variante bringen Sie nun Kraft in die Fußsohlen, Arme und das Becken. Drücken Sie sich mit den Füßen vom Boden ab und heben Sie dabei, so weit wie es Ihnen möglich ist, das Becken nach oben. Spannen Sie dabei das Gesäß an. Dabei können Sie gut den Brustbein-Bogen spannen. Die Schultern sollen am Boden liegen bleiben.

Können Sie den Bogen kraftvoll spannen und halten, ohne daß Druck im Hals oder in den Augen entsteht? Ruhen Sie sich nach der Übung aus, wie in Abb. 6 beschrieben, bevor Sie die Übung wiederholen oder im Zyklus weiter üben.

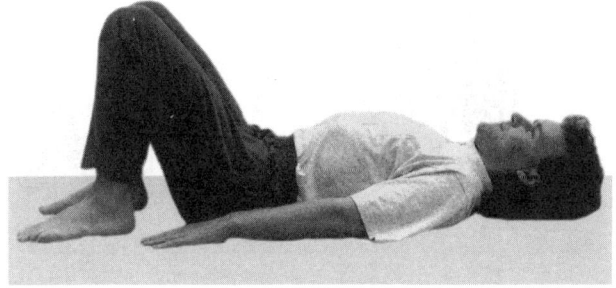

Ūrdhva Dhanurāsana – Die Brücke
Ūrdhva Dhanurāsana bedeutet:
Der nach oben gedehnte Bogen

Die Ausgangsposition für Ūrdhva Dhanurāsana ist in Abb. 6 angegeben. Nur die Hand- und Armhaltung ist verändert. Die Arme sind schulterbreit auseinandergestellt und im Ellenbogengelenk abgewinkelt, so daß die Handflächen nach unten schauen. Bringen Sie die Arme nach hinten und legen Sie die Handflächen neben dem Kopf auf den Boden.

8
Ausgangsposition für
Ūrdhva Dhanurāsana:
Hand- und Armhaltung beachten!

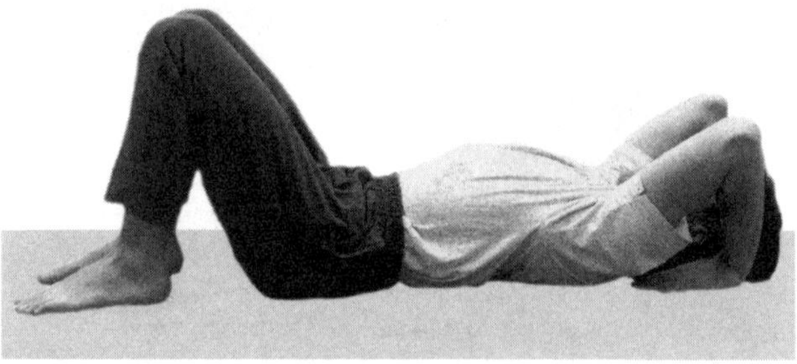

Drücken Sie sich nun mit den Handflächen und den Fußsohlen vom Boden ab und heben Sie Ihr angespanntes Gesäß nach oben. Erspüren Sie die Dehnung Ihres Brustbein-Schambein-Bogens. Öffnet und weitet sich Ihr Brustkorb? Ist Ihr Becken stabil? Ihren Kopf können Sie in diesem Āsana mit der Kopfkrone vor den Fingerspitzen auf die Unterlage legen. Der Kopf kann etwas Gewicht mittragen und belastet werden. Bleibt die Kopfkrone schmerzfrei bei dieser Belastung? Versuchen Sie in dieser Übung die Ellenbogen schulterbreit zu halten und die Knie hüftbreit. Die Unterschenkel und Unterarme stehen senkrecht. Versuchen Sie Ihre Atmung fließen zu lassen und beobachten Sie Ihren Kreislauf. Diese Haltung kann eine starke Aktivierung einleiten.

9
Ūrdhva Dhanurāsana:
Variation mit Kopf am Boden

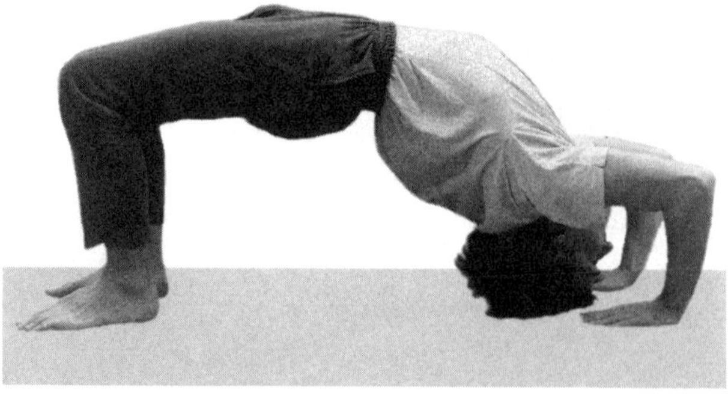

10
Ūrdhva Dhanurāsana:
Volle Dehnung des vorderen Brustbein-Schambein-Bogens. Sinnbild für Aktivität

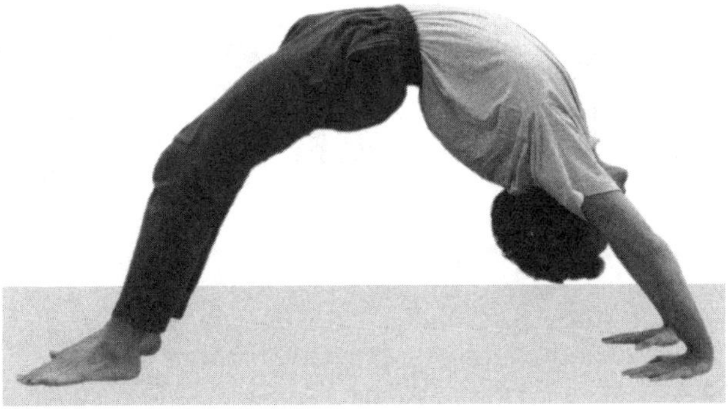

Ūrdhva Dhanurāsana – Die große Brücke ❋

Nehmen Sie die Haltung ein, wie sie in Abb. 8 beschrieben wird. Drücken Sie sich mit den Händen und Füßen vom Boden weg und heben Sie Ihr Gesäß nach oben. Strecken Sie dabei die Arme und Beine. Wichtig ist es, das Gesäß festzumachen und die Wirbelsäule zu dehnen – auch im Lendenbereich. Der Kopf geht leicht nach hinten, so daß die Halswirbelsäule nach rückwärts beugt. Der Brustbein-Bogen wird aktiv gedehnt. Der Brustkorb weitet sich, und ein lebendiges Gefühl kann sich zeigen. Spüren Sie die Aktivität in den Armen und Beinen. Der Arm-Bogen und der Becken-Bein-Bogen vermitteln ein Gefühl von Stabilität. Die Achseln sollten sich mitdehnen und in der Leistengegend kann ein Gefühl von Öffnung kommen. Sie können in diesem klassischen Āsana den Verlauf des Spannungsbogens gut erleben und sehen.

11
Ūrdhva Dhanurāsana mit zwei Partnern

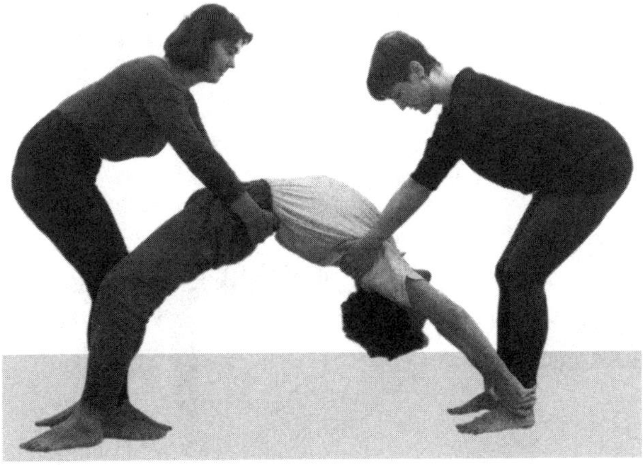

Lassen Sie sich bei dieser Übung von zwei Partnern unterstützen, und zwar am Becken und unterhalb der Schulterblätter. Verankern Sie dabei gut Ihre Füße, und halten Sie sich mit den Händen oberhalb des Knöchels Ihres Partners fest. Strecken Sie dabei aktiv Ihre Arme und Beine.

Refrain:
Beobachten Sie nach diesem Übungszyklus vom seitlichen Liegen aus die Merkmale Ihres Körpers und Ihrer Stimmung. (Siehe Tabellen auf Seite 72 ff.)

Aktivierende Stehübungen. ✳

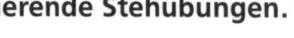

Tāḍāsana

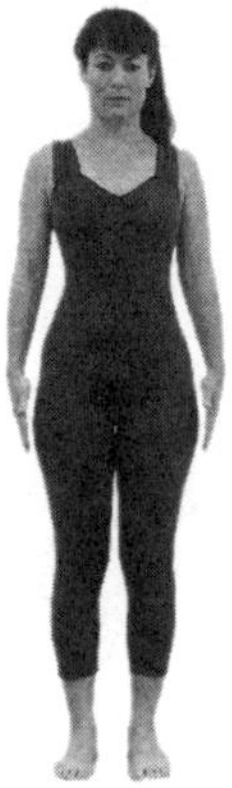

Vṛkṣāsana

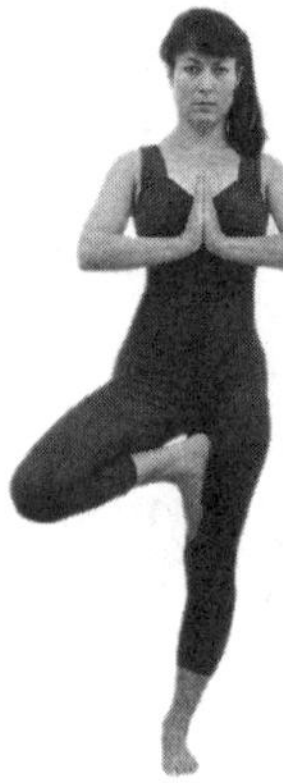

Vṛkṣāsana

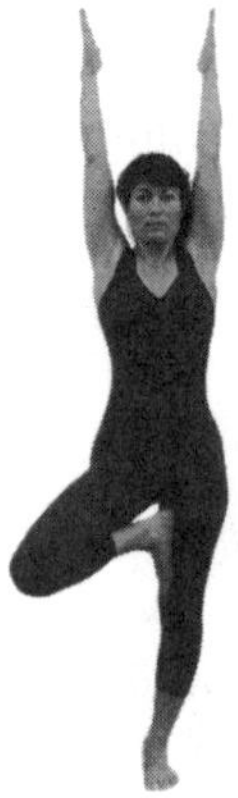

Adho Mukha Śvānāsana

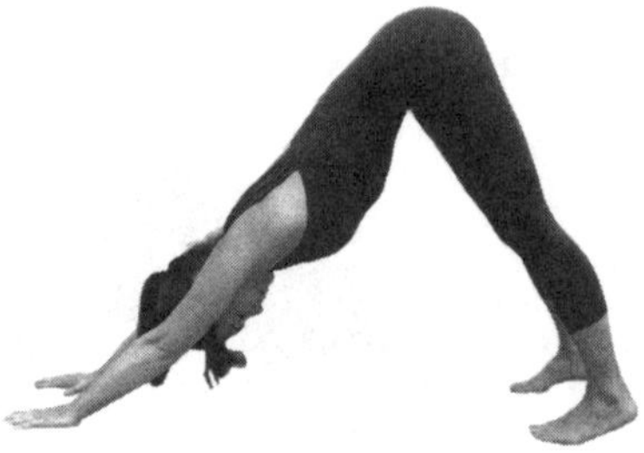

Ardha Chandrāsana

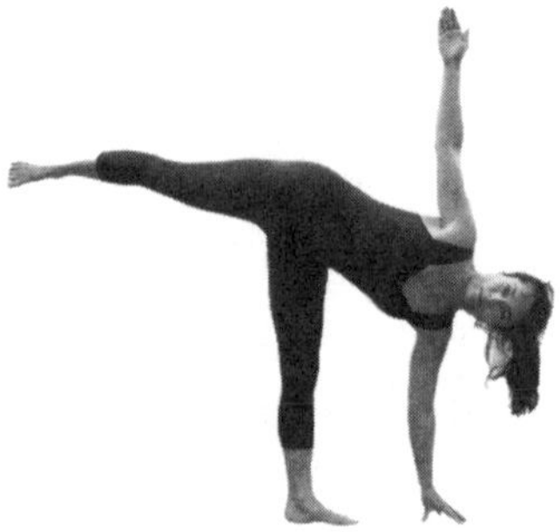

Parivṛtta Ardha Chandrāsana

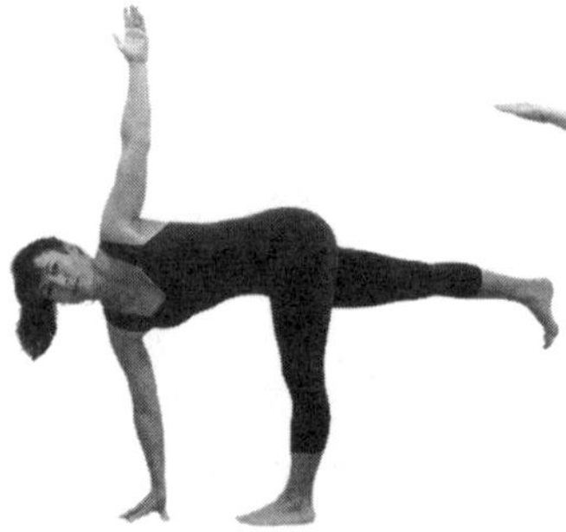

Utthita Pārśvakoṇāsana

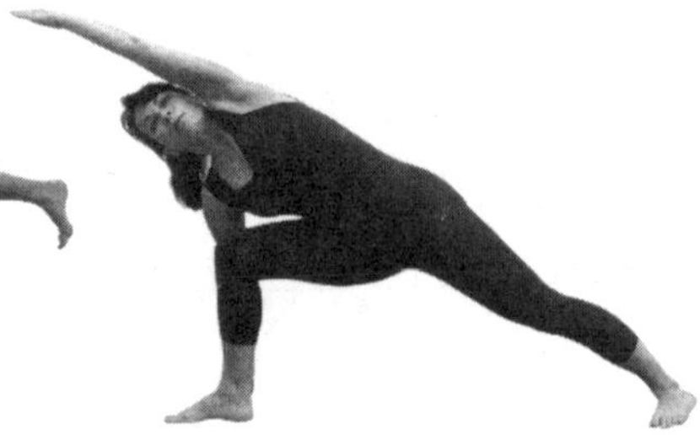

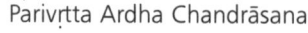

Vīrabhadrāsana I, Variation B

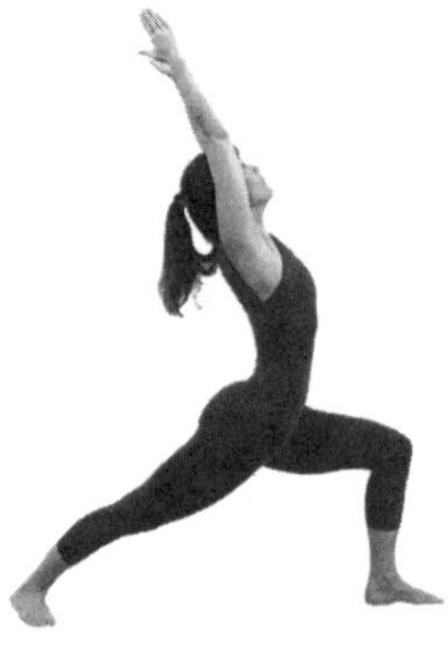

Vīrabhadrāsana II

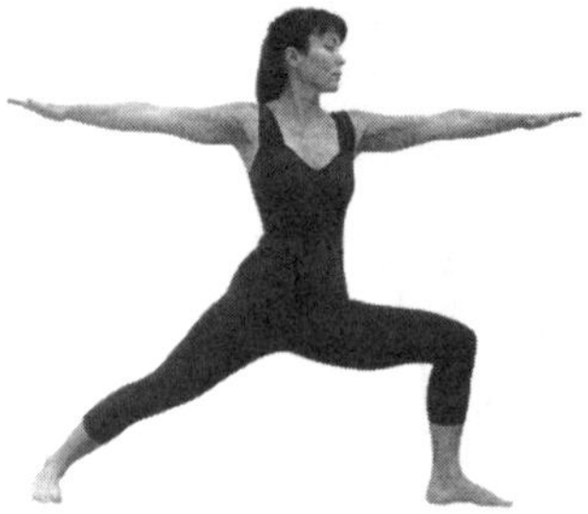

Vīrabhadrāsana III

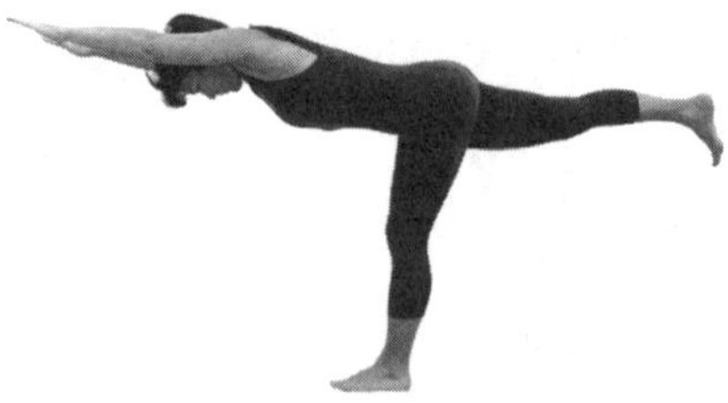

Prasārita Pādottānāsana

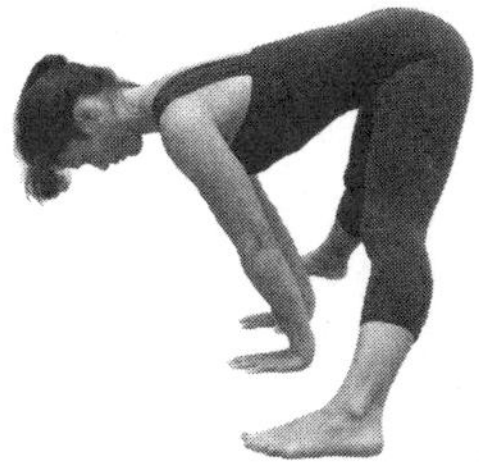

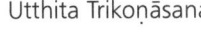

Utthita Trikoṇāsana

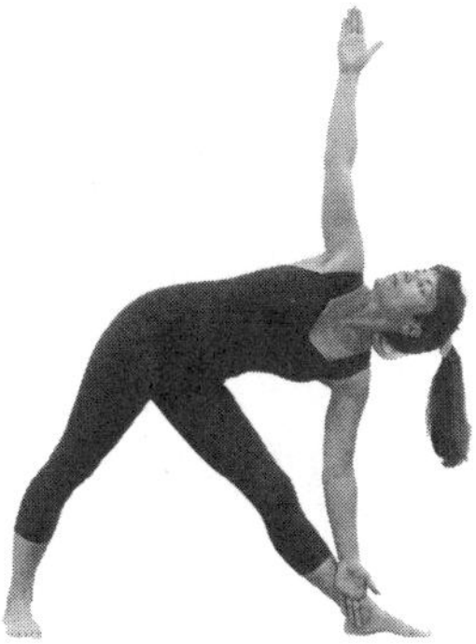

Parivṛtta Trikoṇāsana

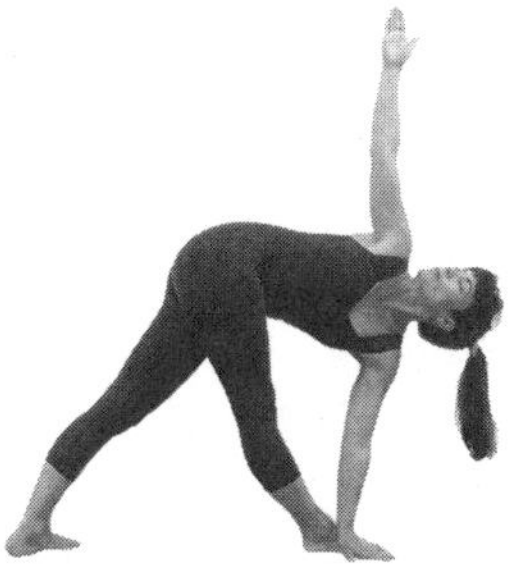

Parivṛtta Pārśvakoṇāsana

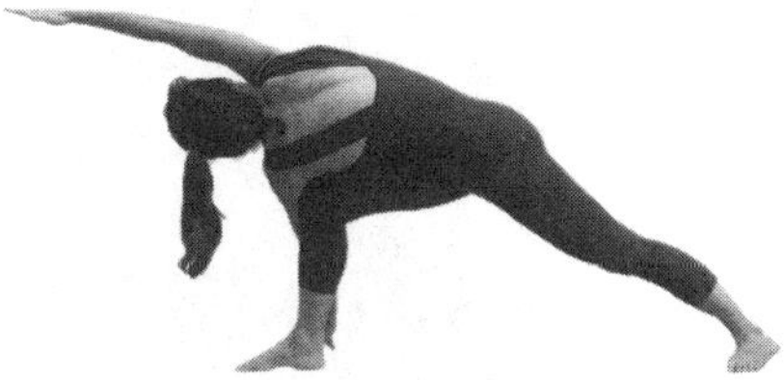

Vīrabhadrāsana I,
Variation A

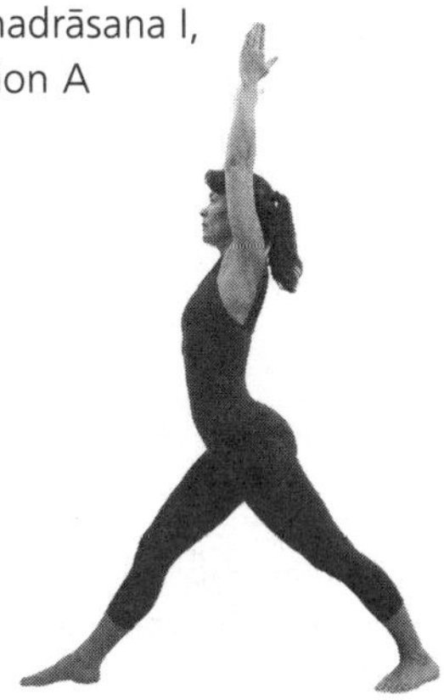

Pārśvottāṇāsana

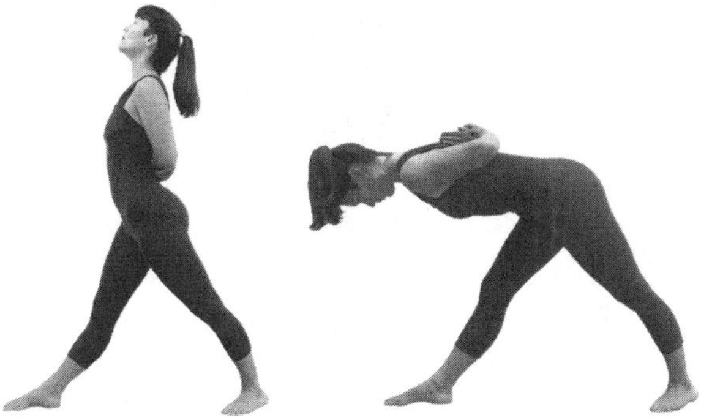

Uttānāsana

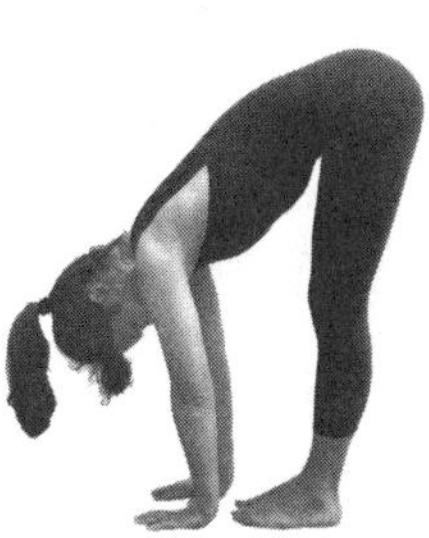

Tāḍāsana – Die Berg-Stellung

Eine Grundhaltung
Die «Berg-Stellung» ist eine aufrechte Stehübung, die die Konzentration und die innere Sammlung fördert.

Richtiges und fehlerloses Stehen ist wichtig für alle folgenden Stehübungen. Das Körpergewicht soll beim Stehen gleichmäßig über die ganze Fußsohle verteilt sein. Dabei wird der eigene Schwerpunkt auf der Mitte der Fußsohle errichtet. Die Innen- und Außenkante des Fußes sind gleichmäßig belastet und die Zehen liegen flach und entspannt am Boden ausgestreckt, ohne daß die Zehen «greifen». Zur Unterstützung können Sie sich vorstellen, daß Ihre Füße wie ein Auto auf vier Rädern stehen (siehe Abb. 3), die gleichmäßig belastet sind.

1
Tāḍāsana: eine Grundhaltung

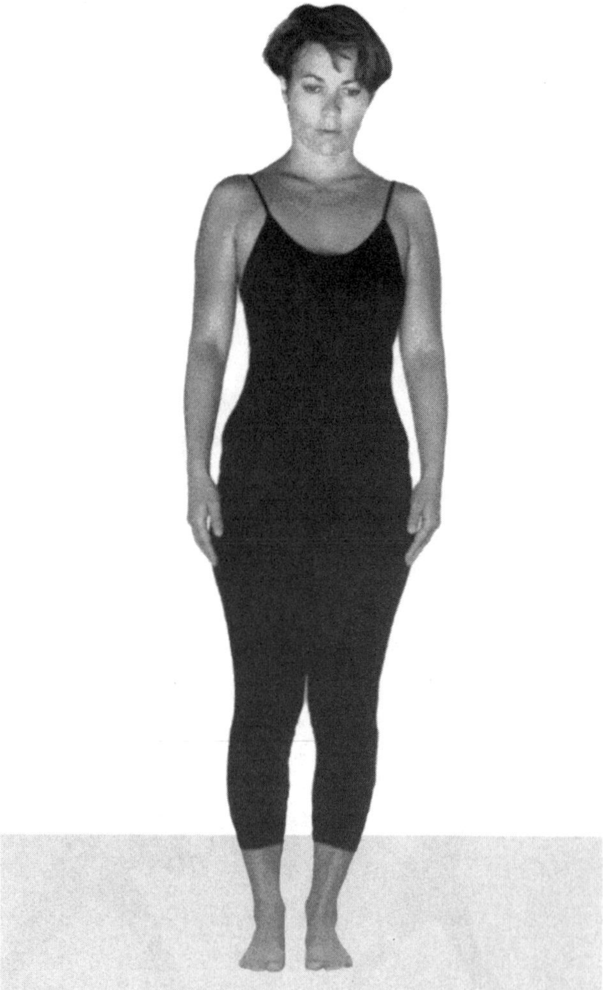

Die Voraussetzung für einen guten Stand beginnt bei der Fußhaltung. Werden die Füße einseitig belastet, wirkt sich dies auf die Knie und die Hüftgelenke aus, da die Muskelzüge der Beine dann unterschiedlich beansprucht sind und Fuß-, Knie- und Hüftgelenke verstellen können. Bei einer richtigen Belastung der Füße stehen die Gelenke der Beine stabil und in einer Linie. Die Kniescheiben sollten nach vorne zeigen und nicht nach innen oder außen schauen. Wenn die Beine gestreckt werden, wird dabei die Kniescheibe hochgezogen und das Gesäß angespannt.
Das können Sie auch separat üben: Kniescheibe hochziehen und wieder loslassen.

2
Ausschnitt: Grundhaltung der Füße

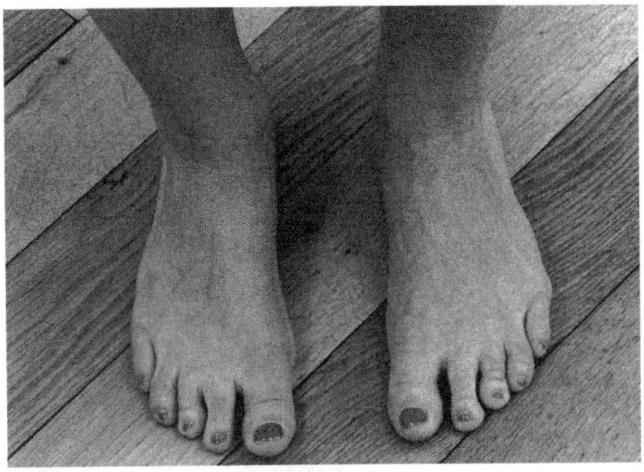

3
Die Druckpunkte auf der Fußsohle

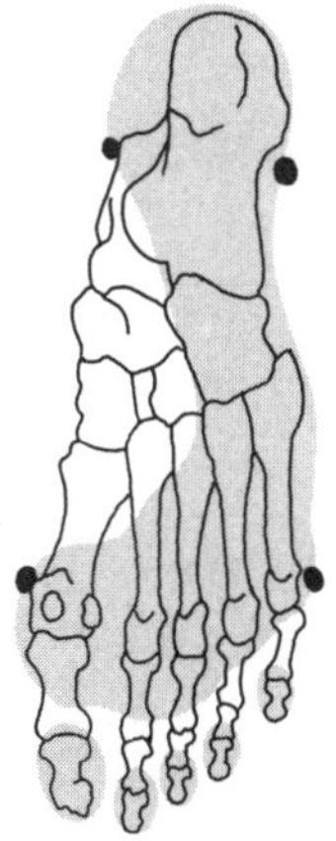

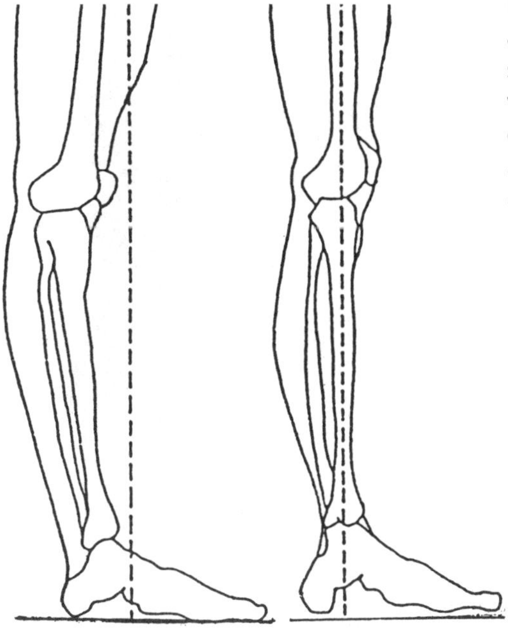

4
Knie durchgestreckt: a
Bein im Gleichgewicht: b

Probieren Sie spielerisch, wie Ihre Beine am besten gestreckt, aber nicht durchgestreckt sind. Durchgepreßte Kniegelenke werden auf Dauer ruiniert und vermitteln das Gefühl auf «Stelzen» zu stehen, anstatt auf stabilen, flexiblen und lebendigen Beinen.

Die *Beckenhaltung* hat für das aufrechte Stehen eine zentrale Bedeutung. Unausgewogenheiten wirken sich hier negativ auf Rumpf, Kopf und Beine aus. Auch der Auftrieb für die Aufrichtung hat einen Zusammenhang mit dem Becken. Zum Beispiel schieben manche Menschen ihr Becken und ihr Gesäß nach vorne, zum Schambein hin, das heißt, daß die Beckenknochen nach hinten kippen. Dadurch wird der Lendenbereich gepreßt und läßt sich schwer auseinander dehnen. Zugleich fällt der Brustkorb ein, und es entsteht ein Rundrücken (siehe Abb. 5).

Bei der entgegengesetzten Fehlhaltung kippen die Beckenkanten nach vorne und es entsteht ein Hohlkreuz, wobei ebenfalls der Lendenwirbelsäulenbereich gepreßt wird. Beide Fehlhaltungen verursachen mit der Zeit Schmerzen und verhindern eine durchgehende, angenehme Dehnung der Wirbelsäule.
Versuchen Sie spielerisch Ihr Becken nach vorne und hinten zu kippen, um den Punkt zu finden, an dem Ihr Becken richtig justiert ist (siehe Abb. 6).

Wenn Sie gut stehen, spüren Sie Kraft, Lebendigkeit und Leichtigkeit. Der Becken-Bein-Bogen sollte eine gute Spannung haben und der Rumpf aufgerichtet sein. Der Impuls für die Aufrichtung und der Auftrieb kommen dann automatisch, wenn das Becken und die Beine gut im Lot stehen. Die Wirbelsäule ist dann vom Kreuzbein bis zu den Halswirbeln gedehnt. Schieben Sie die Schultern auseinander, in die Breite, so daß die Halsmuskeln entlastet sind. In die Arme und Hände wird aktiv ein leichter Zug gebracht, und zwar bis in die Fingerspitzen. Die Handflächen sind geöffnet und

5
Fehlhaltung in Tāḍāsana
(falsche Grundhaltung)

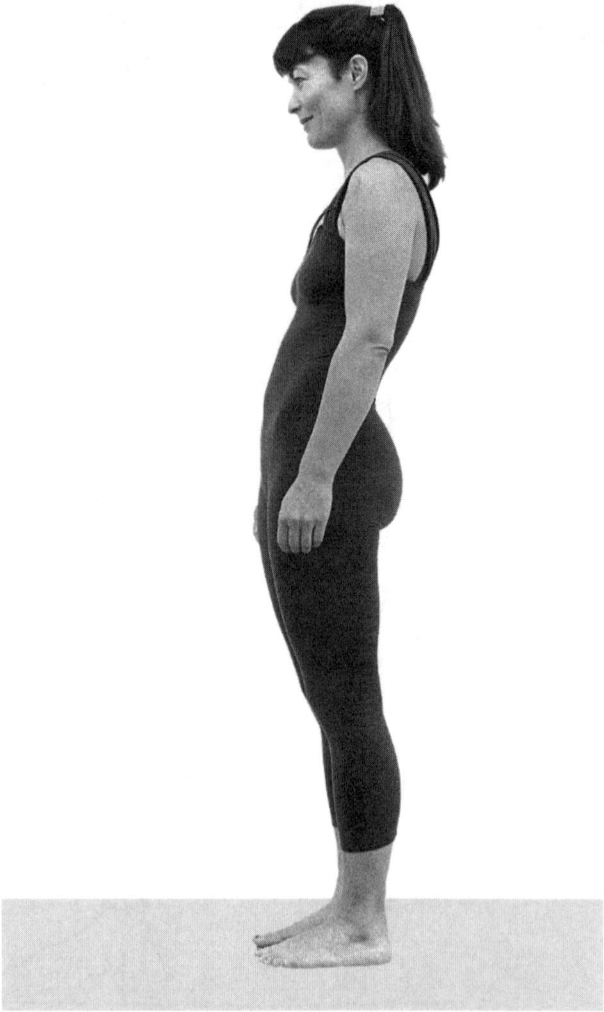

6
Grundhaltung in Tāḍāsana (seitlich)

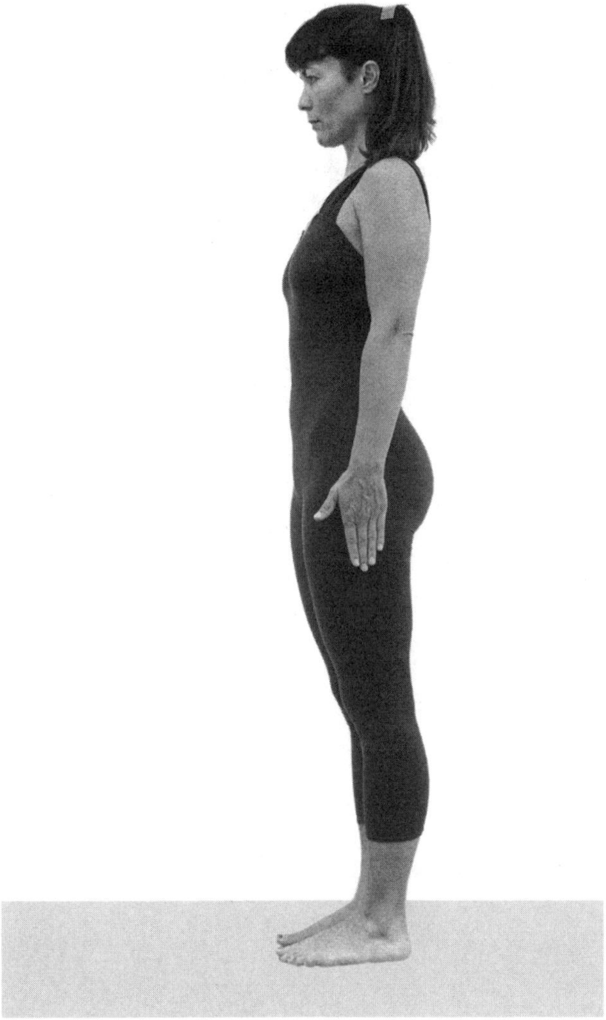

schauen zum Oberschenkel. Der Nacken ist leicht gedehnt, und die Augen blicken nach vorne oder zum Boden. Im Alltag zieht man oft den Kopf ein und die Schultern hoch und verspannt damit den Schulterbereich. Bei dieser Übung können Sie diesen Bereich entspannen, indem Sie den Nacken lang machen und die Schultern auseinander dehnen. Lassen Sie Ihren Unterkiefer locker und entspannen Sie die Gesichtsmuskeln. Jetzt können sie eine Zeitlang so stehen.
Versuchen Sie in allen Āsanas sich zu konzentrieren, vom Kopf her ruhiger zu werden und die Atmung fließen zu lassen.

Haltung und Yoga

In Yoga werden uns die verschiedensten Fehlhaltungen und Schutzhaltungen bewußt. Der erste Schritt ist die Wahrnehmung und Bewußtwerdung, dann kann etwas verändert werden. Dies gilt auf allen Ebenen: körperlich, geistig, emotional oder sozial. Fehlhaltungen, die sich über Jahre hinweg eingebürgert haben, können nicht mit einigen Übungen ausgeglichen werden. Sie werden Geduld mit sich selbst brauchen. Aber es hat ja auch Jahre gedauert, bis sich die Fehlhaltungen verfestigt haben.
Die Vielzahl der Yogaübungen gibt uns die Möglichkeit, einen Ausgleich in den Muskeln herzustellen.
Die *Muskeln* ermöglichen uns Bewegungen. Das Muskelgewebe kann sich dehnen und zusammenziehen. Dieses Zusammenspiel wird in der Muskulatur durch Spieler und Gegenspieler erreicht.

Die Muskeln arbeiten stets paarweise zusammen, das heißt, ziehen sich die Spieler zusammen, dehnen sich die Gegenspieler. Im Yoga kommt es nicht darauf an, einzelne Muskelpaare zu trainieren, sondern ganze Muskelzüge sollten so zusammenarbeiten, daß es zu einem Spannungsbogen kommt. Ist die Muskulatur verhärtet und verspannt, so daß sie sich nicht mehr dehnen kann, verlieren die Spieler an Kraft und können sich auch nicht mehr zusammenziehen. Einseitige Dauerbelastungen verhärten die Muskulatur, diese verliert ihre Dehnfähigkeit und kann keinen kraftvollen Tonus mehr entwickeln.

Harte Muskeln müssen langsam wieder zum Leben gebracht werden, da es sonst zu keiner ganzheitlichen Entspannung kommen kann.

Sind die Muskeln im Gleichgewicht, dann sind die Gelenke entlastet und in ihren Bewegungen nicht eingeschränkt. Ein Gefühl von Raum kann dann in den Gelenken erfahren werden. Die Gelenke verbinden die Knochen untereinander und sie werden durch die Muskeln bewegt. Wenn Muskelgruppen einseitig belastet sind, ziehen sie die Gelenke und Knochen aus ihrer normalen Position, so daß Fehlhaltungen entstehen.

Eine Fehlbelastung der Gelenke und Knochen schränkt die Beweglichkeit ein, und es können Schmerzen entstehen. Der Raum in den Gelenken wird zusammengepreßt, was sich in Empfindungen zeigt: Reibung kann entstehen, Trockenheit, Hitze – bis hin zu Arthrose / Arthritis (siehe Guṇa, Tabelle Seite 28). Ziel ist es, richtig im Lot zu stehen, so daß Becken und Kopf die richtige Haltung haben und die Statik stimmt (siehe Abb. 6).

Ein Ungleichgewicht in der Muskulatur kann sich auch in der Unfähigkeit zeigen, sich nach vorne zu beugen. Das kann entstehen durch eine zu hohe Arbeitsleistung, Stehen, Laufen, durch ein äußeres oder inneres «Immer-auf-dem-Sprung-Sein». Das bedeutet körperlich, daß die hinteren Oberschenkelmuskeln sich verkürzen und ihre Dehnfähigkeit verlieren. Es kommt zu den bekannten Symptomen: In den Kniekehlen zieht es und der Rücken kann nicht gedehnt werden.

Auch für die Wirbelsäule ist ein Ausgleich in den Muskelzügen wichtig, damit die Bandscheiben nicht zusammengedrückt werden. Im gesunden Zustand können sich die Wirbel auseinander dehnen und die Bandscheiben ihren Raum behalten.

Durch zuviel Aktivität (Sonnen-Eigenschaften) und ohne einen Ausgleich von Entspannung und innerer Ernährung (Mond-Eigenschaften) trocknen die Bandscheiben aus.

7
Ūrdhva Hastāsana: Tāḍāsana-Variation mit nach oben gestreckten Armen

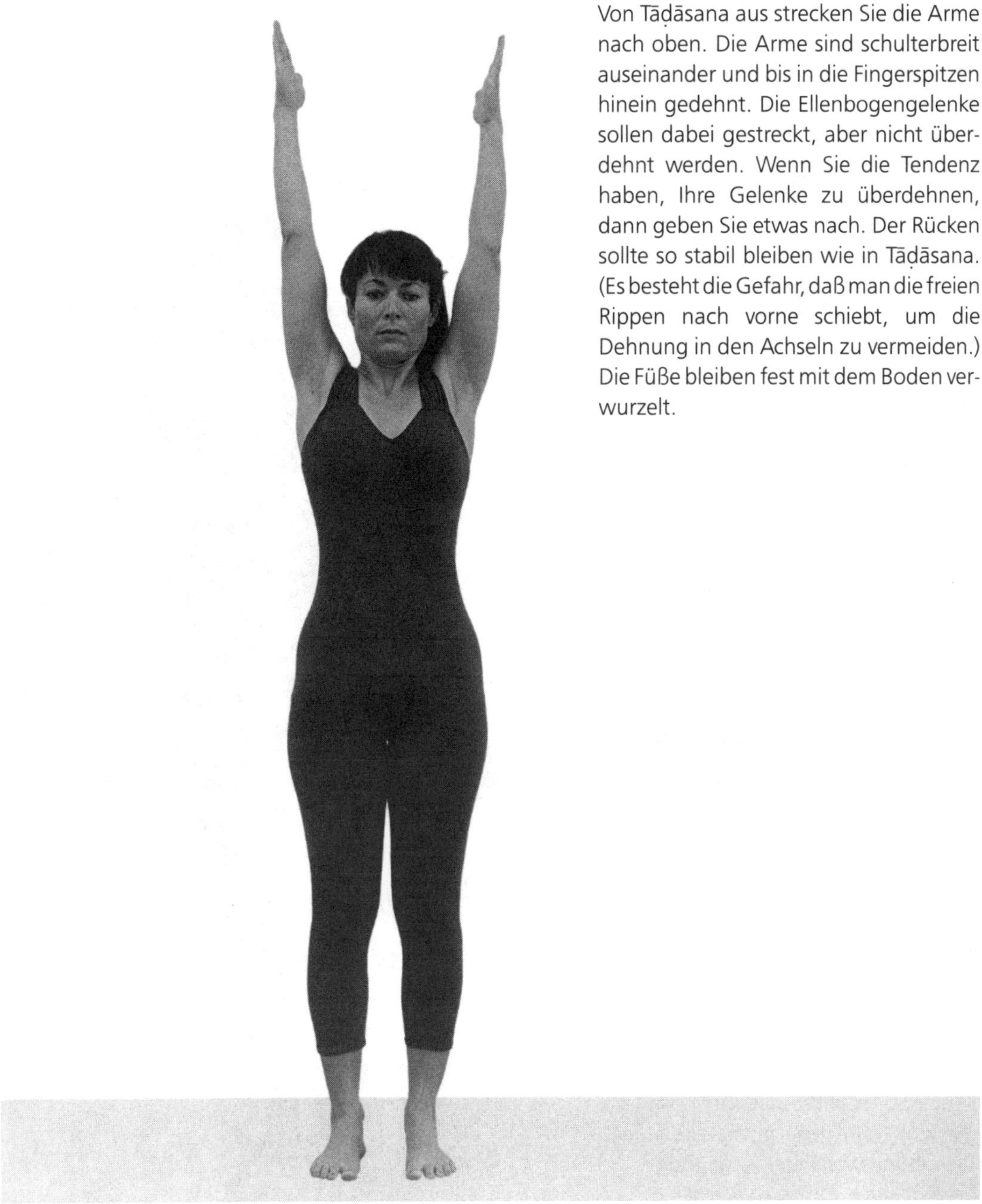

Ūrdhva Hastāsana – Die Berg-Stellung mit nach oben gestrecken Armen ❋

Von Tāḍāsana aus strecken Sie die Arme nach oben. Die Arme sind schulterbreit auseinander und bis in die Fingerspitzen hinein gedehnt. Die Ellenbogengelenke sollen dabei gestreckt, aber nicht überdehnt werden. Wenn Sie die Tendenz haben, Ihre Gelenke zu überdehnen, dann geben Sie etwas nach. Der Rücken sollte so stabil bleiben wie in Tāḍāsana. (Es besteht die Gefahr, daß man die freien Rippen nach vorne schiebt, um die Dehnung in den Achseln zu vermeiden.) Die Füße bleiben fest mit dem Boden verwurzelt.

Vṛkṣāsana – Der Baum ✵

In dieser Stellung ist der Gleichgewichtssinn gefordert. Wie stabil bleibt das Standbein stehen?
Von Tāḍāsana ausgehend wird das Gewicht auf den linken Fuß verlagert. Achten Sie auf die gleichmäßige Verteilung des Gewichtes auf den Fuß. Es kann die Tendenz bestehen, auf die Außenkante zu fallen. Der rechte Fuß wird hochgezogen, und die Fußsohle drückt leicht an die Innenseite des linken Oberschenkels. Dabei wird das Knie abgewinkelt und senkt sich zum Boden hin. Versuchen Sie im Hüftgelenk so zu drehen, daß das Knie besser zur Seite kommt. Bringen Sie in die Fußsohle des Standbeins die Vorstellung der Zentrierung, so daß das Gefühl der Verwurzelung entstehen kann. Die Kniescheibe des linken gestreckten Beins wird wie in Tāḍāsana nach oben gezogen, und das Gesäß wird gespannt. Das Hüftgelenk des Standbeins sollte nicht zur Seite ausweichen und direkt in einer Linie mit Knie und Knöchel stehen.
Der Brustkorb wird aufgerichtet. Bringen Sie die Handflächen wie beim Gebet mit leichtem Druck vor dem Brustbein zusammen. Dabei dehnen sich die Schultern in Richtung Ellenbogen. Die Daumen drücken spürbar auf das Brustbein, und der Nacken wird leicht gedehnt. Mit den Augen kann ein Punkt fixiert werden, so daß es möglich ist, das Gleichgewicht zu halten. Versuchen Sie in der Übung die Augen zu schließen, so werden Sie feststellen, um wieviel leichter Sie aus dem Gleichgewicht kommen können.
Dann wechseln Sie die Seite. Rechtes Bein ist Standbein, linkes Bein wird hochgezogen usw. Diese Regel gilt für alle Āsanas. Die Übungen sollten ausgeglichen auf beiden Seiten vollzogen werden.

8
Variation: Vṛkṣāsana mit den Händen vor der Brust gefaltet

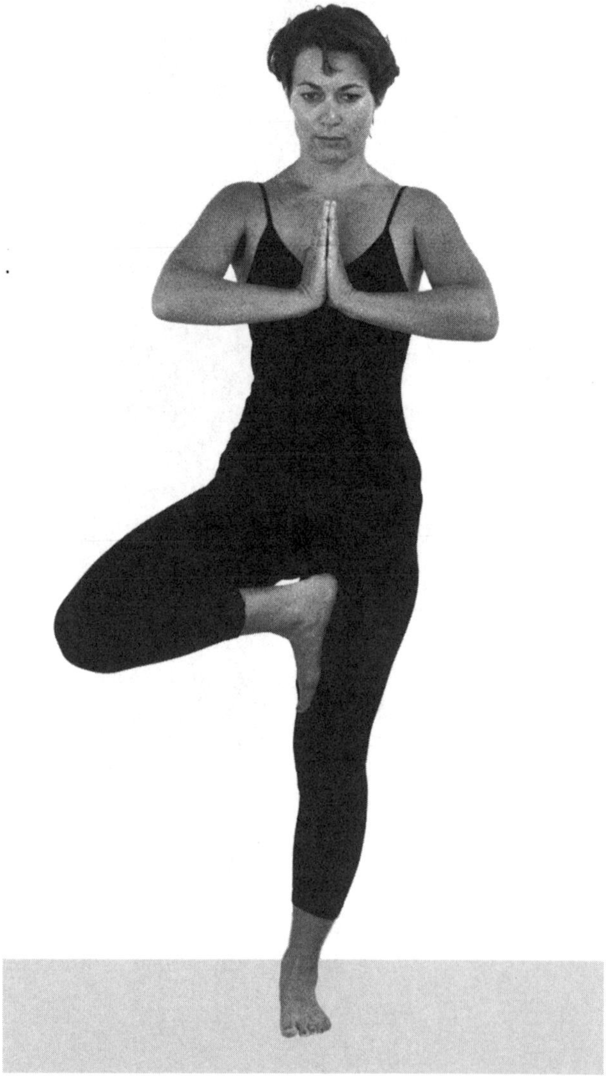

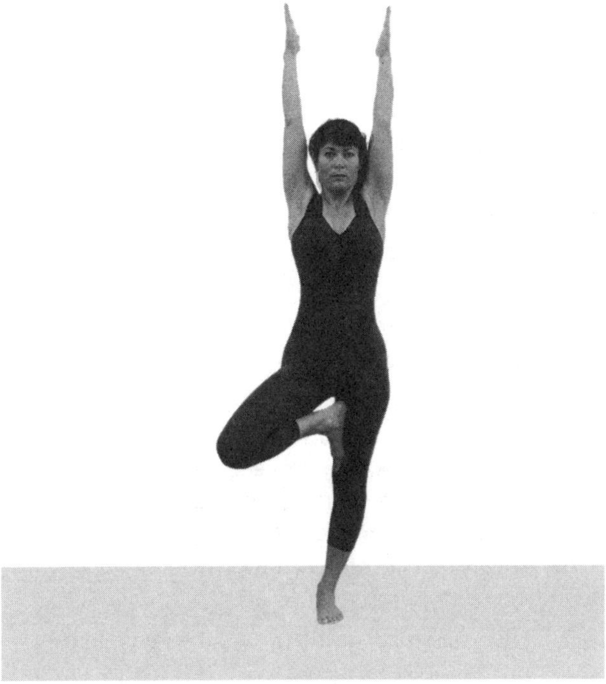

9

Variation: Die Arme werden parallel von den Schultern aus nach oben gedehnt

Die Grundhaltung bleibt, nur werden die Arme nach oben gestreckt, von der Taille aus bis in die Fingerspitzen. Die Handflächen zeigen zueinander, die Arme sind schulterbreit auseinander. Die Wirbelsäule wird dabei wieder aufrecht gehalten, und die freien Rippen sollten nicht nach vorne kippen.

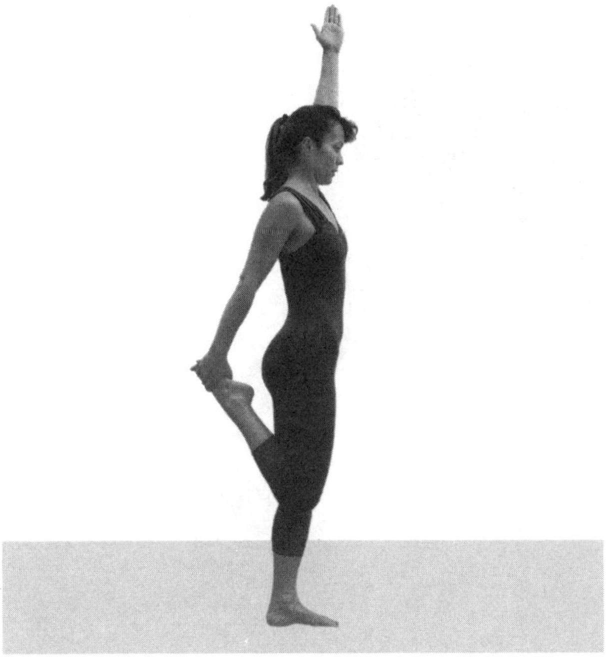

10

Vorübung zu Vṛkṣāsana:
Ein Bein wird mit abgewinkeltem Knie nach hinten gedehnt und mit der Hand von hinten gefaßt

Das linke Bein ist das Standbein, während das rechte Bein im Knie gebeugt und der Fuß dabei in Richtung Gesäß gehoben wird. Die rechte Hand hält den rechten Fuß. Das Becken sollte immer noch in einer waagrechten Linie gehalten werden, ohne daß Sie dabei ins Hohlkreuz fallen. (Schieben Sie das Steißbein nach vorne in Richtung Schambein.) Die Leistengegend kann sich öffnen und sollte weich sein. Der linke Arm kann nach oben gestreckt werden.

Adho Mukha Śvānāsana – Der Hund ☀

Im Hund liegen die Hände schulterbreit auf dem Boden, und die Beine werden hüftbreit auseinander gestellt. Drücken Sie die Handflächen fest zum Boden, auch die Stelle zwischen Daumen und Zeigefinger, und verteilen Sie das Gewicht auf den Händen. Die Finger sind gut gespreizt und gestreckt. Die Arme sind gestreckt und die Ellenbogengelenke stabil gehalten (gestreckt, aber nicht durchgestreckt). Die Fersen können leicht vom Boden weggenommen werden, falls sich die Beine noch nicht so gut strecken lassen. Mit der Zeit können Sie die Fersen dann ganz auf den Boden bringen. Das Gewicht sollten Sie von den Händen über die Arme in den Rücken Richtung Beckenschaufeln verlagern. Dabei öffnen sich die Achseln. Arbeiten Sie im Becken so, wie wenn Sie Ihr unteres Gesäß zur Decke hochschieben wollten. Die Gesäßmuskeln werden dabei gedehnt und um die Afterzone entsteht ein weites, entspanntes Gefühl.
Der Brustkorb weitet sich dabei und die Bewegung der Atmung kann bis zum Lendenwirbelbereich gespürt werden.
Achtung: Die Rückendehnung geht vor die Beindehnung! Können Rücken und Beine nicht gleichzeitig gedehnt werden, so dehnen Sie den Rücken und geben in den Knien nach.

11
Adho Mukha Śvānāsana:
Dehnung der Arme, des Rückens und der Beine. Öffnung der Achseln

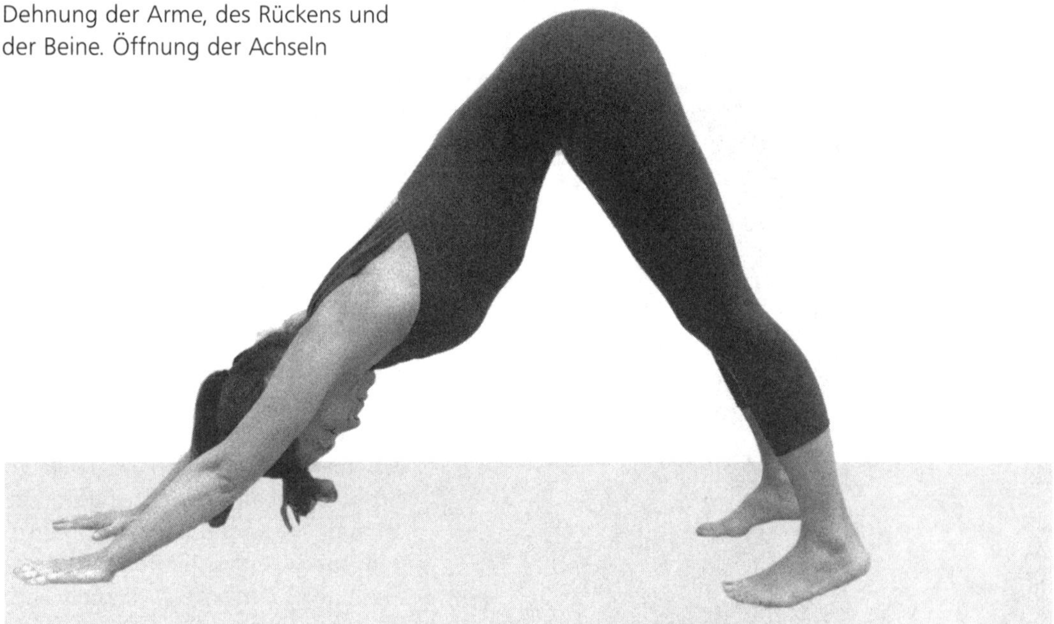

Adho Mukha Śvānāsana mit Partner

Die Partnerin unterstützt hier die Dehnung des Rückens und den Zug der Arme über den Rücken zum Becken. Sie legt ihre Hände auf die Beckenkanten und verstärkt die Dehnung mit ihrem eigenen Gewicht.

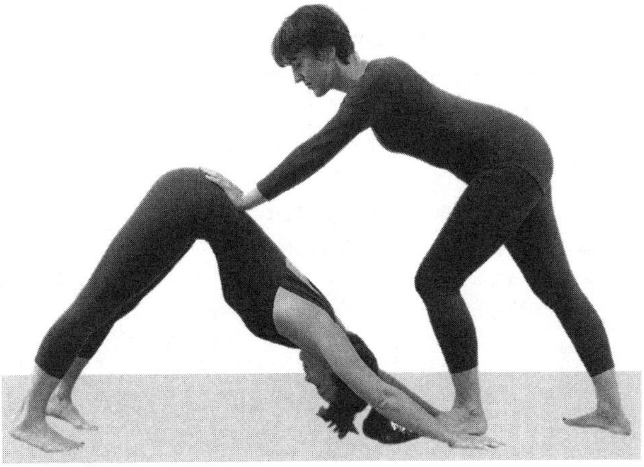

12
Die Partnerin schiebt mit ihren Händen und ihrem Gewicht den Schwerpunkt der Arm-Rücken-Dehnung zum Becken hin.
Entlastung der Rückenmuskulatur

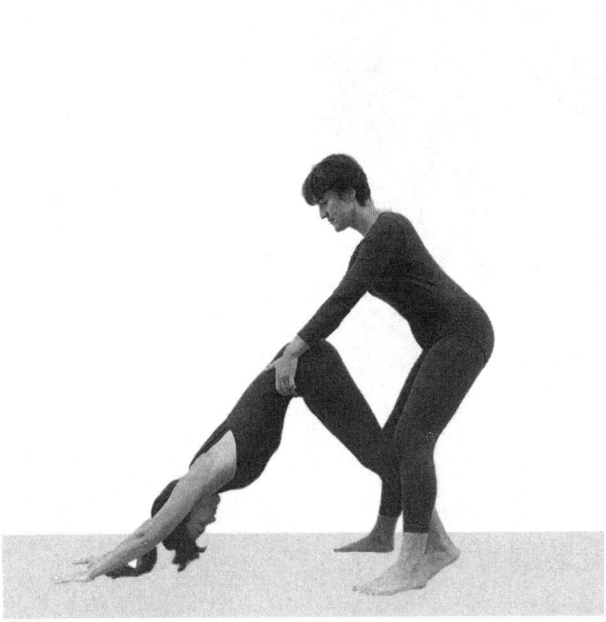

13
Die Partnerin stabilisiert den Beckenbereich

Die Partnerin steht hinter der Übenden und zieht mit gutem Griff den Beckenbereich zu sich hin, so daß der Rücken und die Arme gut gedehnt werden und der Schulterbereich entlastet wird.
Die Abbildung zeigt gut, daß die Arme der Partnerin wie eine Verlängerung der Wirbelsäule der Übenden wirken.

Prasārita Pādottānāsana I – Āsana mit gestreckten Beinen ❋

Grätschen Sie die Beine einen großen Schritt weit auseinander, beugen Sie den Rumpf in den Hüftgelenken nach vorne und legen Sie die Handflächen zwischen den Füßen auf den Boden. Die Arme sind gestreckt. Die Füße sollten auf der ganzen Sohle gleichmäßig belastet werden und nicht auf die Innenkanten kippen. Bei gestreckten Beinen sollten die Kniescheiben nach oben gezogen werden und sich die Rückseite der Beine gut dehnen lassen. Das Becken sollte genau in der Mitte und waagrecht liegen. Der Rücken kann in dieser Haltung gut gedehnt werden: Dehnen Sie die ganze Wirbelsäule bis zum Nacken. Dehnen Sie auch die Schultern. Belasten Sie die Handflächen genauso gleichmäßig wie die Fußsohlen. Dabei dehnen sich die Mittelfingerballen, und die Sehne zwischen dem gestreckten Daumen und dem Zeigefinger wird mit Druck auf den Boden gebracht. Das Gewicht verteilt sich über die vier Druckpunktlinien der Hand.

14
Prasārita Pādottānāsana I:
Die Beine sind weit gespreizt und die Handflächen liegen zwischen den Füßen. Der Rücken und der Nacken sind gedehnt

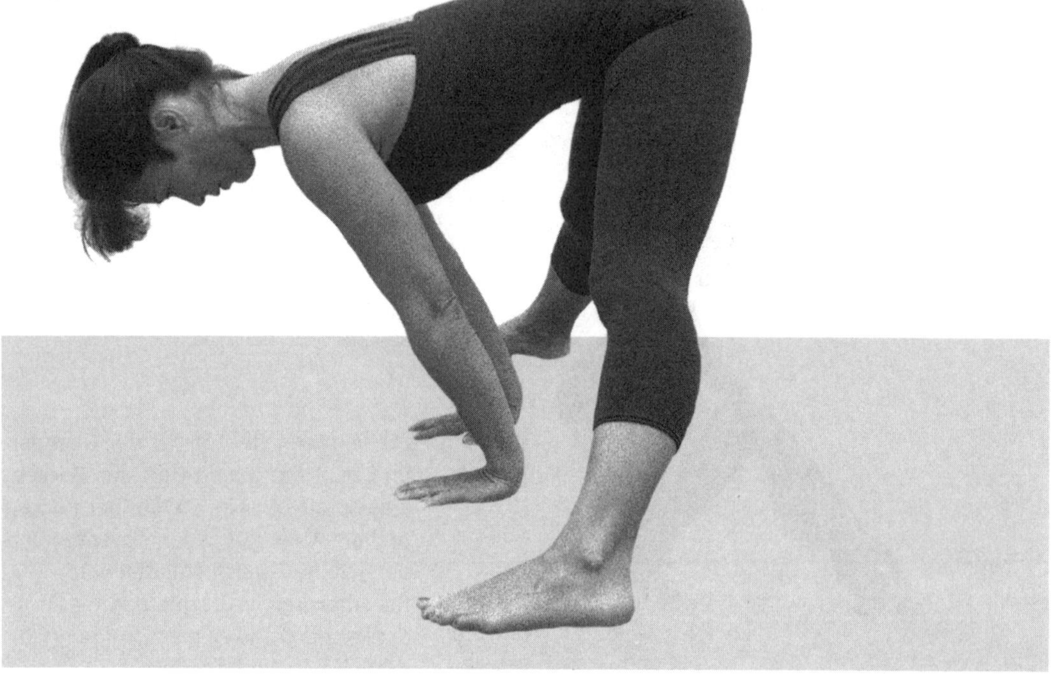

15

Vorübung zu Prasārita Pādottānāsana I mit Stuhl

Falls sich Ihre Beine noch nicht so gut strecken und dehnen lassen, können Sie die Handflächen auf einen Stuhl legen. So öffnen sich die Achseln gut und der Rücken kann optimal gedehnt werden. Wenn die Kniekehlen dabei schmerzen, können beide Knie gebeugt werden.

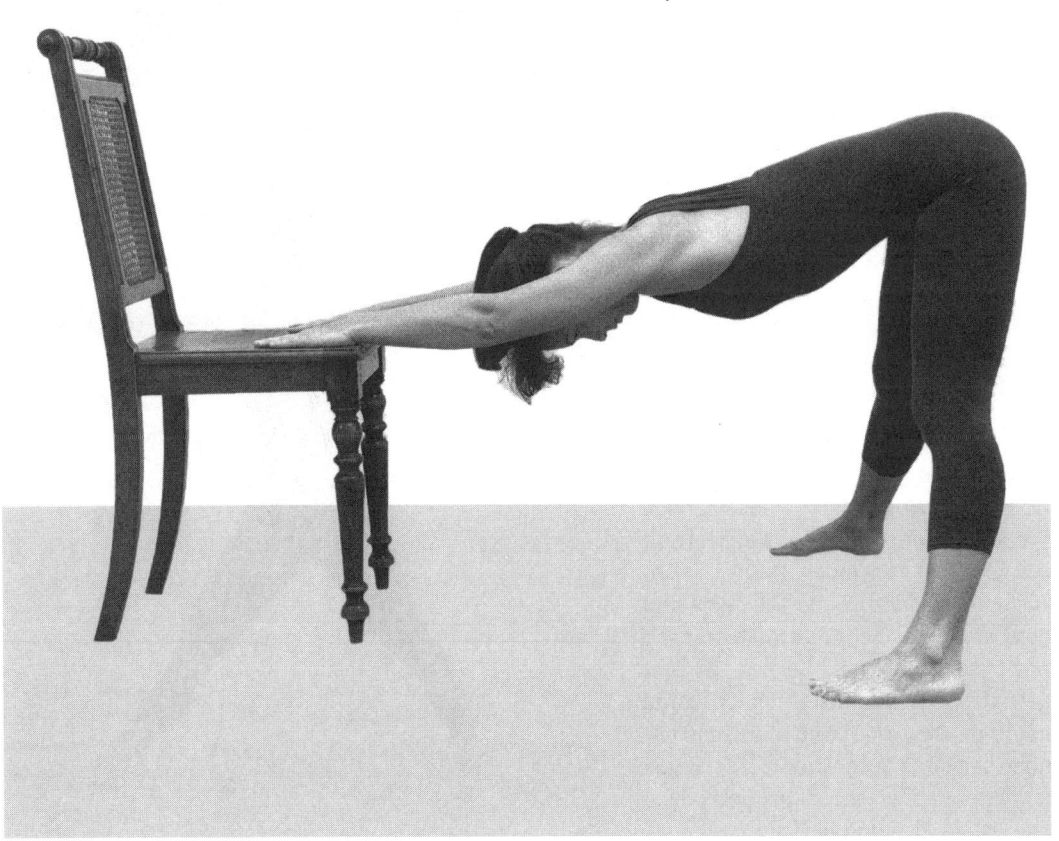

Utthita Trikoṇāsana – Dreieckshaltung ☀

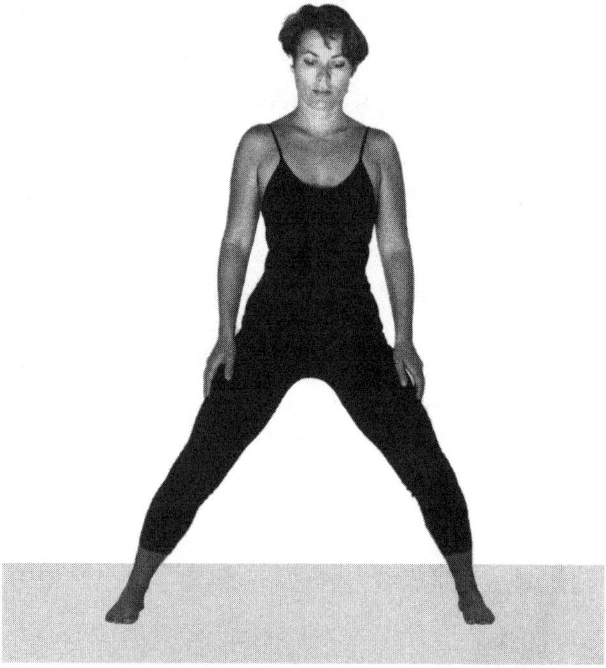

16/17
Vorübung: Grundhaltung der Beine und Füße in Trikoṇāsana

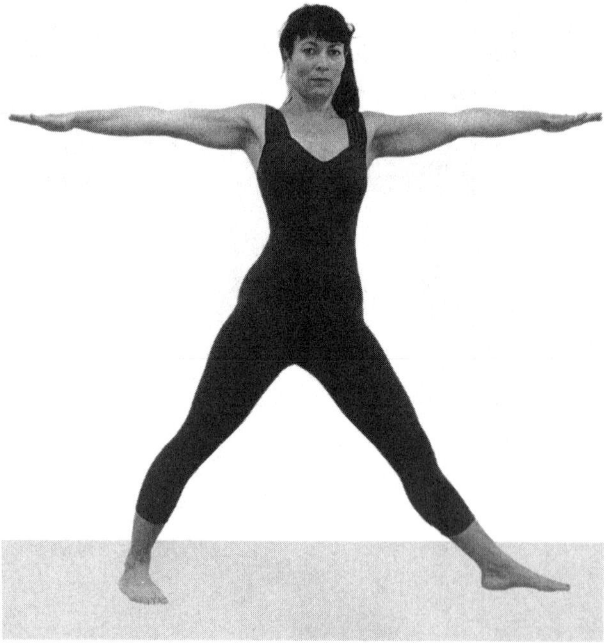

Nehmen Sie die Beine einen Schritt weit – cirka einen Meter – auseinander. Drehen Sie den rechten Fuß auf der Ferse cirka 30 Grad nach innen und den linken Fuß um 90 Grad zur Seite. Die Beine sind gestreckt und die Kniescheiben nach oben gezogen. Das Becken ist mit gestrafften Gesäßmuskeln nach vorne geöffnet. Die Arme werden in Schulterhöhe seitwärts ausgestreckt. Die Schulterblätter dehnen sich dabei und bewegen sich in Richtung Becken.

Dann beugen Sie im linken Hüftgelenk den Rumpf zur Seite. Lassen Sie den Rücken gestreckt. Strecken Sie den linken Arm, und bringen Sie die geöffnete Handfläche vor die Innenseite des linken Knöchels. Sie können auch mit der Hand das Schienbein fassen. Der rechte Arm wird nach oben gestreckt. Die Arme ergeben eine senkrechte Linie, und die Dehnung im Arm-Schulter-Bogen sollte gut spürbar sein. Da der Rumpf seitlich aufgedreht wird, kommt der rechte seitliche Bogen ins Spiel. Dehnen Sie leicht den Nacken, halten Sie den Kopf und drehen Sie ihn vorsichtig, so daß Sie gut zur rechten Hand hochschauen können. Wenn die Nackenmuskeln und der Trapezmuskel nicht verspannt sind, gelingt es Ihnen problemlos. Sollte es zu anstrengend sein, den Kopf lange in dieser Position zu halten, lassen Sie ihn locker zum vorderen Bein hängen.

18
Utthita Trikoṇāsana

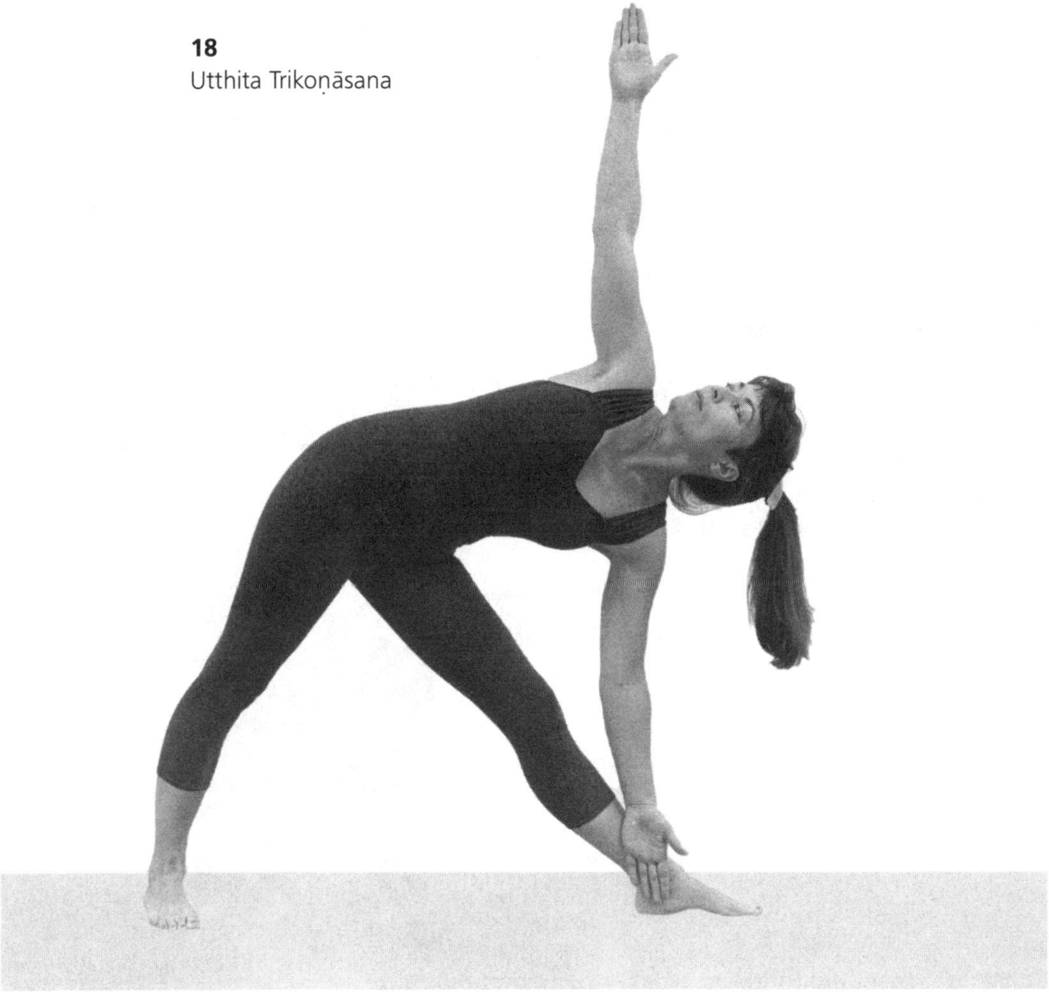

Utthita Trikoṇāsana – Vorübung mit Stuhl ❋

Falls Sie den Rumpf nicht so tief beugen können – wegen der Dehnungsgrenze der Beine –, so legen Sie den Arm auf den Stuhl. Bitte nur im Hüftgelenk beugen, nicht in der Taille. Den linken Arm können Sie auf die linke Hüfte legen. So sollten Sie ganz bequem stehen und den Kopf und Nacken entspannt halten können. Sie können auch die Augen schließen.

19
Vorübung: Utthita Trikoṇāsana mit Stuhl. Dehnung der Beine und Dehnung des Rückens

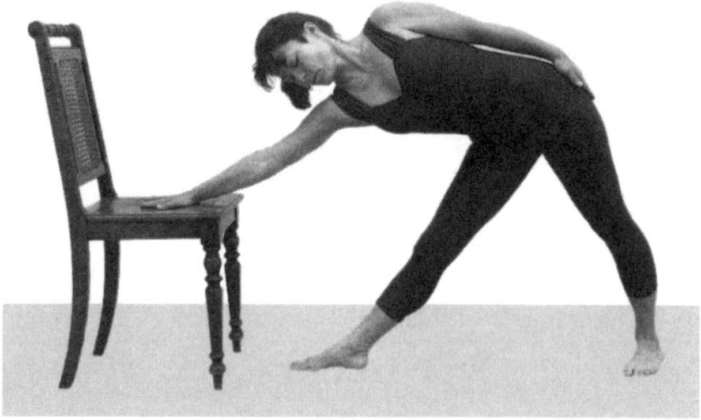

Utthita Trikoṇāsana mit Partner ❋

Die Partnerin stabilisiert mit ihrer Hüfte das Becken der Übenden. Mit einer Hand zieht Sie (an der oberen Schulter) den Trapezmuskel vom Nacken aus in die Länge. Mit der unteren Hand bringt sie Nacken und Kopf in eine Linie.

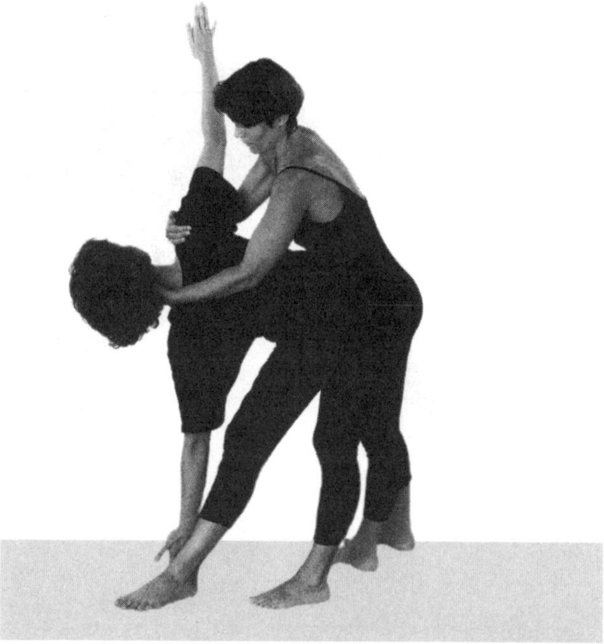

20
Utthita Trikoṇāsana mit Partnerin

21
Utthita Trikoṇāsana mit zwei Partnerinnen

Eine Partnerin stabilisiert mit ihrer Hüfte die Übende, und stützt seitlich mit der oberen Hand die freien Rippen. Mit der unteren Hand drückt sie einfühlsam am unteren Schulterblatt.
Die zweite Partnerin hält der Übenden den Kopf in gerader Linie zur Wirbelsäule. Die Übende kann so den Kopf loslasssen und abgeben. Die Nackenmuskeln können gut entspannen.

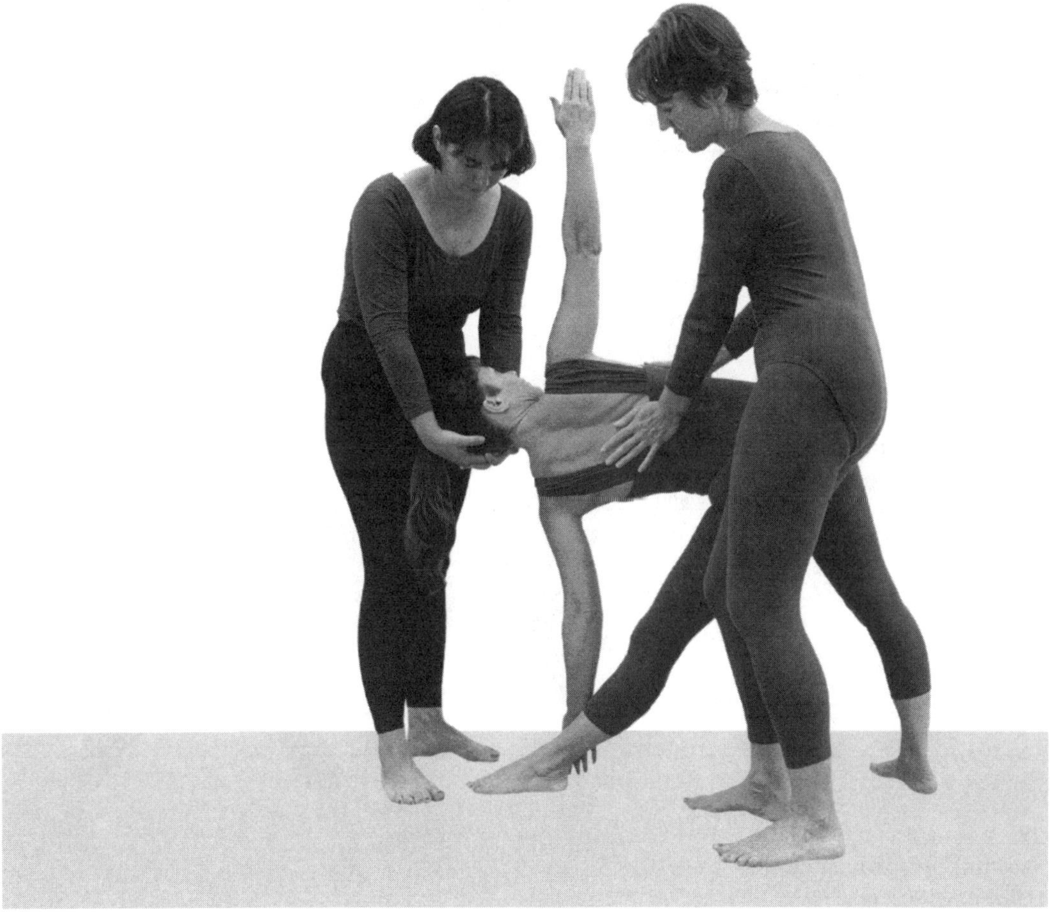

Parivṛtta Trikoṇāsana – Gedrehte Dreieckshaltung ✻

Parivṛtta = gedreht, umgekehrt

Gehen Sie von der Grundhaltung in Trikoṇāsana aus, drehen Sie dann den rechten Fuß um 30 Grad nach innen und den linken Fuß um 90 Grad zur Seite. Drehen Sie ihr Becken zur linken Seite, bis es waagrecht über dem linken Bein steht und spannen Sie ihr Gesäß. Jetzt breiten Sie die Arme aus, so daß der Arm-Schulter-Bogen gut gespannt ist. Beugen Sie nun im linken Hüftgelenk den Rumpf nach vorne bis Sie die rechte Handfläche neben der Außenseite des linken Knöchels auf den Boden legen können.
Sie können auch die Hand (wie in Abb. 23) auf einen Klotz legen und somit leichter Ihren Rücken aufdrehen. Der linke Arm wird dabei nach oben gestreckt. Die rechte Rückenseite dreht sanft zum rechten Arm hin und die linke Rückenseite dreht zurück. Der Rücken soll vom Lendenbereich aus gut aufdrehen können, und der Brustkorb sollte sich dabei öffnen. Dehnen Sie ihren Nacken und drehen Sie Ihren Kopf zur linken Seite, so daß Sie zur linken Hand hochschauen können. Der Kopf sollte dabei nicht nach hinten kippen.

22
Parivṛtta Trikoṇāsana: Vorderansicht

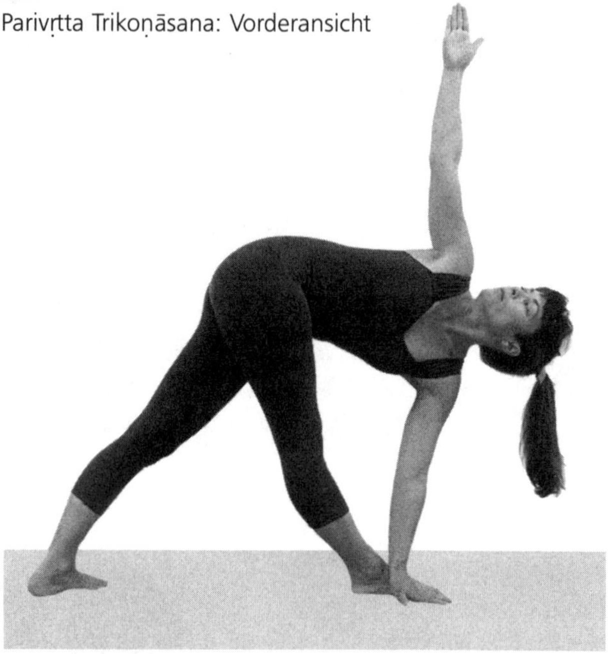

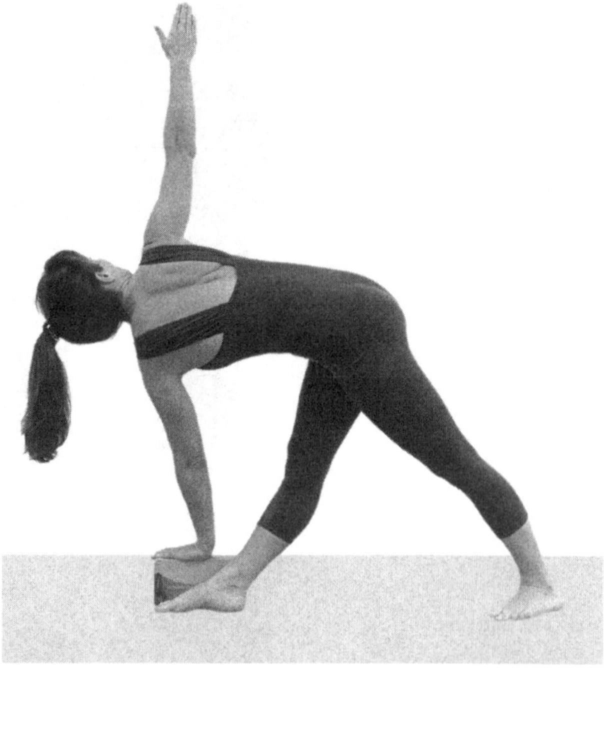

23
Parivṛtta Trikoṇāsana mit Klotz als Hilfsmittel: Rückenansicht

24
Vorübung zu Parivṛtta Trikoṇāsana mit Stuhl

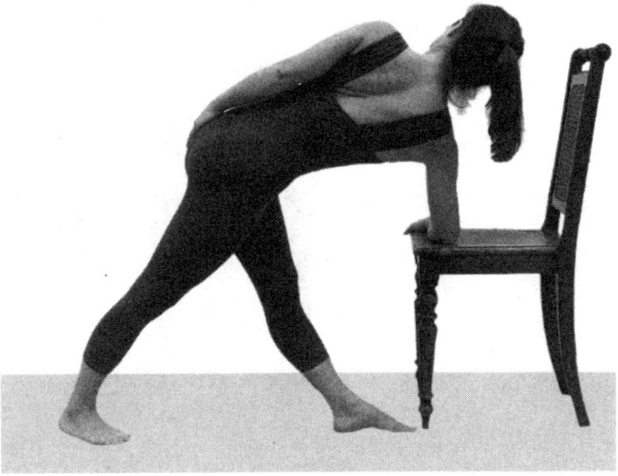

Parivṛtta Trikoṇāsana mit Stuhl

Um sich zu entlasten, können Sie den Unterarm auf einen Stuhl legen, stützen Sie sich aber nicht ab. Da der Rumpf nicht so tief gebeugt wird, kann der Rücken besser gedehnt werden, und es gelingt Ihnen besser, in die Drehung des Rückens zu kommen.

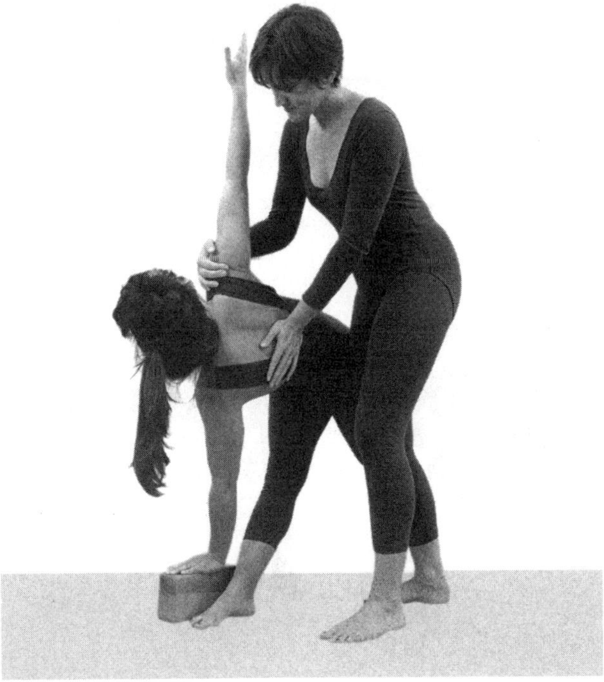

Parivṛtta Trikoṇāsana mit Partner

Die Partnerin unterstützt mit ihrem Oberschenkel das Becken der Übenden, um ihr Stabilität zu vermitteln. Achten Sie darauf, daß Sie die Übende nicht aus dem Gleichgewicht bringen, indem Sie sie nach vorne schieben. Ziehen Sie mit der rechten Hand an der oberen Schulter den Trapezmuskel in die Länge und geben Sie mit der linken Hand einen leichten Druck auf das untere Schulterblatt, um den Rücken bei der Dehnung zu unterstützen.

25
Parivṛtta Trikoṇāsana mit Partner

Ardha Chandrāsana – Halber Mond ❋

Verlagern Sie Ihr Gewicht auf das linke Bein. Belasten Sie den ganzen Fuß gleichmäßig. Beugen Sie im linken Hüftgelenk den Rumpf nach vorne, bis Sie mit den Fingerspitzen die Hand am Boden abstützen können. Heben Sie gleichzeitig das rechte Bein in Beckenhöhe und strecken Sie es über die Wade zur Ferse hin. Der rechte Arm wird nach oben gestreckt, die Handfläche schaut nach vorne. Der Armbogen ist gut gespannt. Der Rücken wird dabei gedehnt, einschließlich des Nakkens, und der Brustkorb weitet sich. Schieben Sie das Steißbein nach vorne, damit der Lendenbereich entlastet wird und die Leistengegend sich öffnen kann. Spüren Sie in dieser Übung besonders die Weite in der Leistengegend.

26
Ardha Chandrāsana

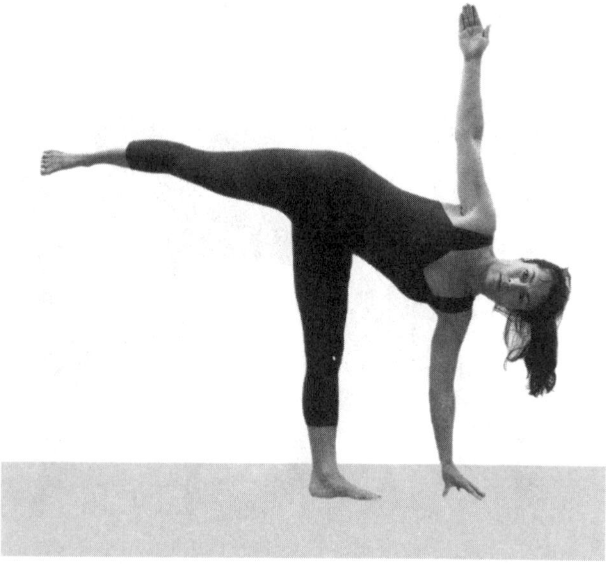

Parivṛtta Ardha Chandrāsana – Gedrehter Halber Mond ❋

In der gedrehten Version von Ardha Chandrāsana wird der Arm diagonal vor das Standbein gebracht. Wenn Sie auf dem linken Bein stehen, heben Sie Ihr rechtes Bein nach oben und bringen Sie die rechte Hand vor den linken Fuß.
Wenn Sie leicht das Gleichgewicht verlieren, üben Sie an der Wand. Rücken, Gesäß und das gehobene Bein können Sie an der Wand abstützen.

27
Parivṛtta Ardha Chandrāsana

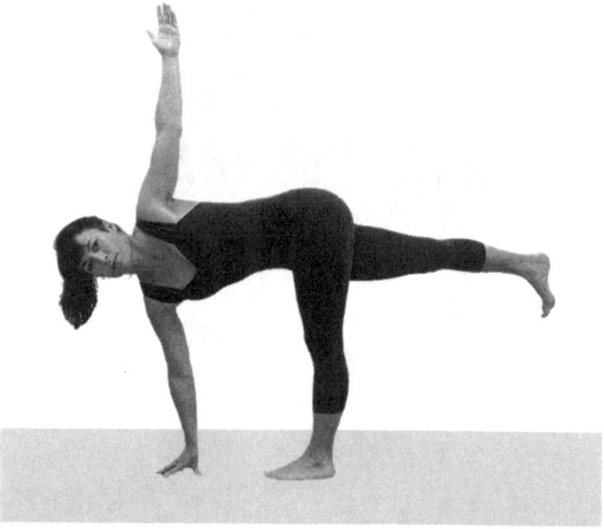

28
Ardha Chandrāsana mit Klotz als Hilfsmittel

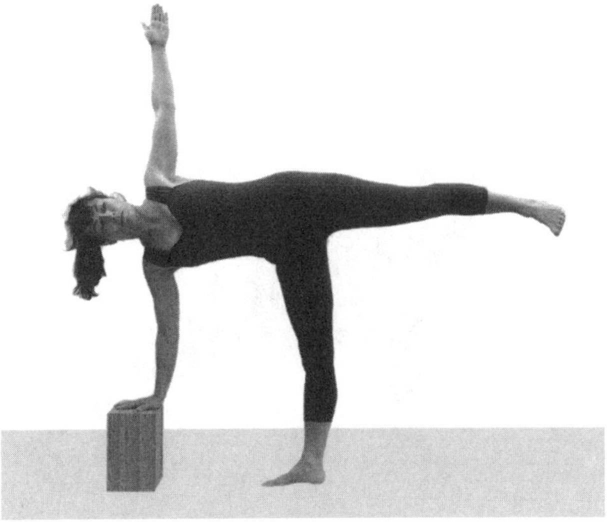

Ardha Chandrāsana mit Partnerin und Hilfsmittel ❋

Wenn die Beindehnung im «Halben Mond» es nicht zuläßt, daß Sie Ihren Rumpf soweit beugen können, damit Sie mit der Hand auf den Boden kommen, nehmen Sie einen Klotz und legen dort Ihre Hand ab.

29
Ardha Chandrāsana mit Partner

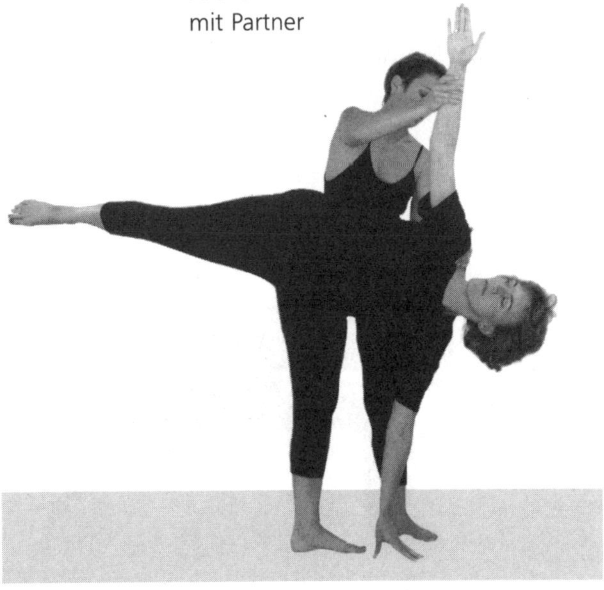

Die Partnerin stabilisiert den Arm-Schulter-Bogen der Übenden, indem sie mit der linken Hand am unteren Schulterblatt die Dehnung verstärkt und mit der rechten Hand den oberen Arm hält.

Utthita Pārśvakoṇāsana – Gestreckte seitliche Kraftübung ❋

Pārśvakoṇāsana gehört zu den Āsanas mit großer Schrittweite. Grätschen Sie Ihre Beine cirka 1,20 Meter auseinander. Drehen Sie dann das hintere linke Bein cirka 30 Grad nach innen und den vorderen rechten Fuß 90 Grad zur Seite. Beugen Sie das rechte Knie, bis der Oberschenkel in eine waagrechte Linie zum Boden kommt und das Knie direkt über dem Knöchel steht. Straffen Sie Ihr Gesäß. Beugen Sie im Hüftgelenk Ihren Rumpf und bringen Sie dabei die rechte Hand neben den rechten Fuß auf den Boden. Sie können entweder die ganze Handfläche auflegen oder mit den Fingerspitzen den Boden berühren. Strekken Sie den linken Arm über den Kopf. Erspüren Sie die seitliche Bogenspannung vom Fuß bis zu den Fingerspitzen. Dehnen Sie den Nacken mit und halten Sie den Kopf in der Linie der Wirbelsäule.

30
Utthita Pārśvakoṇāsana:
Vorderes Bein im rechten Winkel

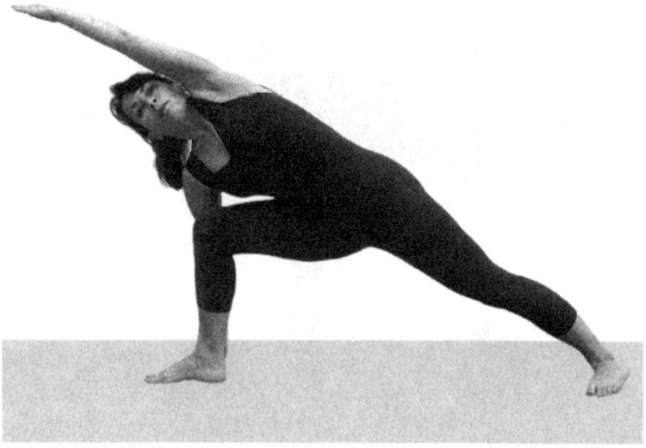

31
Utthita Pārśvakoṇāsana mit Klotz
als Hilfsmittel

Um den Rücken effektiver drehen und den Brustkorb öffnen zu können, ist es hilfreich, die Hand auf einen Klotz zu legen.

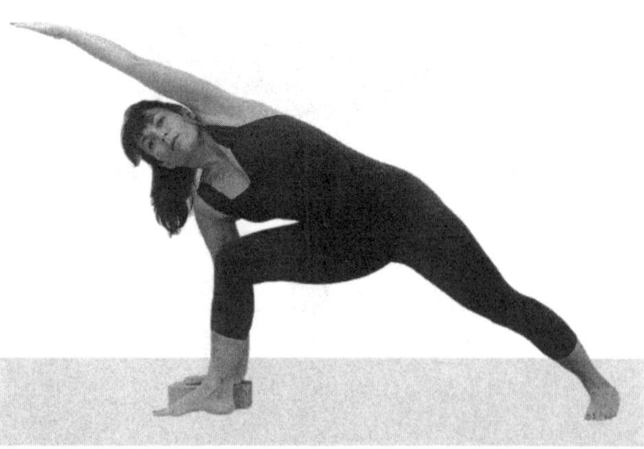

Parivṛtta Pārśvakoṇāsana – Gedrehte Pārśvakoṇāsana ❋

Beginnen Sie die Stellung, wie es im Text zur Abb. 30 beschrieben worden ist, drehen Sie dann zusätzlich das Becken zur rechten Seite, bis die Körpermittellinie über den rechten Oberschenkel kommt. Beugen Sie den Rumpf im Hüftgelenk und stützen Sie sich mit den Fingerspitzen der linken Hand an der Außenseite des rechten Fußknöchels auf dem Boden ab. Sie können auch die ganze Hand auf den Boden legen oder auf einen Klotz.

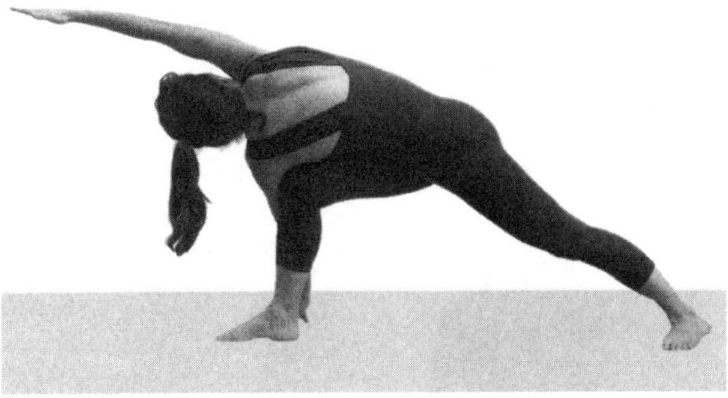

32
Parivṛtta Pārśvakoṇāsana

Parivṛtta Pārśvakoṇāsana – mit Wand ❋

Sie können die Wand zur Unterstützung benützen. Gehen Sie so nahe an die Wand, daß Sie die rechte Hand gut an die Wand legen können. Drücken Sie mit der Hand an die Wand und schieben Sie Ihr Gewicht in das linke Bein bis zum Fuß, so daß sie einen angenehmen Zug spüren von der rechten Hand über den Rumpf zum rechten Fuß: die seitliche Bogenspannung. Den linken Arm können Sie um den Brustkorb legen und die Hand zum rechten Schulterblatt bringen. Dehnen Sie dabei die linke Rückenseite von der Lendenwirbelsäule aus mit, so können Sie gut den Rücken drehen.

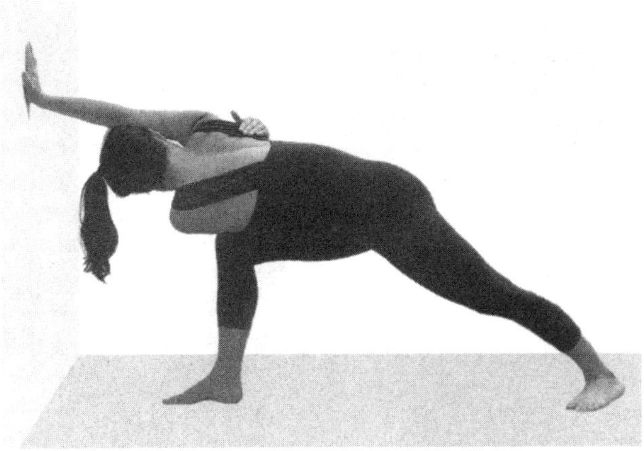

33
Vorübung: Gedrehte Pārśvakoṇāsana mit vorderer Hand an der Wand

Vīrabhadrāsana I – Heldenstellung ❋

Die Beine werden einen großen Schritt weit auseinander gestellt, cirka 1,20 Meter. Drehen Sie dann den linken Fuß 30 Grad nach innen, den rechten Fuß 90 Grad nach außen. Drehen Sie dann Ihr Becken zur rechten Seite, so daß es waagrecht zum rechten Bein steht. Sie können mit Ihren Händen kontrollieren, ob dies der Fall ist. Das Gesäß ist leicht gespannt und das linke Bein gedehnt. Standbein ist das linke Bein, auf dem Sie gut stehen sollten. Richten Sie Ihr Becken auf, damit Sie nicht ins Hohlkreuz fallen. Dies öffnet die Leistengegend. Strecken Sie die Arme über die Rumpfseiten nach oben, so daß ein Zug bis in die Fingerspitzen entsteht. Die Handflächen schauen sich an. Sie sind geöffnet und gedehnt. Der Brustkorb wird angehoben, die Wirbelsäule leicht nach hinten gedehnt. Der Kopf liegt in der Verlängerung der Wirbelsäule.

34
Vīrabhadrāsana I, Variation A

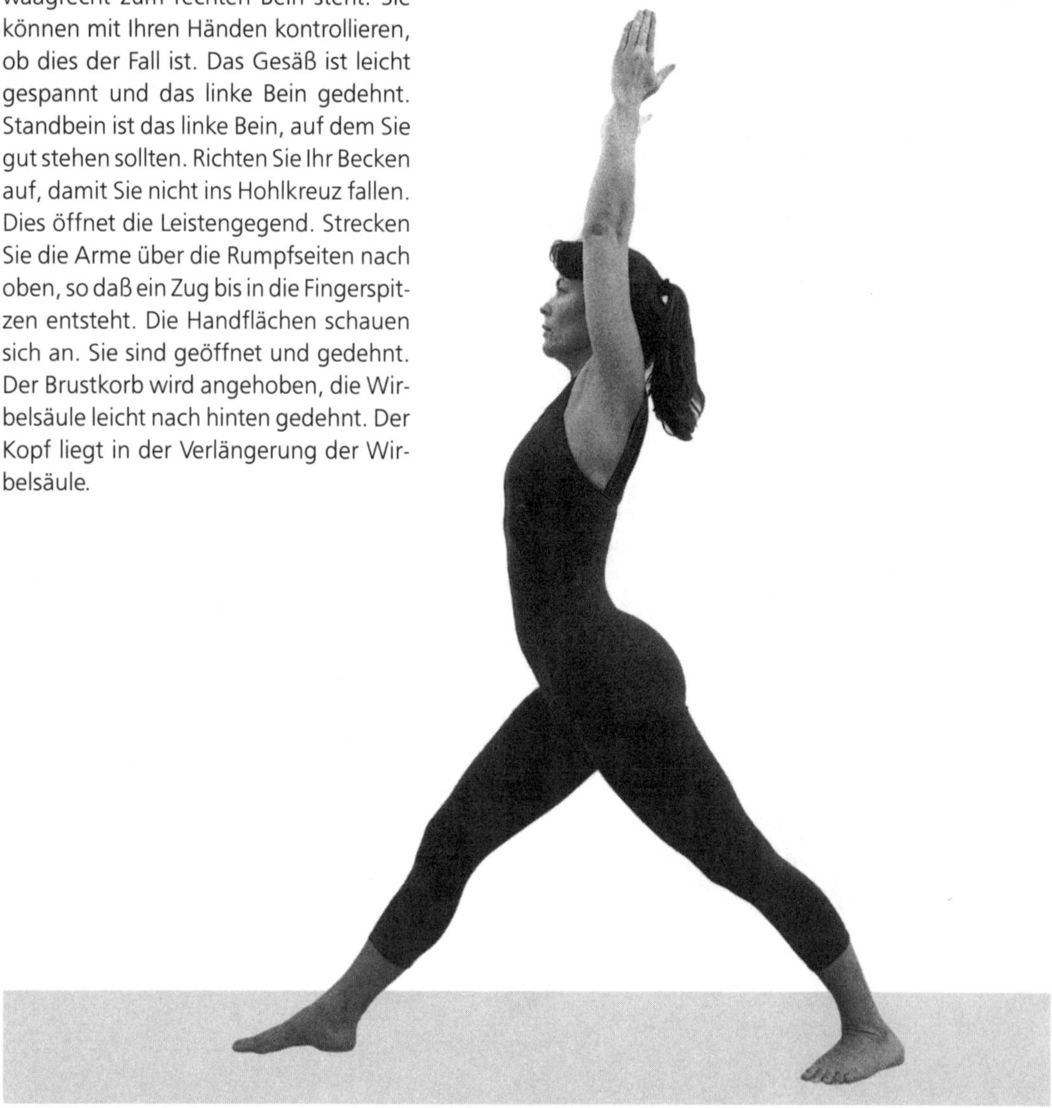

35

Vorübung zu Vīrabhadrāsana I, Variation A

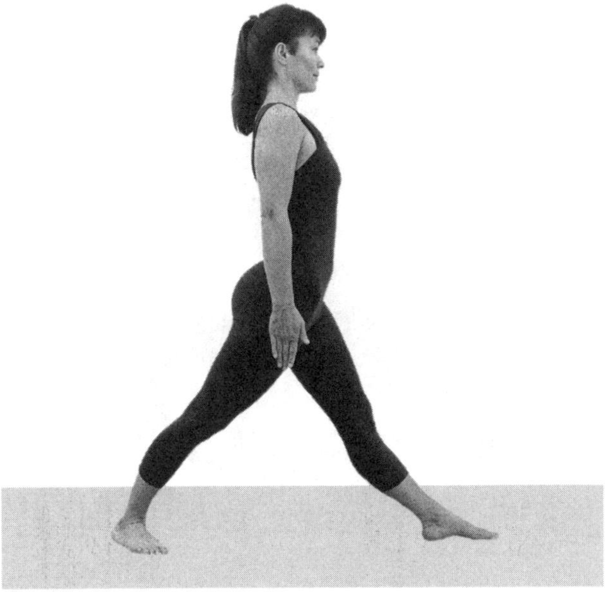

Die gleiche Haltung bis auf die Arme. Diese werden von den Schultern aus nach unten gedehnt bis in die Fingerspitzen. Die Handflächen schauen zu den Oberschenkeln, die Schultern und die Trapezmuskeln werden gedehnt.

36

Vīrabhadrāsana I, Variation B

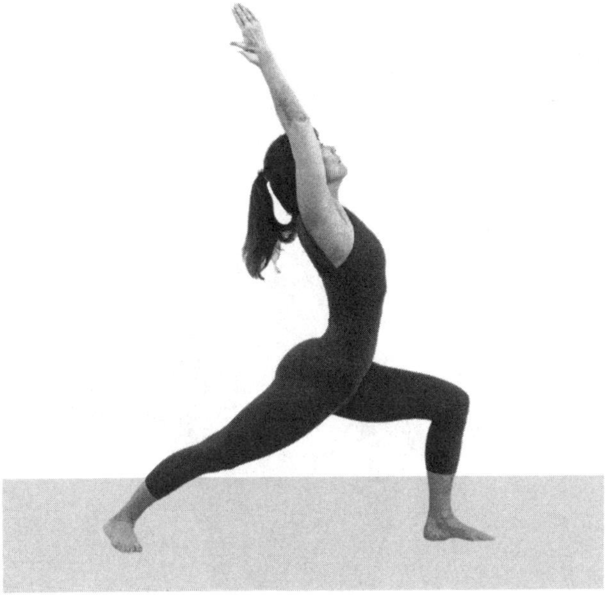

In der Grundhaltung beugen Sie das linke Knie soweit, daß Knie und Knöchel in einer senkrechten Linie stehen. Der Oberschenkel sinkt und kommt parallel zum Boden. Schieben Sie das Gewicht im rechten Bein kraftvoll über die Wade zur Ferse, der rechte Oberschenkel dreht dabei nach außen. Strecken Sie die Arme nach oben, wobei die Ellenbogengelenke mitgestreckt, aber nicht überdehnt werden sollten. Die Wirbelsäule wird nach hinten gedehnt – vom Kreuzbein bis zum Nakken. Diese Bewegung hebt den Brustkorb nach oben. Achten Sie in dieser Haltung besonders auf die Lumbalgegend: Die Wirbel sollten sich öffnen. Der Kopf folgt der Bewegung der Wirbelsäule und geht leicht nach hinten.

Vīrabhadrāsana II – Heldenstellung ❋

Die Grundhaltung der Beine ist wie in Vīrabhadrāsana I, Variation B.
Die Wirbelsäule wird möglichst gut aufgerichtet. Die Arme werden parallel zum Becken-Bein-Bogen in Schulterhöhe gestreckt. Wenn die Trapezmuskeln im Schulterbereich und die Schulterblätter gut gedehnt werden, kann ein Zug von einem Arm über die Schultern zum anderen Arm hergestellt werden. Die Handflächen schauen Richtung Boden, die Finger bleiben zusammen und gestreckt. Auch der Bereich des Brustbeins wird durch die Armstreckung mitgedehnt. Der Kopf dreht sich zum linken Arm, wobei der Blick über die vordere Hand hinaus geht.

37
Vīrabhadrāsana II

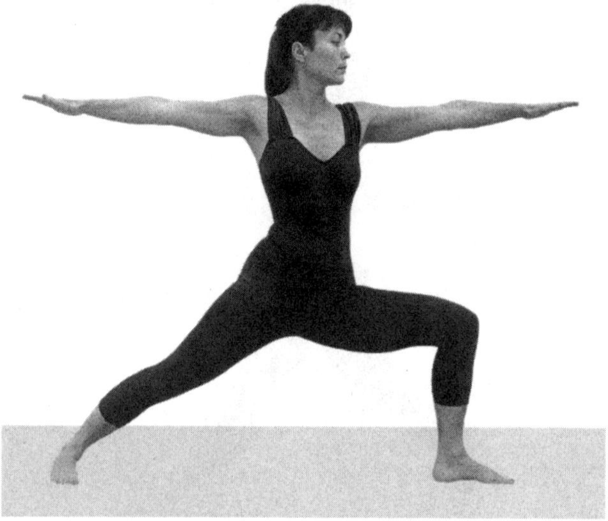

Falls Ihre Arme nicht kräftig sind, schnell schwer werden und Ihr Schulter- und Nackenbereich verspannt ist, können Sie folgende Vorübung versuchen: Die Arme werden abgewinkelt und auf Schulterhöhe waagrecht gehalten. Die Unterarme werden in Richtung der Finger gestreckt und gedehnt. Versuchen Sie dabei die Trapezmuskeln und Schulterblätter in Richtung der Ellenbogen zu dehnen, ohne das Brustbein zu senken. Spüren Sie die angenehme Zugspannung über die Rückseite der Arme und den Schulterbereich?

38
Vorübung für den Arm-Schulter-Bogen in Vīrabhadrāsana II

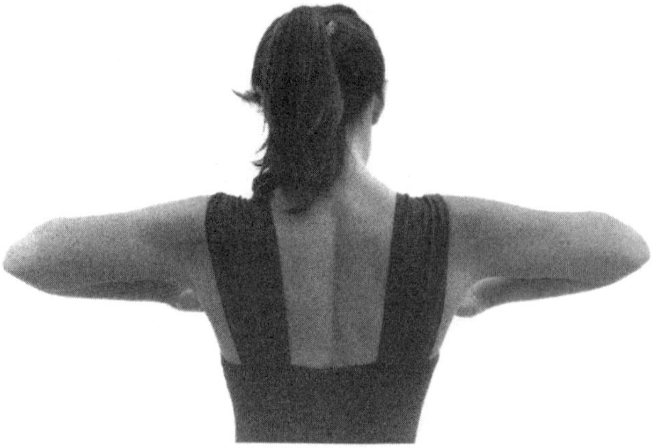

Vīrabhadrāsana III – Heldenstellung ❋

Verlagern Sie Ihr Gewicht auf das linke Bein, und zwar so, daß die Innen- und Außenkante des Fußes gleichmäßig belastet wird. Beugen Sie sich im Hüftgelenk, bis der Rumpf waagrecht liegt. Gleichzeitig wird das rechte Bein nach oben gehoben und vom Gesäß bis zur Ferse gedehnt. Die Arme werden nach vorne gestreckt. Die Handflächen sind nach unten gedreht, die Achseln können sich öffnen.

Wichtig bei dieser Übung ist, daß das Becken waagrecht gehalten wird: Beide Hüften sind gleich hoch. Geben Sie dem Gesäß Festigkeit. Die Arme, der Rücken und das angehobene Bein ergeben eine Linie. Die Haltung von Kopf und Nacken fügt sich in diese waagrechte Gesamtlinie ein, so daß die Augen zum Boden blicken.

39
Vīrabhadrāsana III

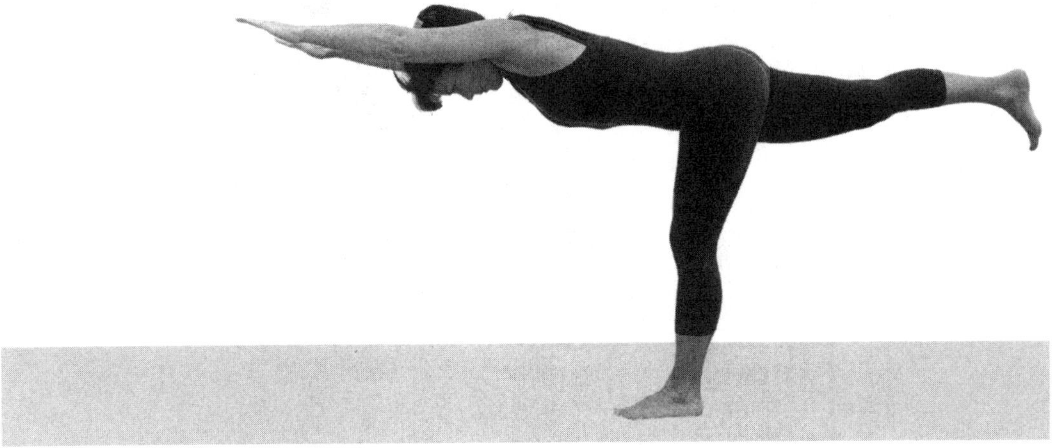

40
Vorübung zu Vīrabhadrāsana III:
Die Arme liegen auf einer Stuhllehne

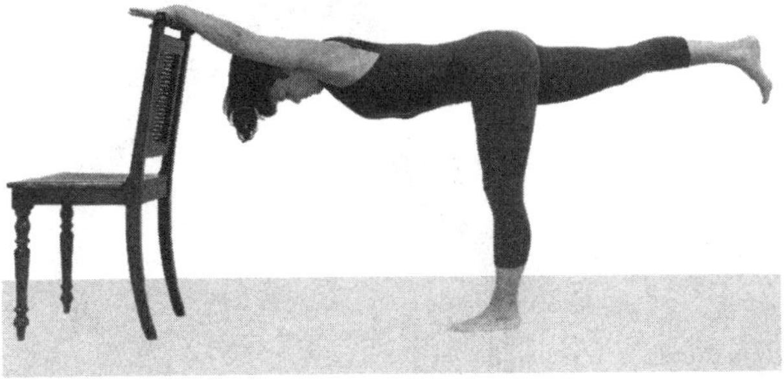

Wenn Sie Probleme mit dem Gleichgewicht haben oder der Oberkörper nur schwer gehalten werden kann, nehmen Sie einen Stuhl zu Hilfe. Die Handflächen oder die Unterarme können Sie auf die Stuhllehne legen. Jetzt ist es möglich, sich im Bereich der Achseln optimal zu dehnen und zu öffnen. Das Standbein können Sie jederzeit im Knie etwas beugen. – Als Variation können Sie Ihre Handflächen auch an eine Wand drücken.

Pārśvottānāsana – Beugung des Rückens nach hinten und vorne ✺ ☽

Die Beine werden wie bei Trikoṇāsana einen Meter breit auseinander gestellt. Sie drehen den linken Fuß um 30 Grad nach innen, den rechten Fuß 90 Grad zur Seite. Drehen Sie dann das Becken und den Rumpf mit, so daß die Körpermittellinie dem vorderen Bein entspricht. Mit geweiteten Schultern und Trapezmuskeln bringen Sie die Arme auf den Rücken. Legen Sie die Handflächen aneinander und schieben Sie die Hände zwischen die Schulterblätter. Die Fingerspitzen zeigen Richtung Kopf. Richten Sie sich gut auf, so daß der Rücken nach hinten gedehnt wird. Der Kopf bleibt aufrecht. Spüren Sie den Brustbein-Schambein-Bogen? Bleiben Sie eine Weile in dieser Position.

41
Pārśvottānāsana, Teil 1: ✺
Beugung des Rückens nach hinten.
Dehnung des Brustbein-Schambein-Bogens

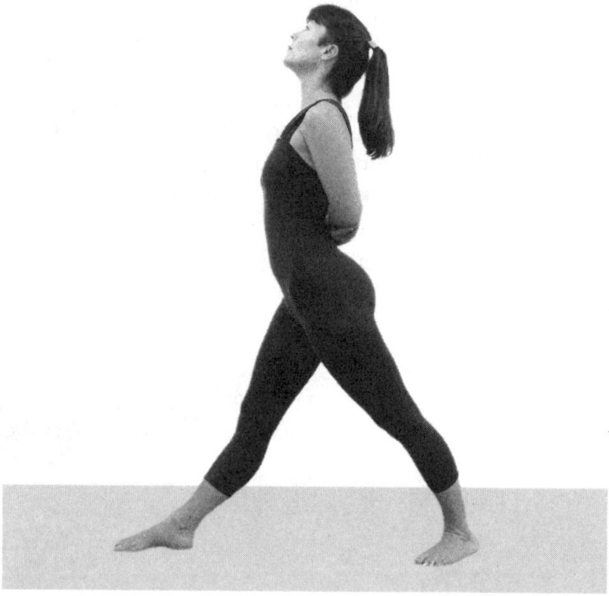

42
Pārśvottānāsana, Teil 2: ☽
Beugung nach vorne über das Bein.
Dehnung des Rücken-Bogens
(Sedierender Bogen).
Übergangshaltung

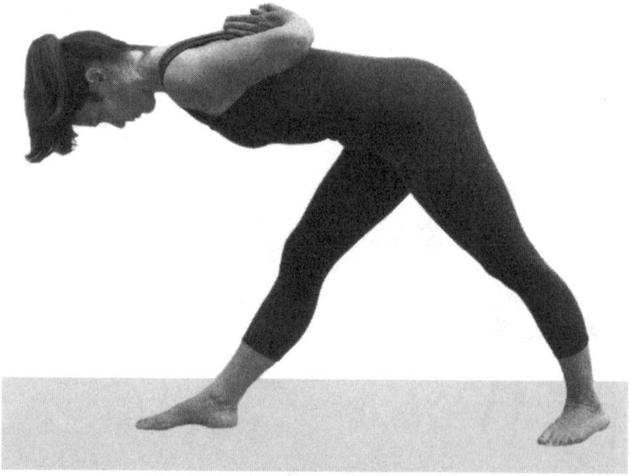

Beugen Sie in den Hüftgelenken Ihren Rumpf nach unten über das rechte Bein. Versuchen Sie den Rücken und den Nacken zu dehnen. Bei Schwierigkeiten geben Sie im vorderen Knie etwas nach.

43
Ausschnitt zur Arm-/Handhaltung in Pārśvottānāsana.
Klassische Handhaltung

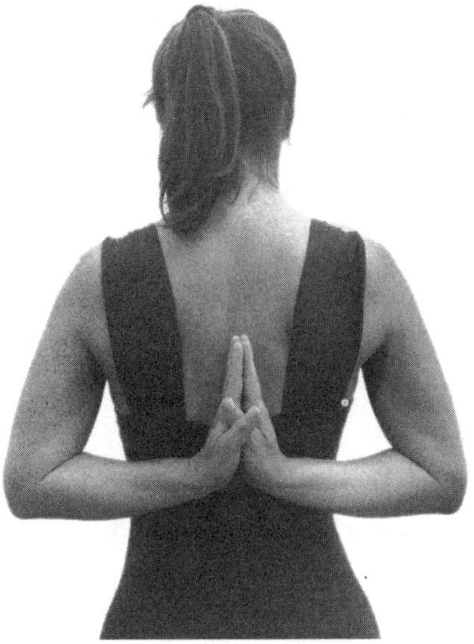

Die klassische Handhaltung in Pārśvottānāsana bringt die Handflächen zusammen wie im Gebet und legt diese zwischen die Schulterblätter. Dabei müssen sich die Arme gut drehen lassen, und der Brustkorb sollte sich dabei öffnen. Die geschmeidigen Handgelenke ermöglichen es spielerisch, die Handflächen nach oben zu drehen. Dies ist oft nicht der Fall. Bitte versuchen Sie nicht mit Ehrgeiz, gegen einen großen Widerstand die Hände nach oben zu drehen.

44
Ausschnitt zur Arm-/Handhaltung in Pārśvottānāsana. Vorübung

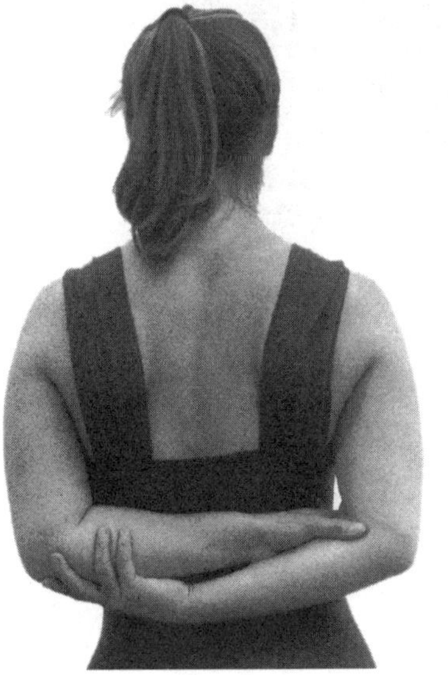

Abb. 44 zeigt die Alternative für die Arm-/Handhaltung in Pārśvottānāsana. Die Unterarme werden dabei verschränkt und mit den Händen gefaßt.

Uttānāsana – Entspannte Dehnung des Rückens zum Boden ☀ ☽

Sie stehen in der Grundhaltung von Tādāsana, beugen sich in den Hüftgelenken nach vorne und nach unten. Dehnen Sie die Beine. Die Mitte der Fußsohle hat den Schwerpunkt, und die Handflächen liegen vor oder neben den Füßen am Boden. Wenn die gestreckten Beine bei Ihnen einen runden Rücken erzeugen, dann geben Sie in den Knien nach, damit der Rücken von der Lendenwirbelsäule aus gedehnt werden kann. Falls Sie mit den Handflächen nicht bis zum Boden kommen, genügt es, wenn die Fingerspitzen den Boden berühren. Die Hände sollten auf jeden Fall am Boden verankert sein. Andernfalls verschränken Sie die Unterarme und lassen sich durch das Gewicht der Arme und des Rückens nach unten ziehen. Lassen Sie den Nacken entspannt.
Diese Übung kann die Aktivität zurücknehmen. Sie ist eine Übergangshaltung, wenn Sie zum Beispiel im Sitzen weiter üben wollen.

45
Uttānāsana – Übergangshaltung

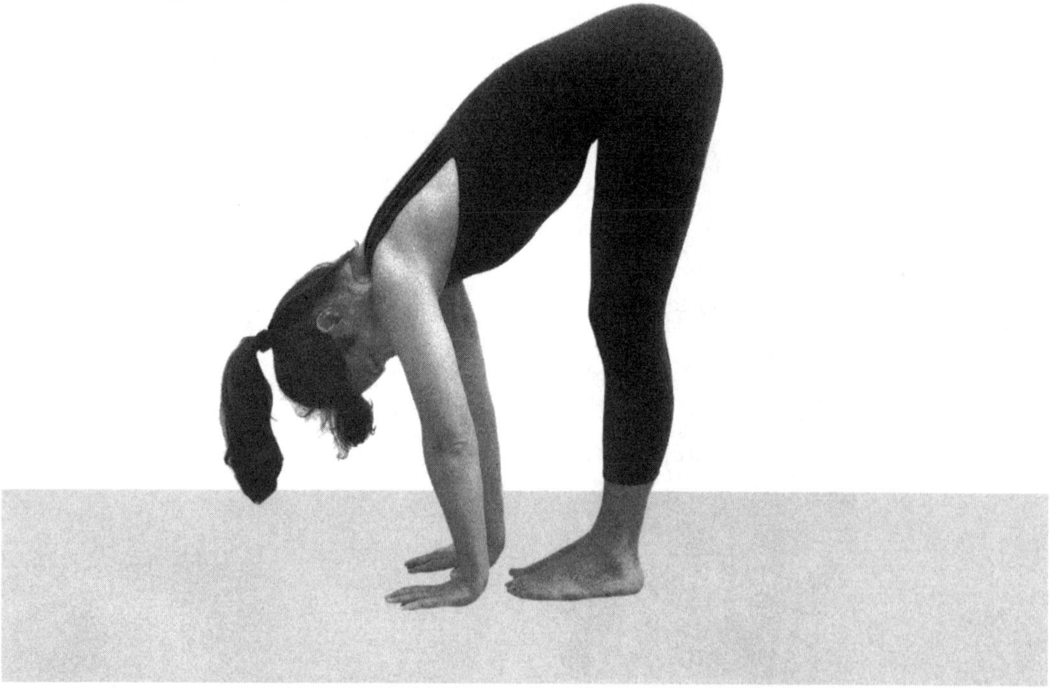

46
Vorübung an der Wand zu Uttānāsana: Die Handflächen drücken gegen die Wand

Stellen Sie sich im richtigen Abstand zur Wand. Beugen Sie sich in den Hüftgelenken und drücken Sie die Handflächen an die Wand, strecken Sie dabei die Arme. Sie können auf diese Art gut die Rückseite des Körpers dehnen.

Refrain:
Beobachten Sie nach diesem Übungszyklus im Stehen die Merkmale Ihres Körpers und Ihrer Stimmung.
(Siehe Tabellen auf Seite 72 ff.)

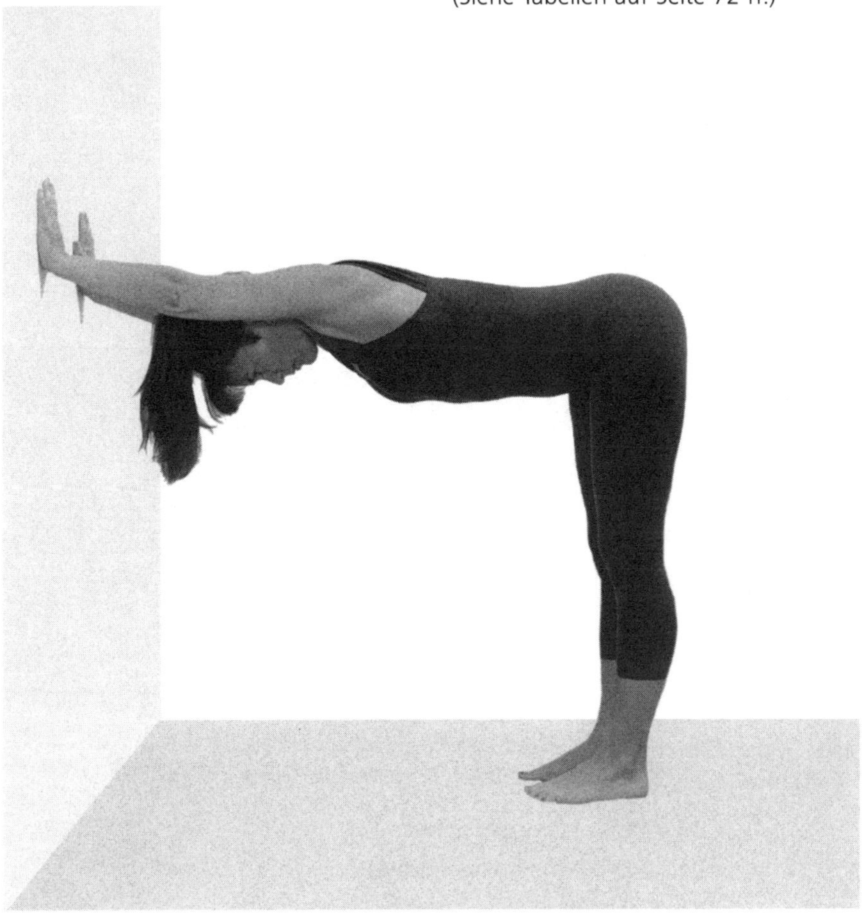

Übergangshaltungen.

Adho Mukha Śvānāsana

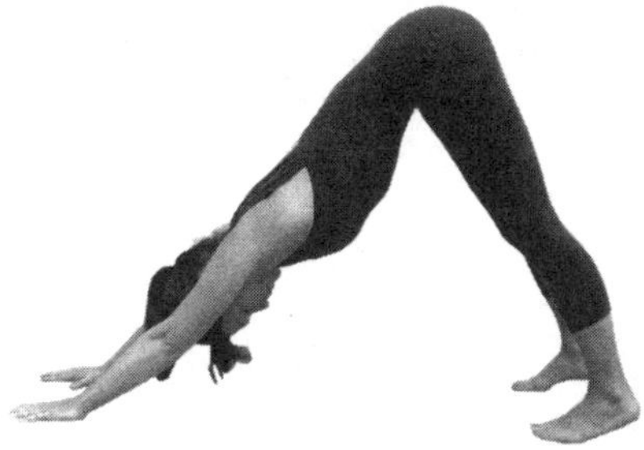

Pārśvottānāsana, 2. Teil

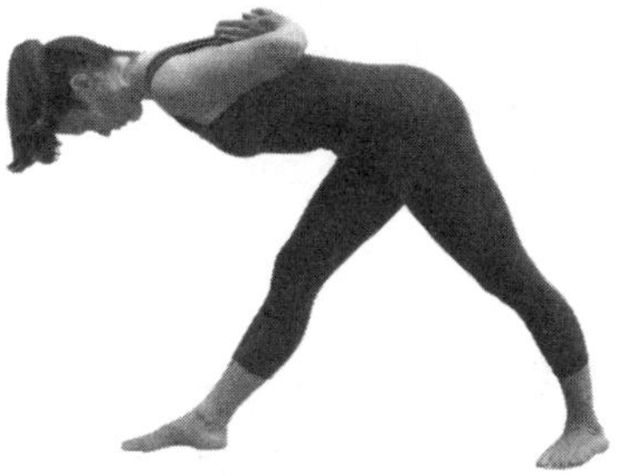

Uttānāsana

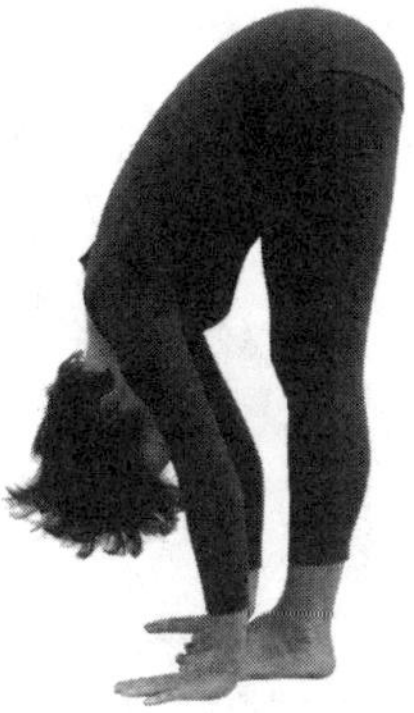

Mālāsana I

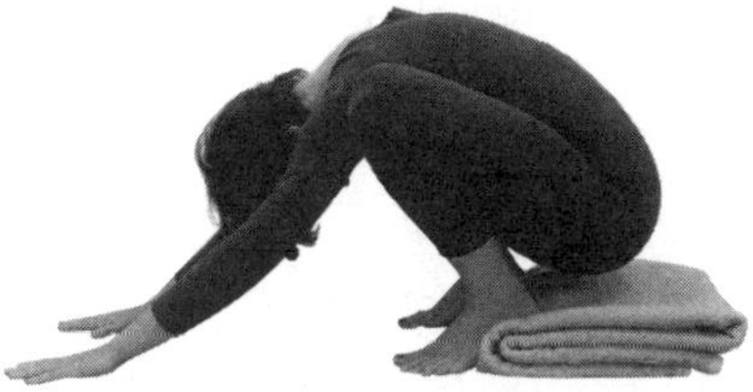

Das zusammengerollte Blatt

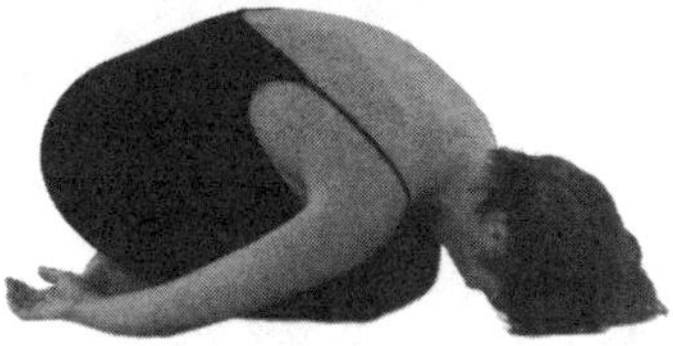

Entlastungs-Āsana

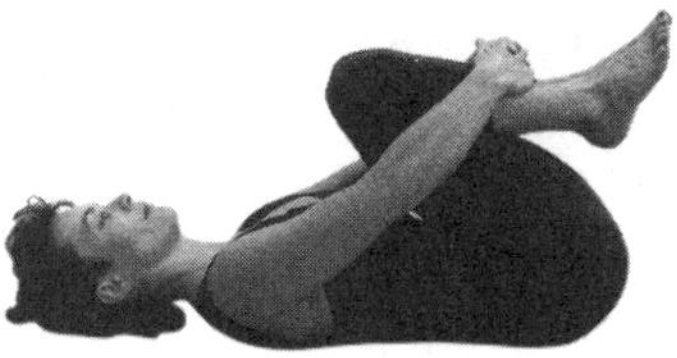

Übergangshaltungen werden zwischen andere Übungen eingebaut, wenn ein Zyklus wechselt und eine neue Stimmungslage aufgebaut werden soll. So zum Beispiel wenn man von einem beruhigenden Zyklus im Liegen oder Sitzen zum aktivierenden Stehen, zur Brücke übergeht oder umgekehrt. Der Schulterstandzyklus, Śavāsana oder Prānāyāma gehören stets an das Ende eines Gesamtzyklus. Beobachten Sie, welcher Körperbogen in der Abfolge der Haltungen angesprochen wird: Der vordere Brustbein-Schambein-Bogen und die Stehhaltungen leiten in eine mehr aktivierende Stimmung über, der Rücken-Bogen mehr in eine beruhigende Stimmung.

Übergangshaltungen im Stehen – Mit dem Kopf nach unten

Dieses Āsana wurde im Stehzyklus auf Seite 106 beschrieben.
Durch die Dehnung der Arme, des Rükkenbogens und der Rückseite der Beine ist diese Haltung aktivierend. Bauen Sie dieses Āsana ein, wenn Sie vom Liegen oder Sitzen zum Stehen kommen wollen.

1
Adho Mukha Śvānāsana – Der Hund ☽ / ☼

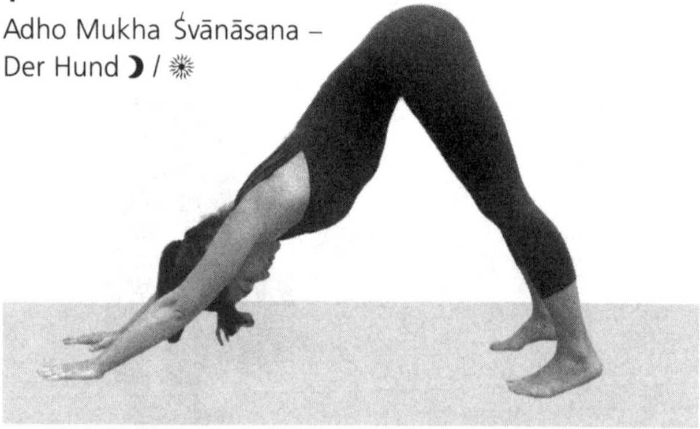

Dieses Āsana wurde im Stehzyklus auf Seite 124 beschrieben.
Die Übende beugt sich über das vordere Bein und dehnt dabei den Rückenbogen. Dieses Āsana leitet im Stehen zu den sedierenden Übungen über. Setzen Sie diese Haltung am Ende Ihres Stehzyklus ein, wenn Sie mit beruhigenden Übungen weitermachen möchten.

2
Pārśvottānāsana, Teil 2 – Beugung nach vorne ☼ / ☽

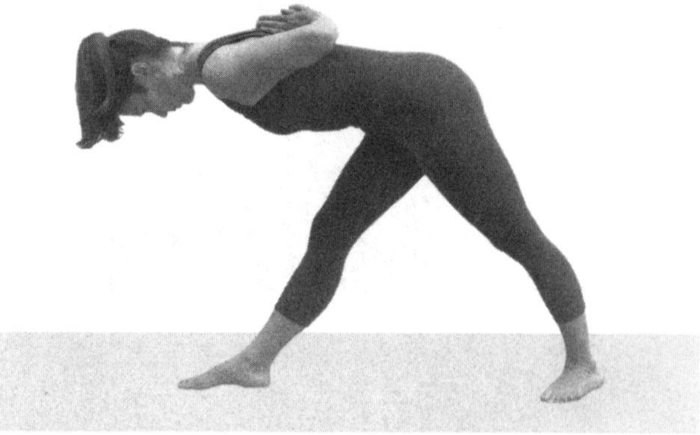

3
Uttānāsana – Beugung des Rückens zum Boden mit gestreckten Beinen
☽ / ✸ oder ✸ / ☽

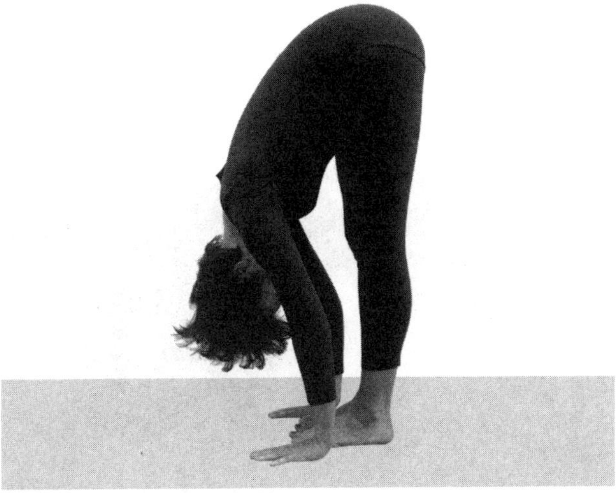

4
Mālāsana I

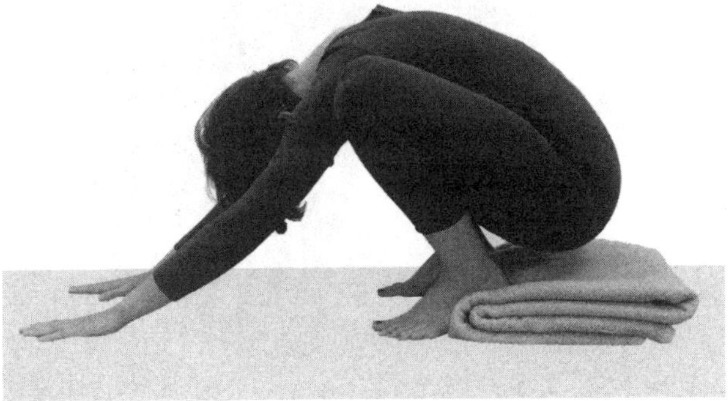

Dieses Āsana wurde im Stehzyklus auf Seite 126, beschrieben.
Dieses Āsana kann zu Beginn oder am Ende des Stehzyklus geübt werden, entweder um von den beruhigenden zu den aktivierenden oder von den aktivierenden zu den sedierenden Übungen überzuleiten.

Die tiefe Hocke – Mit dem Kopf nach unten

Mālāsana I ☽ / ✸ oder ✸ / ☽
Mālā bedeutet Girlande

Nehmen Sie die Knie weit auseinander und beugen Sie den Rücken nach vorne. Die Arme können nach vorne gestreckt werden. (Sie können die Arme auch verschränken oder klassisch um die Schienbeine legen und hinter dem Rücken fassen.) Lassen Sie das Gesäß, den Kopf und den Nacken entspannt nach unten sinken. Den Schwerpunkt errichten Sie auf der Mitte der Fußsohle, so daß Sie ein entspanntes Gleichgewicht finden können. Wenn die Wadenmuskulatur sich noch nicht gut dehnen läßt, legen Sie eine zusammengefaltete Decke unter Ihre Fersen. Dies wird Ihre Standfestigkeit erhöhen. Das Āsana belebt die Organe des Bauches und nimmt die Rückenschmerzen. Es entlastet den Nacken und den unteren Teil der Wirbelsäule.

Sie sehen den total gedehnten Rückenbogen. Dieses Āsana hat sedierenden Charakter. Üben Sie dieses Āsana, um von den Bodenübungen zu den aktivierenden Übungen überzuleiten, oder von den aktivierenden zu den beruhigenden Übungen.

Finden Sie in der tiefen Hocke den richtigen Abstand zueinander. Sie können sich an den Unterarmen fassen und den Oberkörper und die Arme zwischen die Knie nehmen. Drehen Sie die Fußsohlen so gut wie möglich nach vorne, nicht nach außen und lassen Sie das Gesäß sinken. Es sollte nicht mit den Oberschenkelmuskeln hochgehalten werden.

5
Partnerübung zu Mālāsana I

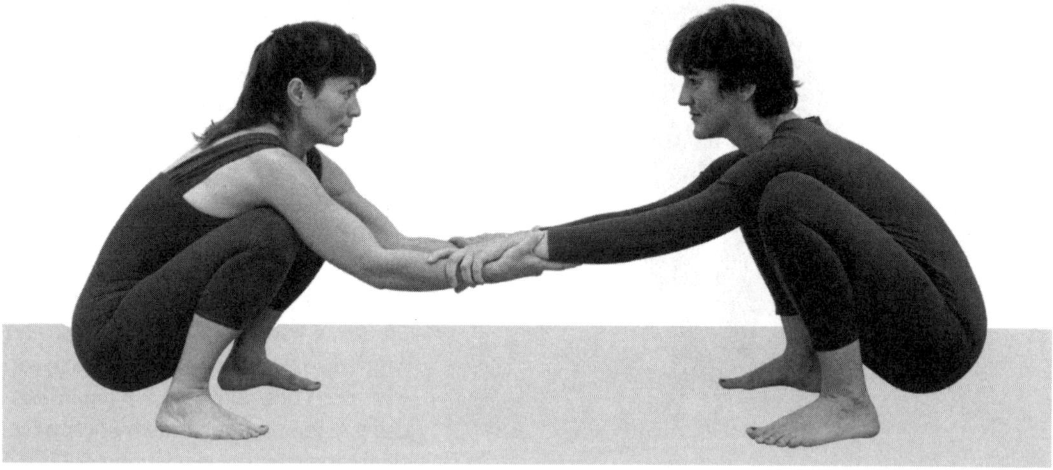

Dann können Sie auch den Kopf sinken lassen. Versuchen Sie mit Ihrem Partner mühelos «im Lot zu sitzen», ohne daß der eine den anderen auf seine Seite zieht.

6
Partnerübung zu Mālāsana I

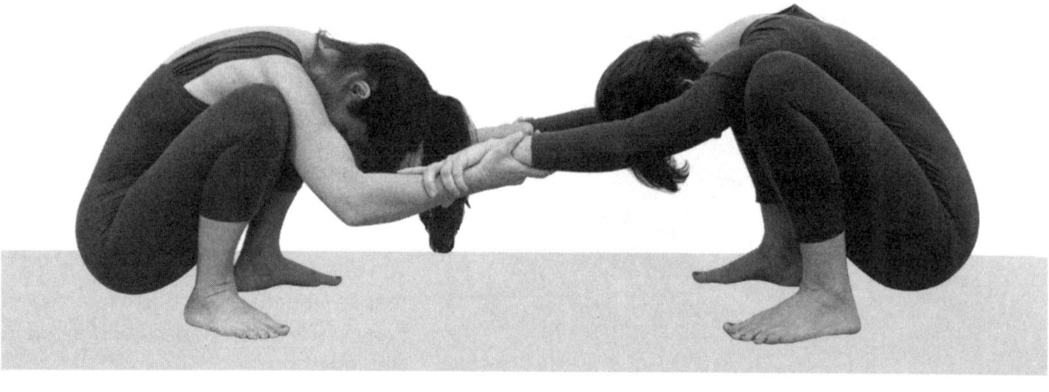

Entlastungshaltungen im Liegen

Dieses Āsana wurde im Liegezyklus auf Seite 81 beschrieben.
Es entlastet die Kreuzbeingegend und die Lendenwirbelsäule. Sie können im Liegen mit dieser Stellung beginnen oder aufhören. Auch nach dem Schulterstandzyklus kann sie als ausgleichendes Āsana vor Śavāsana eingeschaltet werden.

7
Entlastungs-Āsana im Liegen ☽

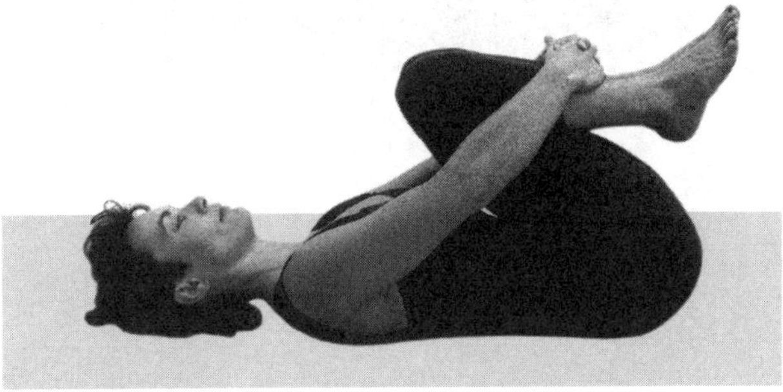

8
Entlastungs-Āsana im Liegen mit Partner

Die Partnerin sitzt auf den Schienbeinen des Übenden – nahe bei seinen Füßen, so daß der entlastende Druck ihres Gewichts auf das untere Ende seiner Wirbelsäule kommt. Die Partnerin kann ihr Gewicht ganz an den Partner abgeben.

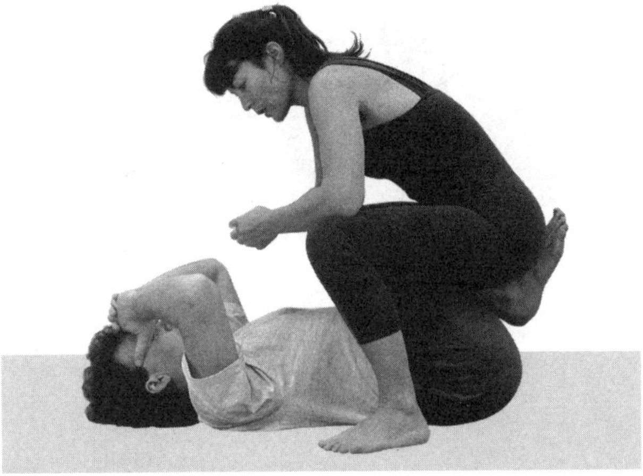

Das zusammengerollte Blatt

Die Stirn liegt am Boden auf, die Arme liegen locker neben dem Körper. Der Rückenbogen ist bis zur Schulter entlastend gedehnt. Dies ist ein «Auftank-Āsana» mit stark sedierendem Charakter. Es kann nach aktivierenden Übungen eingeschaltet werden, bevor man im Sitzen oder im Schulterstand weiterübt.

9
Das zusammengerollte Blatt ❋ / ☽

Die untere Partnerin liegt wieder im zusammengerollten Blatt und hält die Hände der oberen Partnerin. Diese liegt in einer Brücke-Variation auf der unteren Partnerin; ihre Arme und Beine sind hier ausgestreckt. Die volle Dehnung des vorderen Brustbein-Schambein-Bogens bis in die Arme und Beine hinein bewirkt bei der oberen Partnerin eine stärkere Aktivierung. Da sie ihr Gewicht jedoch nicht nach oben halten muß, ist die Öffnung passiver.
Diese Übergangshaltung ist gut, um im Liegen langsam zu aktivieren, oder von den Aktivitätsübungen langsam zu den Bodenübungen überzuleiten.

10
Das zusammengerollte Blatt – Partnerübung ❋ / ☽

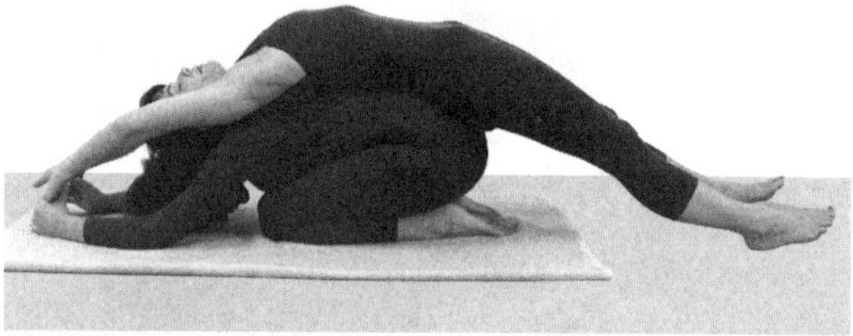

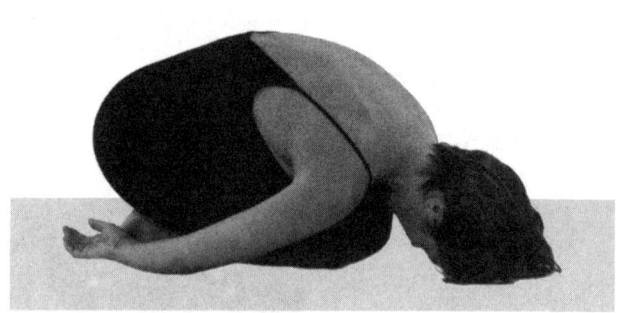

11
Das zusammengerollte Blatt – Partnerübung

Der untere Partner liegt im zusammengerollten Blatt, seine Arme liegen locker nach vorne. Der obere Partner legt sich auf den unteren Partner. Sein Kopf sollte im Nacken des Partners liegen. Die Beine sind aufgestellt, die Fußsohlen haben guten Kontakt zum Boden. Die Hände werden in dieser Haltung auf den Bauch gelegt. Diese Variation hat für den unteren Partner mehr eine sedierende Wirkung, für den oberen Partner eine leicht aktivierende Wirkung, da der vordere Brustbein-Bogen passiv gedehnt wird. Die Haltung mit aufgestellten Beinen und Händen auf dem Bauch nimmt jedoch gleichzeitig die Aktivität zurück und verstärkt die innere Konzentration und Zentrierung.

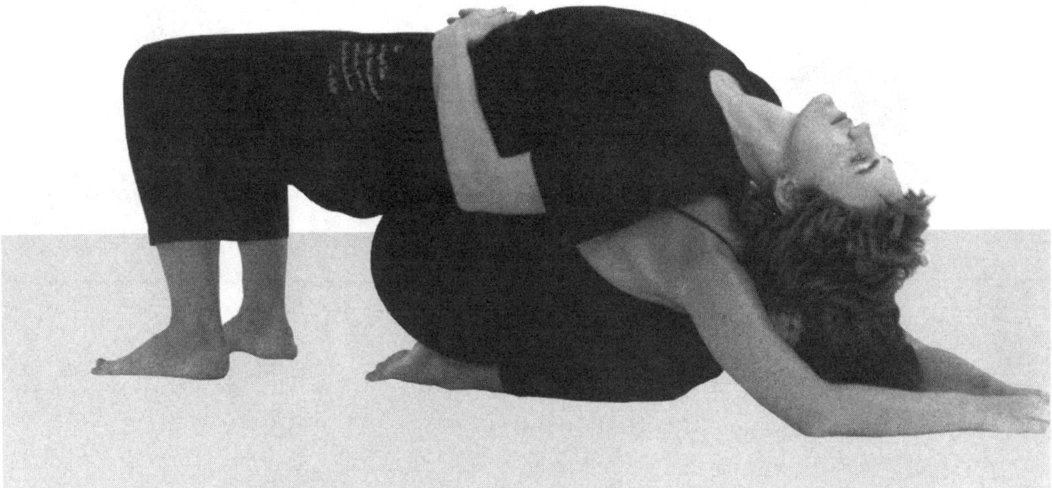

Beruhigende Übungen im Sitzen. ☽

Daṇḍāsana

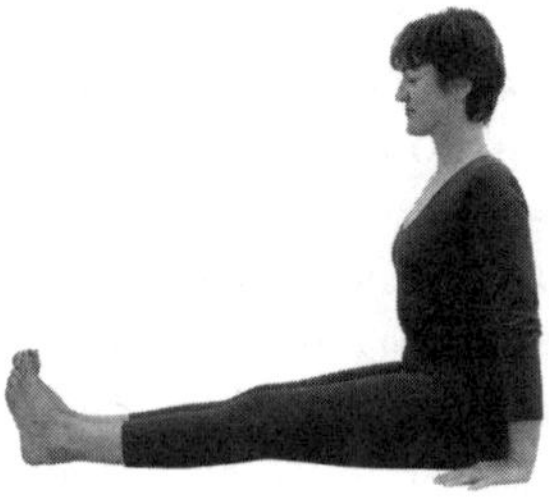

Bharadvājāsana I

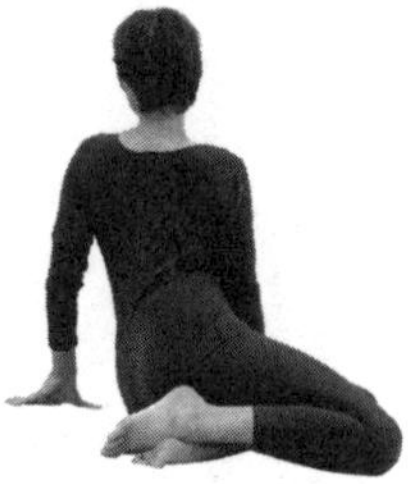

Jānu Śīrṣāsana

Marīchyāsana I

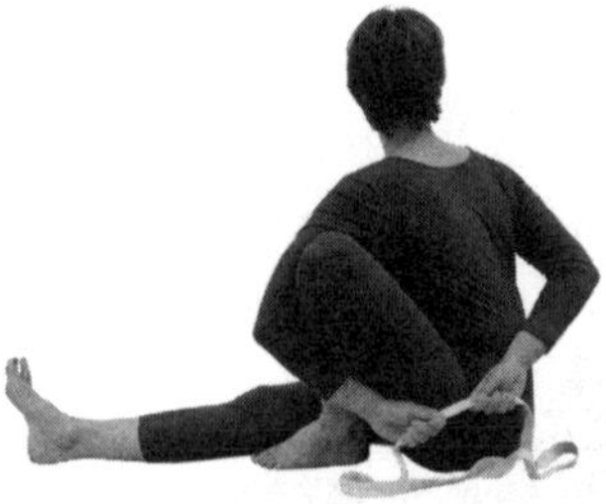

Marīchyāsana I

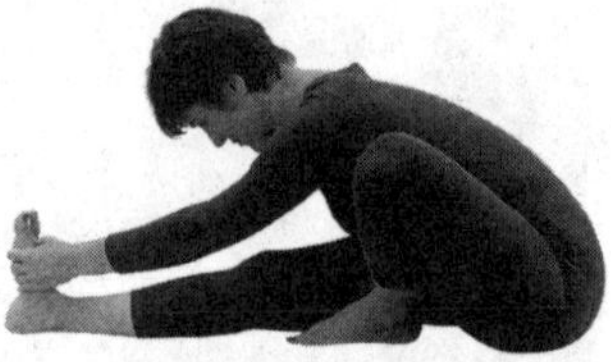

Ardha Matsyendrāsana I

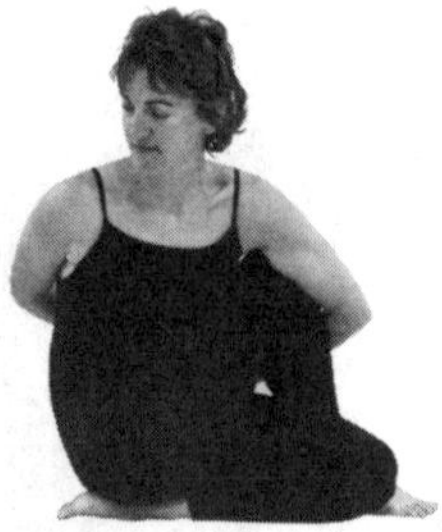

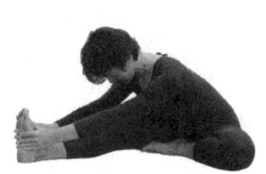

Parivṛtta Jānu Śīrṣāsana

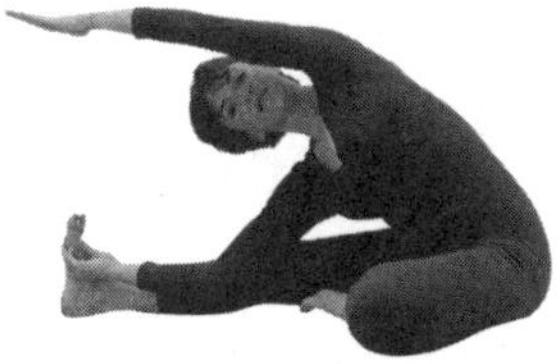

Variation zu Parivṛtta Jānu Śīrṣāsana

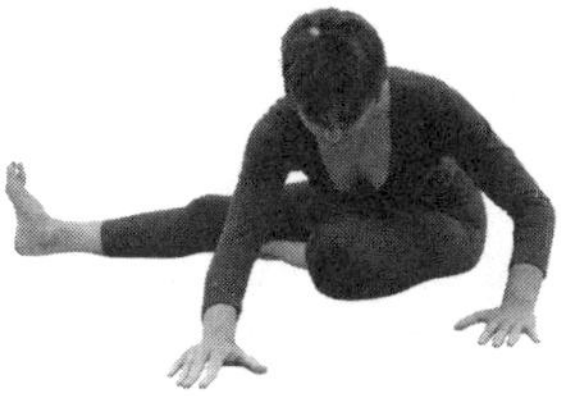

Mukhaikapāda Paśchimottānāsana

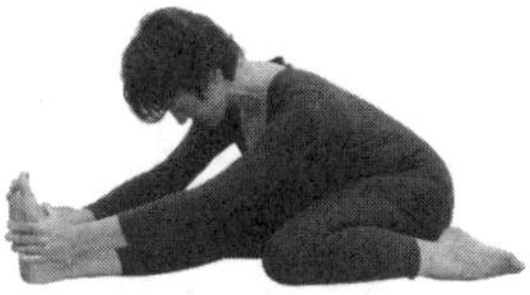

Variation zu Marīchyāsana I

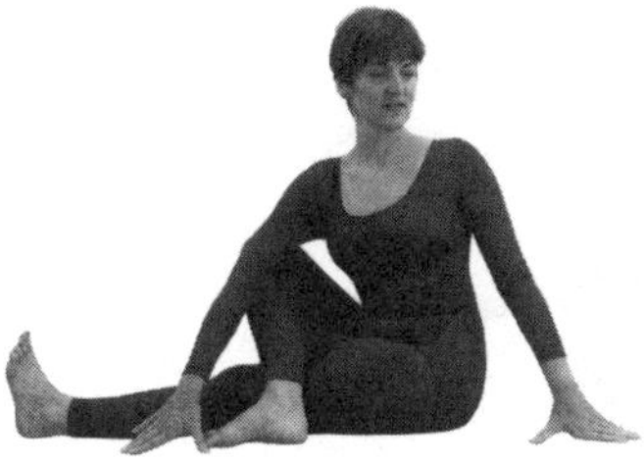

Baddha Koṇāsana

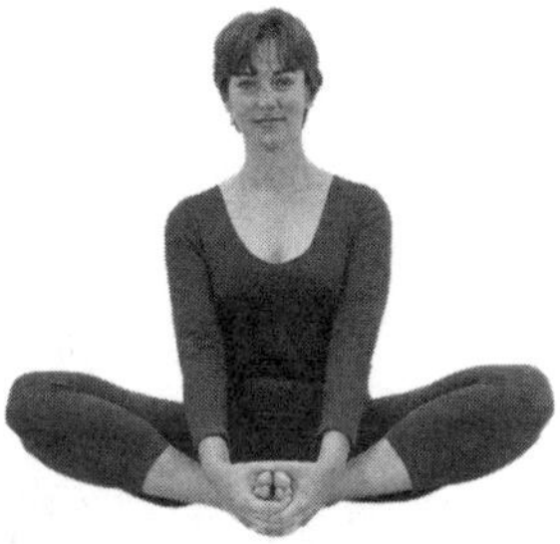

Vorwärtsbeugung im Schneidersitz

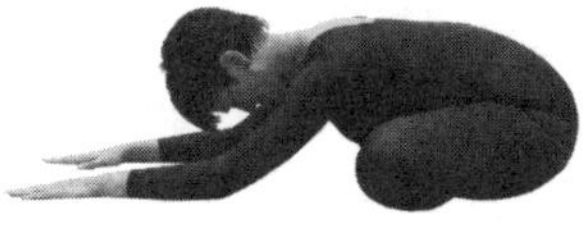

Upaviṣṭa Koṇāsana

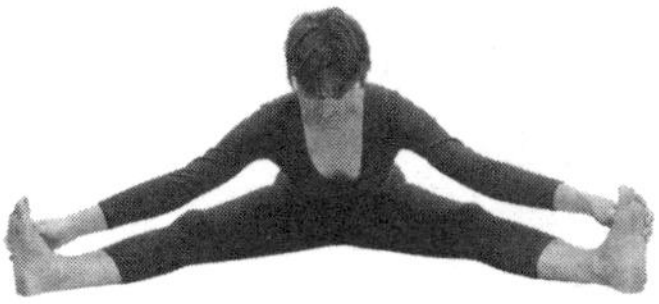

Pārśva Upaviṣṭa Koṇāsana

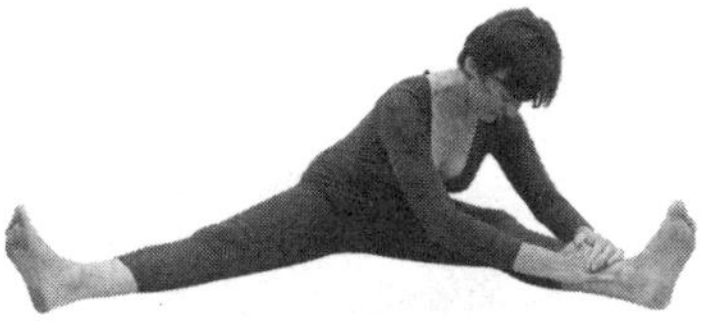

Paśchimottānāsana

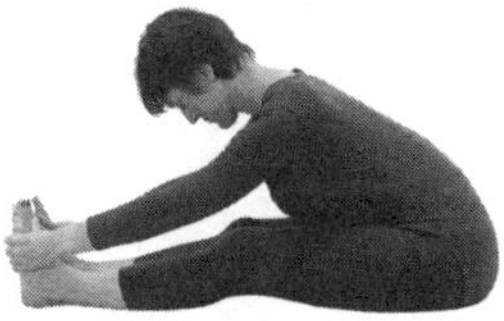

Daṇḍāsana – Aufrechtes Sitzen
Daṇḍa bedeutet Stab, Stange

Diese aufrechte Sitzhaltung ist eine Grundhaltung für alle Sitz- und Drehstellungen.

In diesem Āsana werden die Beine und Arme ganz gestreckt, und die Handflächen haben Kontakt mit dem Boden. Die Fußsohlen werden so gehalten, als ob sie an einer Wand anliegen würden: Sie drehen sich nicht nach innen und kippen nicht nach außen. Die Zehen sind gleichmäßig auseinandergespreizt. Der Rumpf ist aufgerichtet. Sitzen Sie total gerade und dehnen Sie die Wirbelsäule vom Steißbein bis zum Haarschopf. Kippen Sie das Becken nicht nach hinten, sondern richten Sie es von den Hüftgelenken aus auf.
Dies ist eine Grundposition für alle Sitz-Āsanas. Achten Sie in allen Sitzhaltungen darauf, daß Bewegungen nach vorne stets durch eine richtige Beckenhaltung eingeleitet werden.

1
Daṇḍāsana

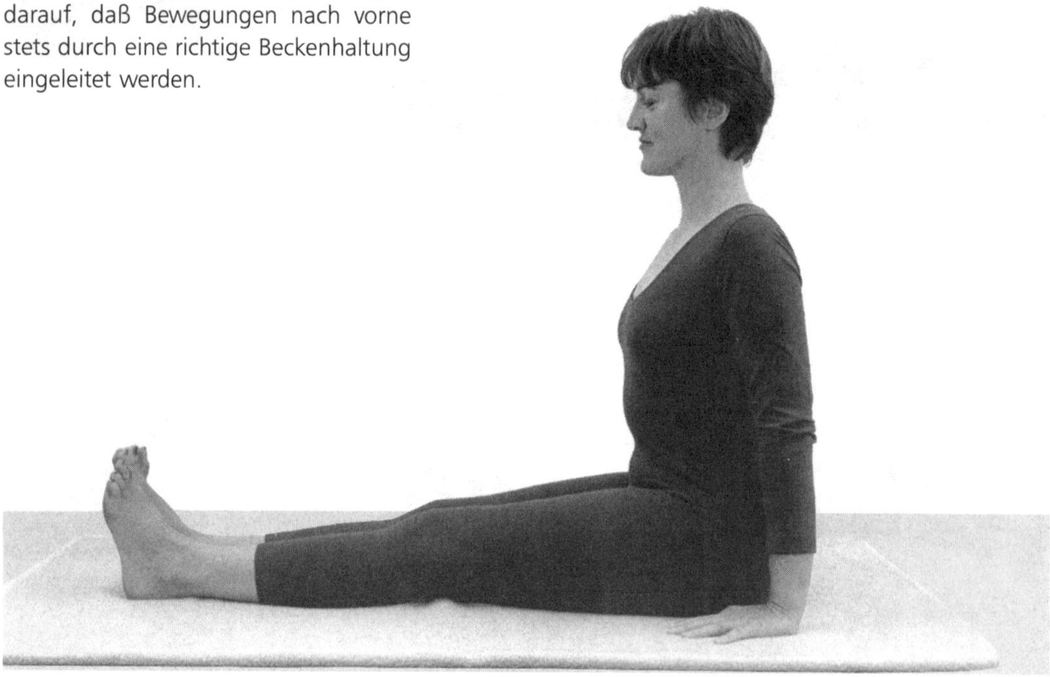

2
Bharadvājāsana I von vorne

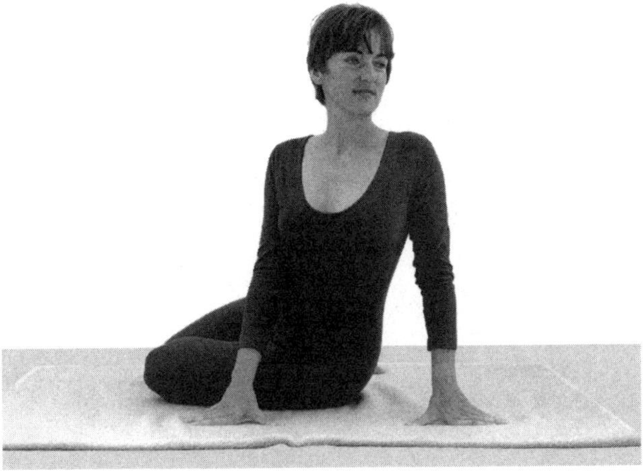

Bharadvājāsana I – Einfache Drehhaltung

Die Beine werden im Knie abgewinkelt. Der Oberkörper wird vom Becken aus auf die linke Seite gedreht, wenn die Oberschenkel nach rechts gedehnt werden. Erspüren Sie die Drehung im unteren Rumpf. Die Arme sind gestreckt und die Hände zwischen Daumen und Zeigefinger abgestützt (wenn dies ohne Schmerzen möglich ist). Richten Sie sich trotz der Drehung möglichst gut auf, als ob Sie über eine Brüstung schauen wollten. Der ganze Rumpf wird gedreht. Die Drehung integriert auch den Kopf und die Halswirbelsäule. Bleiben Sie dabei weich im Hals.

3
Bharadvājāsana I von hinten

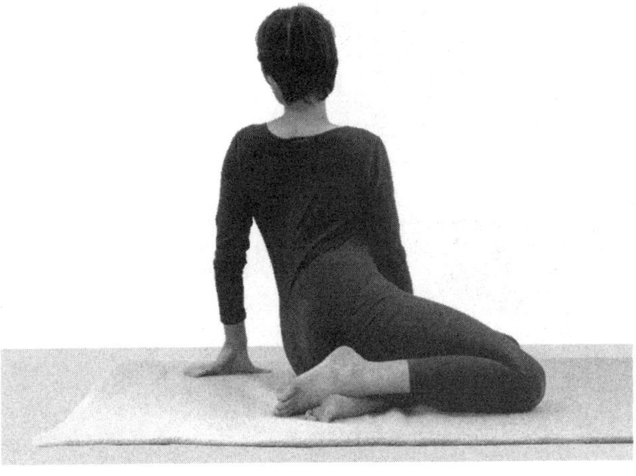

Das Bild zeigt deutlich die Drehung der Wirbelsäule, die Drehung des Nackens zur linken Schulter, die ausgebreiteten Schulterblätter und die Lage der Füße: der Rist des oberen Fußes ruht auf der Mitte der Fußsohle des unteren Fußes.

Jānu Śīrṣāsana – Dehnung von Kopf und Rücken Richtung Knie
Jānu bedeutet Knie; Śīrṣā bedeutet Kopf

Ein Bein wird gerade vor dem Körper ausgestreckt, das zweite seitlich angewinkelt, so daß dessen Fußsohle an der Innenseite des Oberschenkels des gestreckten Beines aufliegt. (Wie in der Baumhaltung beim Stehen.) Der Rumpf wird dann nach vorne gedehnt. Dabei ist ein gerader Rücken wichtiger als ein ganz gestrecktes Bein! Die Rolle kann zur Unterstützung unter das Knie geschoben werden. (Wenn im Bein-Bogen Spannungen auftreten, kann immer das Knie gehoben oder eine Rolle darunter gelegt werden.) Der Gürtel ist zusätzlich zur Unterstützung um den Fußballen des aufgestellten Fußes gelegt. Öffnen Sie Ihre Fußsohle mit dem Gürtel, dessen Enden Sie mit den Händen halten. Beugen Sie sich dann nach vorne, achten Sie jedoch darauf, daß der Rücken bei der Dehnung immer noch gerade bleibt.

4
Jānu Śīrṣāsana mit Rolle und Gürtel als Hilfsmittel

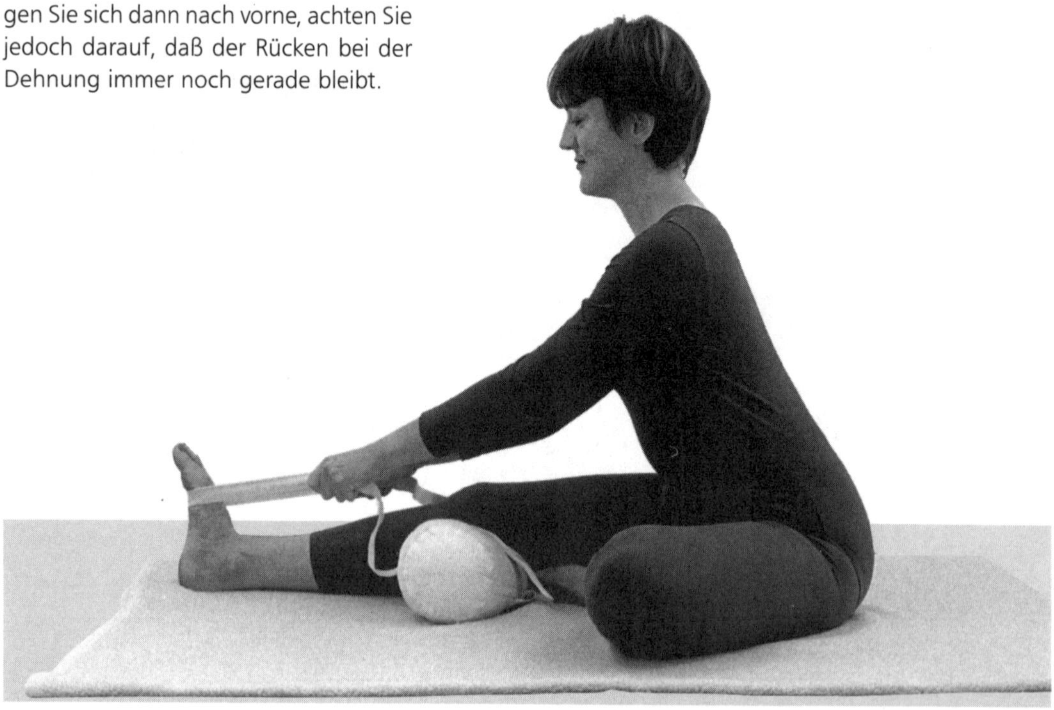

5
Jānu Śīrṣāsana

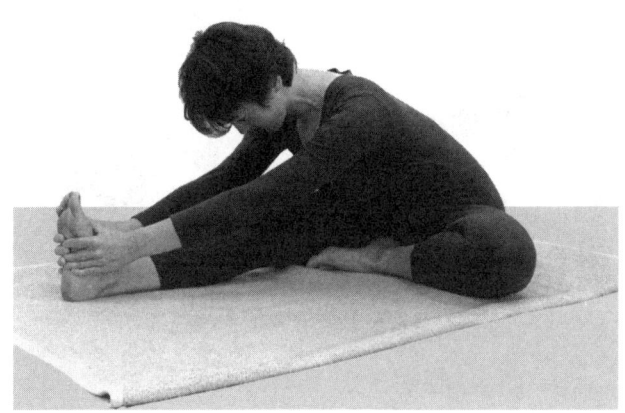

Hinterkopf und Nacken bilden eine Linie mit dem Rücken-Bogen. Üben Sie aufmerksam, damit Sie mit der Zeit ein richtiges Gefühl dafür bekommen, wann der Nacken in der Höhe des oberen Rückens gehalten wird. Die Hände können entweder auf den Schienbeinen verankert sein oder den Fuß halten. Wichtig: Die Arme sollten nicht aktiv greifen, sondern nur so weit nach vorne gehen, wie dies die Bewegung vom Rücken und vom Becken her zuläßt. Achten Sie darauf, daß Ihr Gesäß in der Startposition bleibt und sich nicht unter dem Einfluß des gestreckten Beins nach vorne ziehen und in eine schiefe Lage bringen läßt. Ziehen Sie sich nicht mit dem Willen nach vorne, sondern öffnen Sie sich mit jeder Ausatmung mehr. Mit jeder Ausatmung gehen Sie ein kleines bißchen mehr in die Dehnung.

6
Vorübung zu Jānu Śīrṣāsana mit Partner

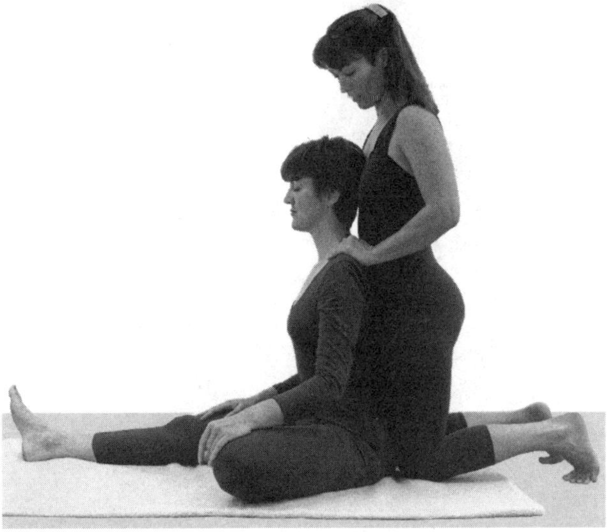

Jānu Śīrṣāsana mit Partner

Die Übende lehnt sich mit dem Hinterkopf und dem aufgerichteten Rücken zur Entlastung an die Partnerin, die hinter ihr kniet und ihre Hände leicht auf die Trapezmuskeln im Schulterbereich legt. Die Übende hat die Beine bereits in der Grundposition von Jānu Śīrṣāsana.

Die Partnerin fördert die Bewegung nach vorne, indem sie ihre Hände rechts und links auf den tiefen Rücken legt. Dabei sollte der große Rückenstreckermuskel in seiner Dehnung und das Becken in seiner Kippbewegung nach vorne unterstützt werden.
Wenn Sie beim Üben bemerken, daß bei gestreckten Beinen der Rücken krumm wird, so geben Sie im Knie soweit nach, bis die Rückenstreckung wieder kommt.

7
Jānu Śīrṣāsana mit Partner

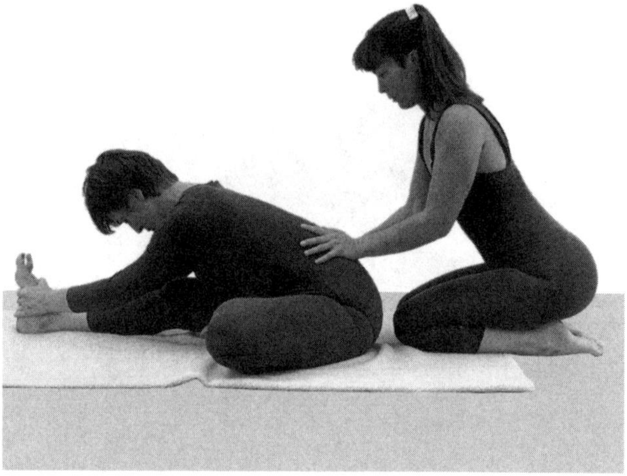

Je nachdem, wie weit sich der Übende nach vorne beugt, unterstützt der Partner die Dehnung an einer anderen Stelle. Auf dem Bild dehnt die Partnerin den Nacken in die Länge, die zweite Hand verstärkt die Dehnung des Trapezmuskels, damit sich der Brustkorb mehr öffnen und strecken kann. (Kopf und Nacken sollten nicht hängen oder nach oben gehoben werden!)

8
Jānu Śīrṣāsana mit Partner

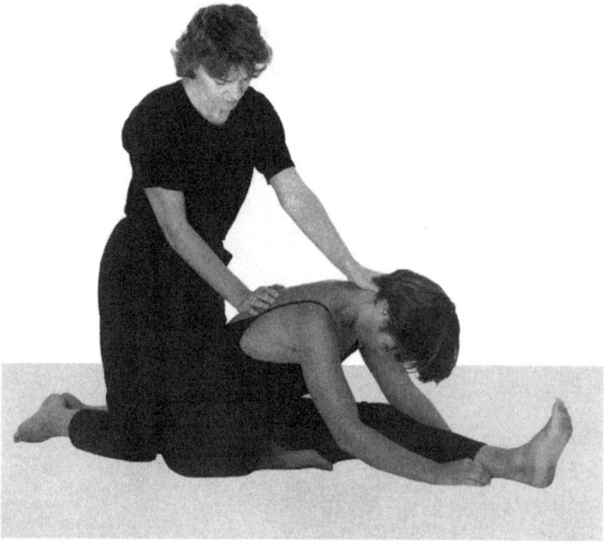

9
Parivṛtta Jānu Śīrṣāsana

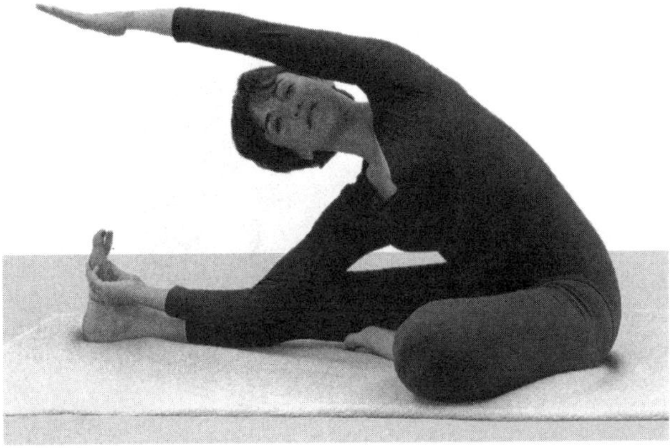

Parivṛtta Jānu Śīrṣāsana

Parivṛtta bedeutet gedreht

Ein Bein ist gestreckt, das andere seitlich angewinkelt, wie in Jānu Śīrṣāsana. Die rechte Hand gleitet zur inneren Kante des rechten Fußes. Die dabei eingeleitete Armdrehung setzt sich im Rücken fort. Der ganze Rumpf wird gedreht, und es kommt zu einer Spannung des seitlichen Bogens, wenn der obere Arm gestreckt wird. Der obere Arm senkt sich bei intensiverem Üben zum aufgestellten Fuß, die Handfläche zeigt dabei nach unten. Die Drehung vom Rumpf aus ist wichtig! (Greifen Sie nicht schnell zum Bein, ohne dabei seitlich den Rumpf zu drehen.)

10
Parivṛtta Jānu Śīrṣāsana I mit Partner von vorne

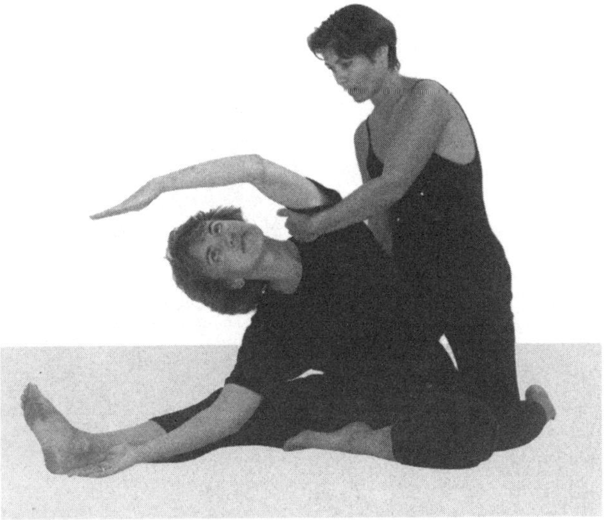

Parivṛtta Jānu Śīrṣāsana I und II mit Partner

In dieser Variation hat die Übende die untere Hand neben die Innenseite des Beines gelegt, mit der Handfläche nach oben. Der obere Arm wird gedehnt, die Handfläche zeigt nach unten. Die Partnerin verstärkt die Drehung des Rückens, indem sie das untere Schulterblatt Richtung Brustbein schiebt und den Trapezmuskel im Bereich der oberen Schulter dehnt.

Hier dreht sich der Rücken auf die andere Seite als in Abb. 10. Die Übende hält mit dem linken Arm den rechten Fuß, der obere Arm ist im Ellenbogen entlastet, nicht ganz gestreckt.
Die Wirkung dieser Übung erfährt man meist wirkungsvoller, wenn sie mit dem Partner geübt wird. Die Partnerin legt eine Hand um den Oberarm und zieht den Trapezmuskel zur Schulterkugel hin. Diese stabil gehaltene Dehnung entlastet den Schulter- und Kopfbereich. Die zweite Hand der Partnerin unterstützt die Dehnung am unteren Ende des Trapezmuskels und im Muskelbereich, der im Rückenbogen am deutlichsten sichtbar ist. Die Hilfestellung sollte eine bessere Rückenstreckung in der Rumpfdrehung ermöglichen.

11
Parivṛtta Jānu Śīrṣāsana II mit Partner von hinten

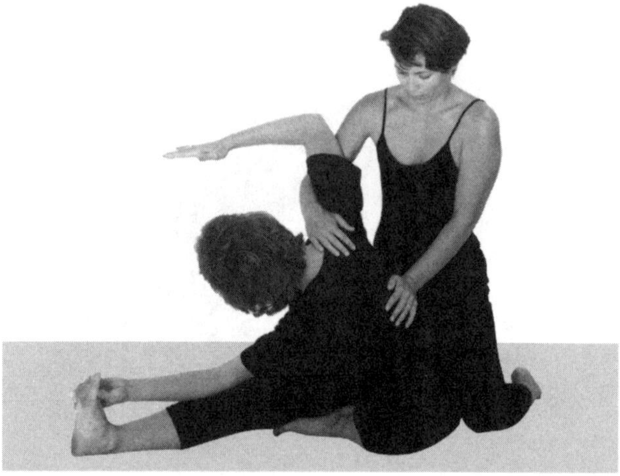

Variation zu der seitlich gedrehten Jānu Śīrṣāsana

Die Grundhaltung ist die von Jānu Śīrṣāsana. Der Rumpf dreht sich hier jedoch so weit seitlich, daß der Oberkörper über das angewinkelte Bein kommt. Der äußere Arm kann leicht angewinkelt sein, auf diesen Arm können Sie sich abstützen. Der innere Arm dehnt passiv nach vorne, er hat kein Gewicht. Die aktive Dehnung wird aber vom Rücken eingeleitet. Der innere Arm verlängert nur, was durch die Streckung vom Rücken her möglich ist. Bei der Rückendehnung ist zu beachten, daß das Gesäß und der Oberschenkel des gestreckten Beins unbedingt auf dem Boden bleiben sollten. Dann erst werden die Dreh- und Streckmuskeln des Beckens und des unteren Rückens benützt und gekräftigt.

12
Variation der seitlich gedrehten Jānu Śīrṣāsana

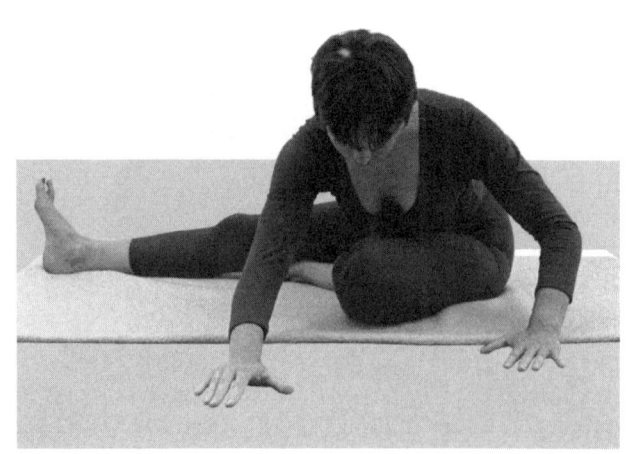

13
Variation zu der seitlich gedrehten Jānu Śīrṣāsana mit Partner

Variation zu der seitlich gedrehten Jānu Śīrṣāsana mit Partner

Die Partnerin stabilisiert das gestreckte Bein am Boden, indem sie mit einer Hand den Oberschenkel auf den Boden drückt, die zweite Hand kann den Rücken stabilisieren und in seiner Dehnung unterstützen. Je nachdem, wie weit der Übende nach vorne kommt, kann dies vorwiegend am Ende des Trapezmuskels zwischen den Schulterblätter geschehen, oder die Partnerin dehnt mit ein oder zwei Händen den seitlichen Rückenmuskel Richtung Beckenknochen; dabei schiebt der Druck automatisch das Gesäß Richtung Boden. Je nachdem, wieviel Kraft der Partner braucht, um das Gesäß des Übenden am Boden zu halten, kann er seine Hilfestellung variieren.

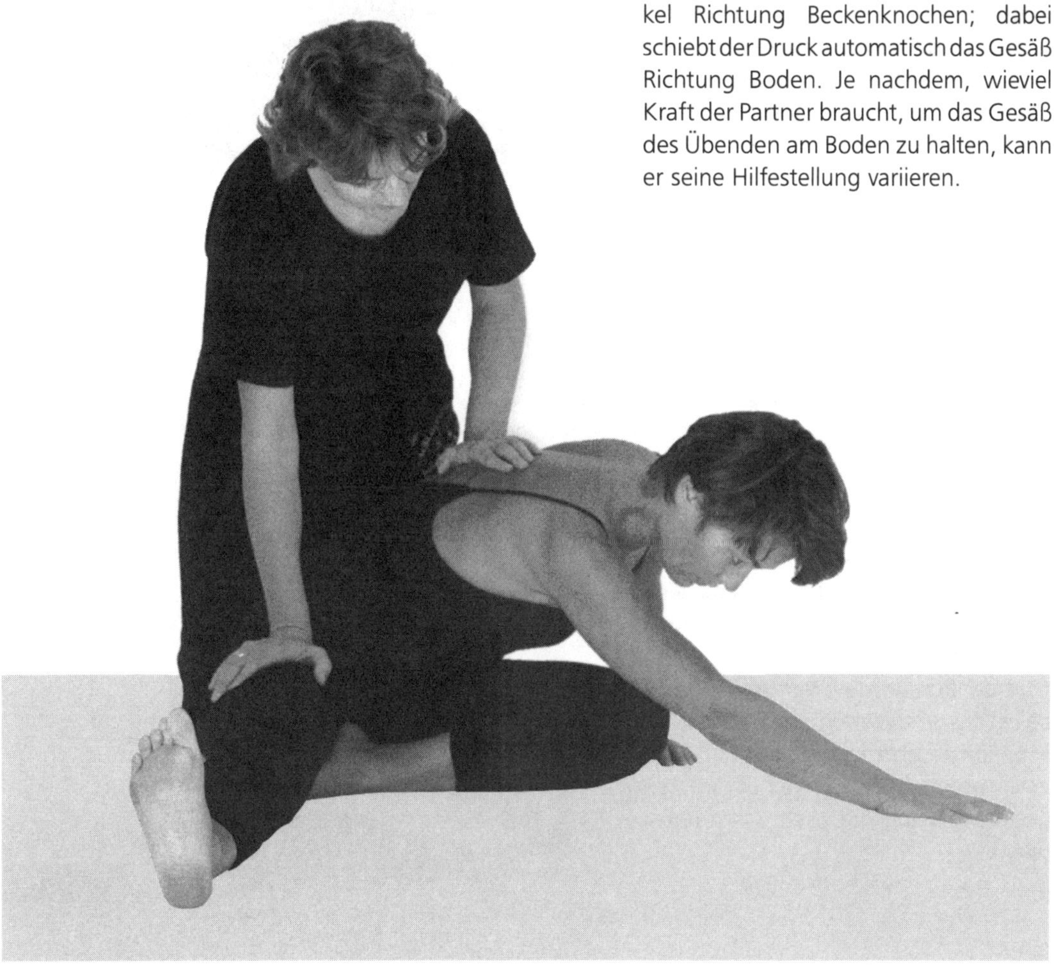

Tṛiañg Mukhaikapāda Paśchimottānāsana – Beugung nach vorne mit einem seitlich nach hinten abgewinkeltem Bein

Tṛi bedeutet drei;
Anga bedeutet Gliedmaß;
Mukha bedeutet Gesicht;
Eka Pāda bedeutet Fuß oder Bein;
Paśchimottānāsana bedeutet «Dehnung der Körperrückseite»

14
Tṛiañg Mukhaikapāda Paśchimottānāsana

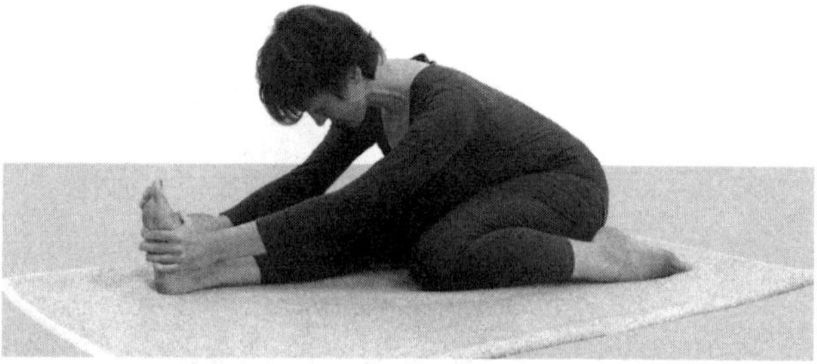

Ein Bein ist gestreckt, das andere Bein ist im Knie gebeugt und liegt nach hinten abgewinkelt mit dem Fußrist am Boden. Um ein bequemeres Sitzen zu ermöglichen, kann dabei die Wade mit den Händen etwas nach außen gerollt werden. Die Beckenknochen sollten parallel zum vorderen Bein liegen, das Gesäß in einer Linie sein. Der Rücken wird nach vorne gedehnt. Wenn dabei das gestreckte Bein Spannung bekommt, kann es im Knie leicht hochgehoben werden. Auch das angewinkelte Knie kann zur Entlastung bei Bedarf in einem weiteren Winkel nach außen geschoben werden.

15
Vorübung Tṛiañg Mukhaikapāda Paśchimottānāsana mit Gurt und Decke

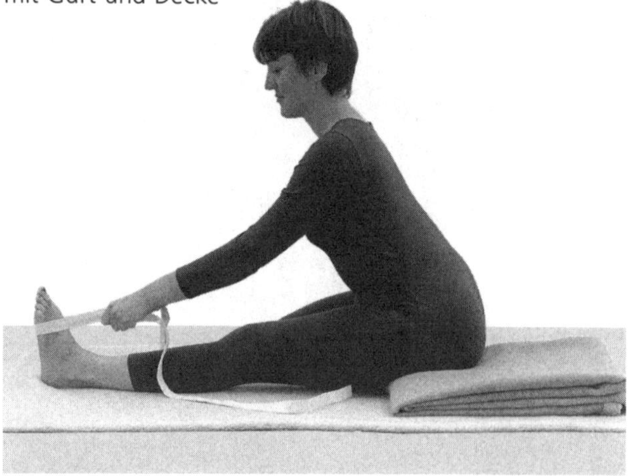

Zur Unterstützung der Dehnung nach vorne, kann sich der Übende auf eine Decke setzen. Statt die Hände auf dem Schienbein zu verankern, kann auch ein Gurt benützt werden, der um den Fußballen des gestreckten Beins gelegt wird. Mit den Händen kann man sich daran nach vorne arbeiten, soweit der Rücken gestreckt bleibt und nach vorne nachgibt.

Tṛiañg Mukhaikapāda Paśchimottānāsana mit Partner

16
Tṛiañg Mukhaikapāda Paśchimottānāsana mit Partner

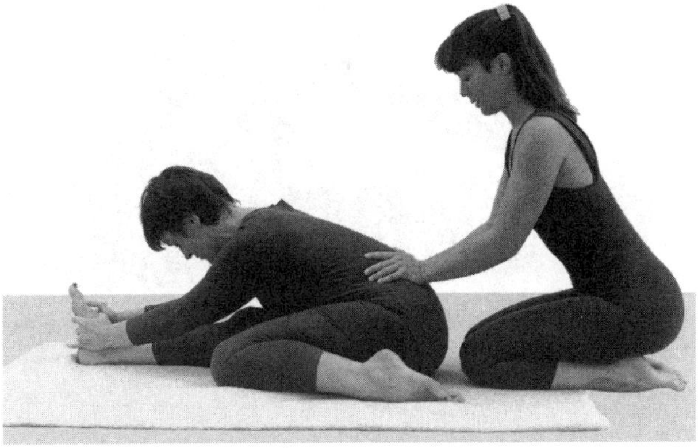

Die Partnerin entlastet die Dehnung des großen Rückenmuskels, indem sie ihre Hände auf die Ansatzstelle dieses Muskels an den Beckenknochen legt. Der Druck der Hände zieht entweder leicht Richtung Boden oder unterstützt von hier aus die Bewegung des Beckens nach vorne.

17
Tṛiañg Mukhaikapāda Paśchimottānāsana mit Partner

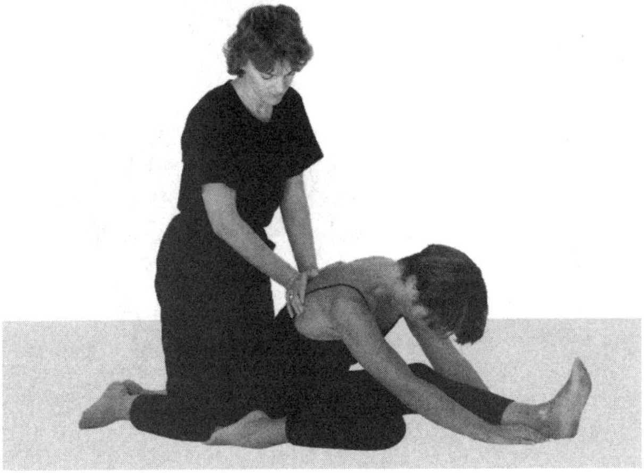

Wenn sich die Übende mit dem Oberkörper nicht sehr weit nach vorne beugen kann, unterstützt die Partnerin die Dehnung mehr am Ende des Trapezmuskels, am unteren Ende der Schulterblätter.

Marīchyāsana I –
Aufrechter Drehsitz (Variation 1)

Marīchi ist ein Weiser der indischen Mythologie. Er ist der Sohn des Schöpfergottes Brahma und war der Großvater des Sonnengottes Surya.

Bringen Sie die Beine in die Grundhaltung: Ein Bein wird ausgestreckt, das andere wird aufgestellt und mit der Ferse möglichst nahe an den Körper herangeschoben. Wenn Sie das rechte Bein aufstellen, faßt nun die rechte Hand den linken Fuß und zieht dabei den Rücken in die Länge. So geschieht die Drehung nicht nur im Arm-/Brustbereich, sondern wird vom unteren Rücken aus eingeleitet.

18
Vorübung zu Marīchyāsana I

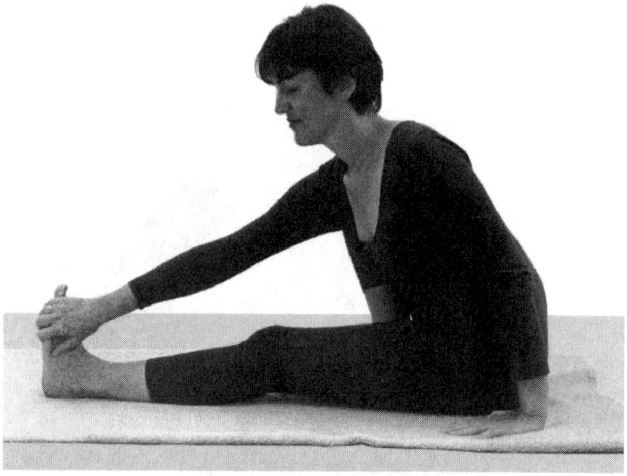

Der Oberarm schlingt sich um das aufgestellte Bein nach hinten. Die beiden Hände fassen sich (vgl. die klassische Version in Abb. 21). Sollte zwischen den Händen ein Stück fehlen, so kann man zum Beispiel mit einem Gürtel in der nötigen Länge arbeiten.

19
Marīchyāsana I mit Gürtel, Rückenansicht

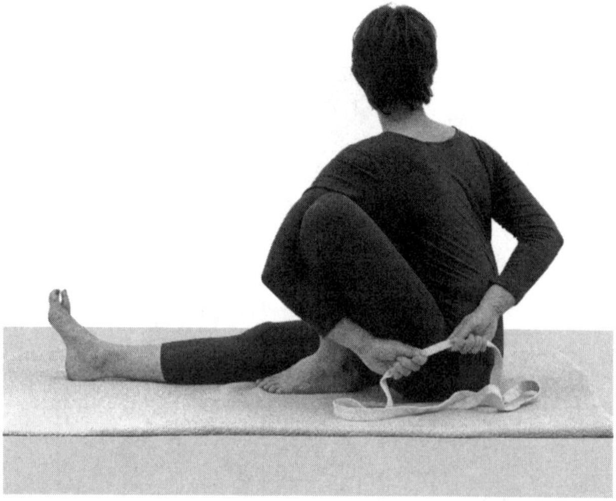

20
Marīchyāsana I, Vorderansicht

Beachten Sie, daß der Fuß des gestreckten Beins aufgestellt bleibt.

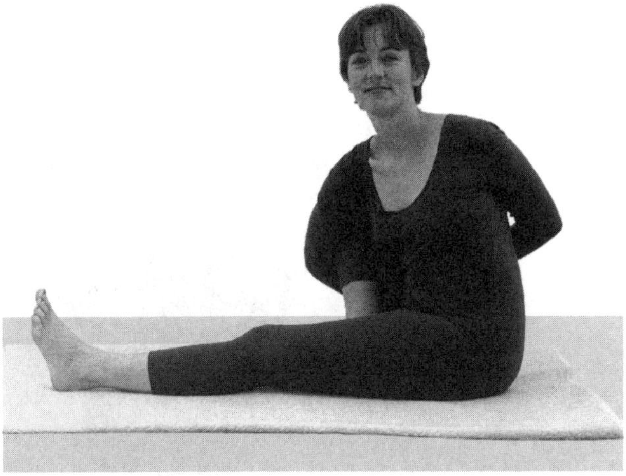

21
Marīchyāsana I, Rückenansicht

Klassische Version.

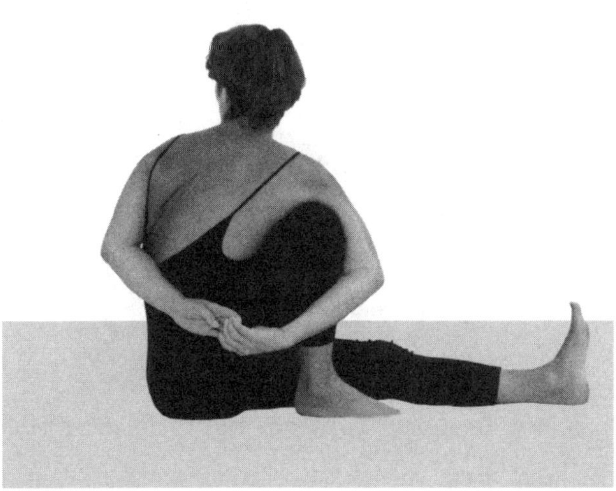

Marīchyāsana I – Beugung nach vorne mit aufgestelltem Bein (Variation 2)

Der Oberkörper beugt sich nach vorne über das gestreckte Bein. Die Arme bleiben um das aufgestellte Bein geschlungen. Die Dehnung sollte wieder vom unteren Rücken her eingeleitet werden.

22
Marīchyāsana I

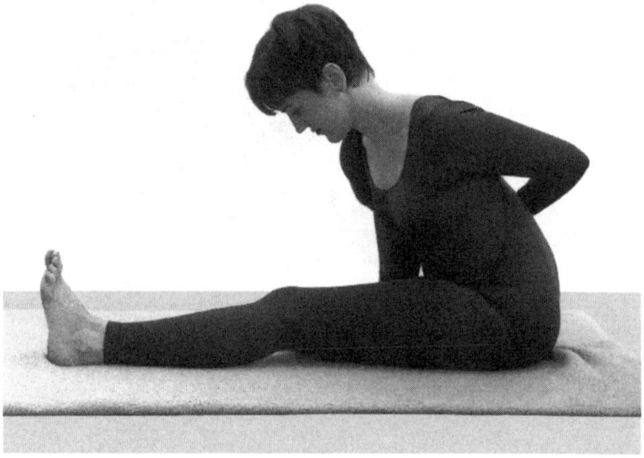

Die Arme umschlingen nicht mehr das aufgestellte Bein, sondern werden am ausgestreckten Bein verankert. Dieses Bein kann bei Spannung im Knie leicht angehoben werden. Das aufgestellte Bein wird vom Kniebereich her immer wieder an den Körper herangezogen.

23
Variation zu Marīchyāsana I (Abb. 22)

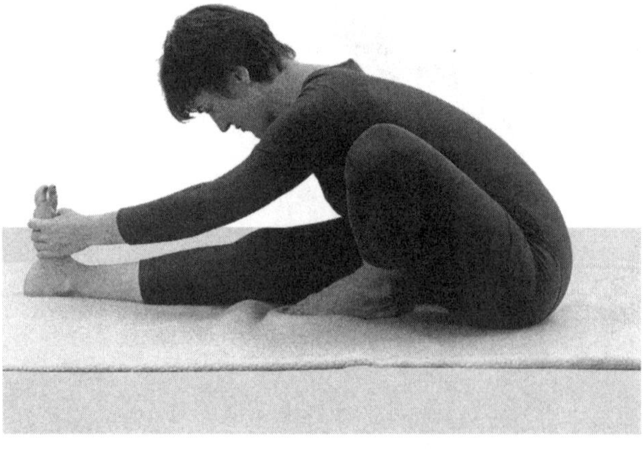

Drehsitz-Variation zu Marīchyāsana I

24
Drehsitz-Variation zu Marīchyāsana I

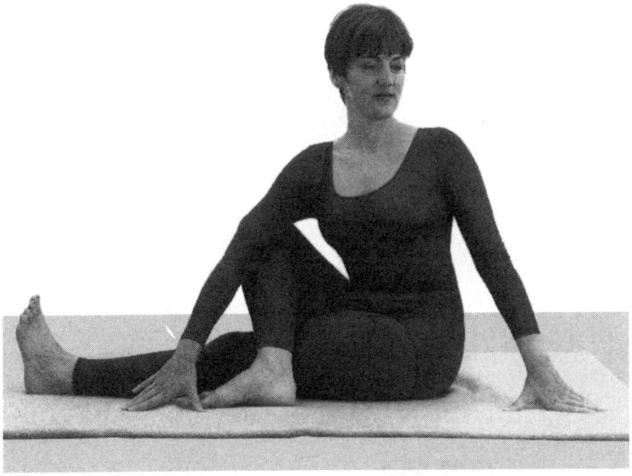

In der Grundhaltung wird ein Bein ausgestreckt, der Fuß des zweiten Beins auf die andere Seite gestellt, so daß dieser Fuß parallel zum gestreckten Bein steht. Vom Rumpf aus drehen Sie sich nun zum gestreckten Bein. Dabei können Sie die Wirbelsäule aufrichten. Die Arme sind gestreckt und am Boden abgestützt, der Druck liegt zwischen Daumen und Zeigefinger. Der beinnahe Arm ist vor dem Knie.

Variationsmöglichkeit: Die Arme umfassen das aufgestellte Bein und den Rumpf, so daß sich die Hände im Rücken halten können (siehe Marīchyāsana I, Abb. 21).

25
Drehsitz-Variation zu Marīchyāsana I mit Partner

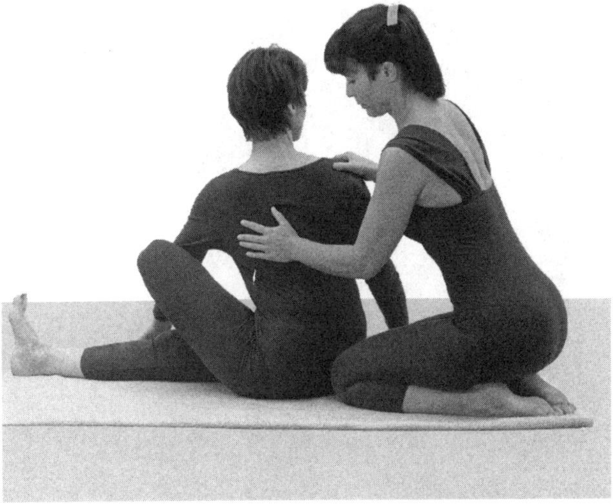

Die Partnerin unterstützt die Drehung, indem sie am unteren Ende des Schulterblattes mit ihrer linken Hand den Rücken nach vorne schiebt. Ihre rechte Hand hält leicht die rechte Schulter, ihr Knie stützt das Gesäß. Die Partnerin sollte den Übenden nur in der Drehung unterstützen, ihn keinesfalls nach hinten ziehen!

Ardha Matsyendrāsana I – Fisch-Drehsitz

Ardha bedeutet halb;
Matsyendrāsana bedeutet «Gott der Fischer», der Name des ersten Yogalehrmeisters

Nehmen Sie mit Ihren Beinen die Grundhaltung ein, die Sie von Abb. 24 her kennen, dann beugen Sie aber das gestreckte Bein und legen es unter das Gesäß, so daß die Fußsohle nach oben schaut. Der Rumpf wird nun in die andere Richtung gedreht als bei der vorangegangenen Übung. Das Gesäß kommt auf die Mitte der Fußsohle zu liegen, und von hier aus wird das Gleichgewicht errichtet. Die Arme umschlingen wieder Bein und Rumpf, und die Hände fassen sich im Rücken. (Es kann auch mit einem Hilfsmittel wie zum Beispiel einem Gürtel gearbeitet werden.) Zum Schluß der Bewegung dreht sich der Kopf zur hinteren Schulter, so daß sich die ganze Wirbelsäule in Drehung befindet.

26
Ardha Matsyendrāsana I

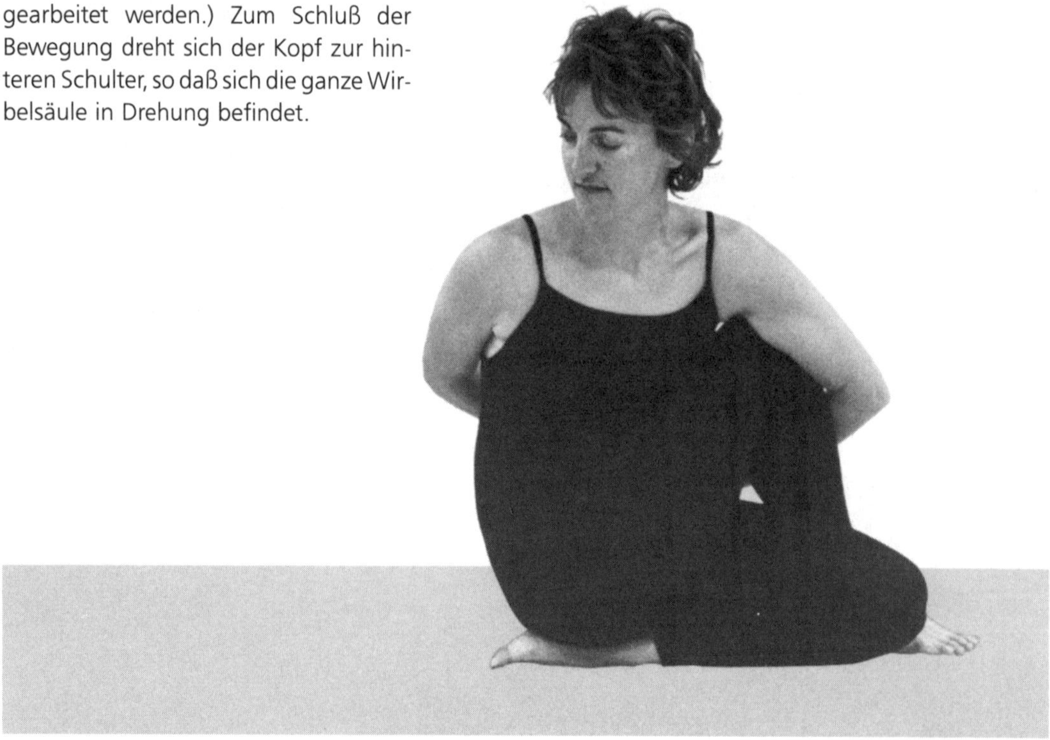

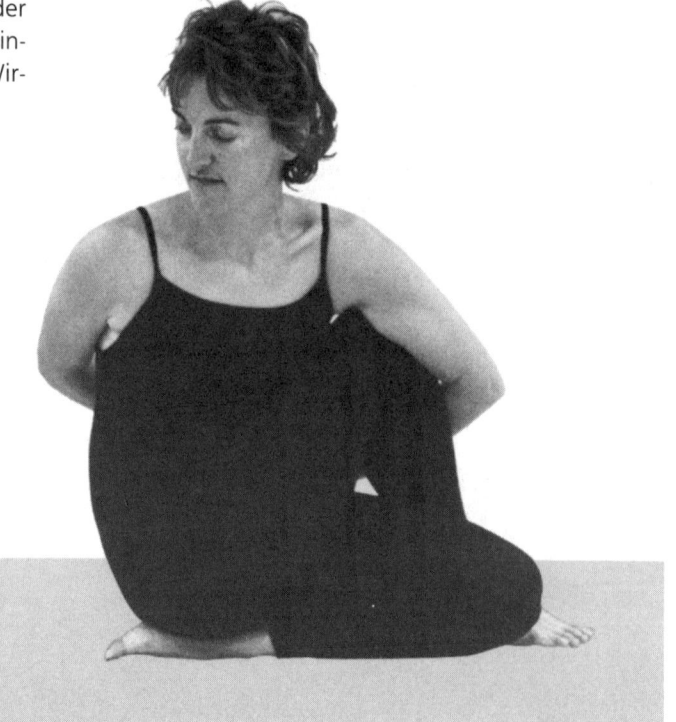

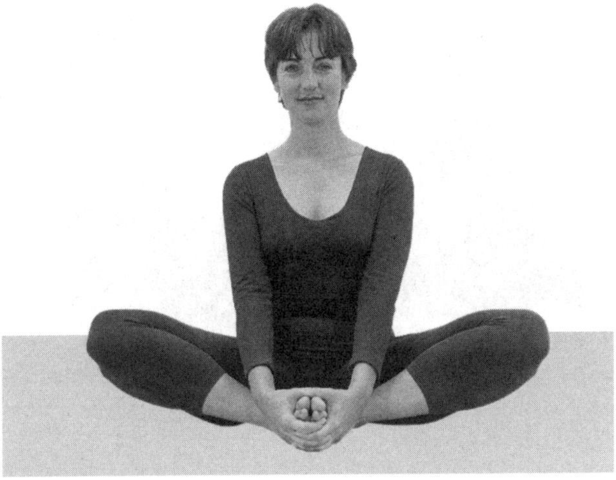

27
Baddha Koṇāsana

Baddha Koṇāsana

Baddha bedeutet festgehalten, gebunden; Koṇa bedeutet Winkel

Das Āsana stärkt die Blasenfunktion, lindert Menstruationsbeschwerden und ist hilfreich während der Schwangerschaft.

Der Rücken wird aufgerichtet, die Oberschenkel und Knie sinken mit der Zeit Richtung Boden, die Fußsohlen werden aneinandergelegt. Die Füße werden mit den Händen umfaßt und so weit wie möglich an den Körper gezogen. Das Becken sollte aufgerichtet sein und nicht nach hinten kippen. Weiten Sie den Schulterbereich, und dehnen Sie den Nacken in die Länge. Versuchen Sie mit dem Ausatmen die Leisten mehr und mehr zu öffnen, damit Oberschenkel und Knie zum Boden sinken können.

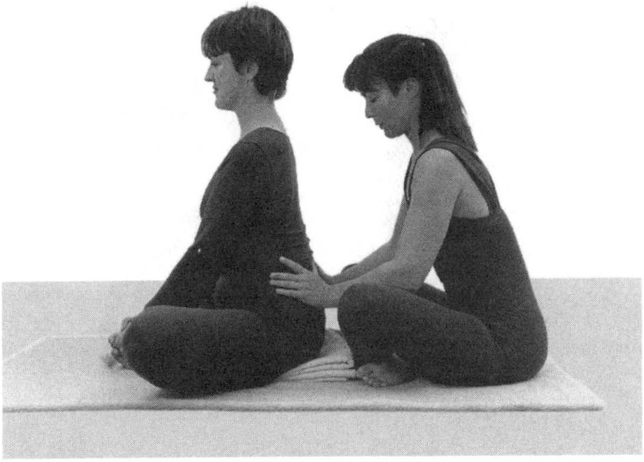

28
Baddha Koṇāsana mit Partner

Baddha Koṇāsana mit Partner

Die Übende sitzt in Baddha Koṇāsana. Die Partnerin unterstützt mit ihren Händen die Beugung des Beckens nach vorne. Sie drückt dabei mit ihren Daumen auf die Ansatzstellen des großen Rückenmuskels und stabilisiert mit ihren Fingern den Beckenrand.

Um die Übende in Baddha Koṇāsana zu unterstützen, setzt die Partnerin ihre Fußballen und Zehen auf den oberen Beckenrand der Übenden und schiebt das Becken leicht nach vorne. Auch hier wird die Aufrichtemuskulatur des Rükkens entlastet.

29
Baddha Koṇāsana mit Partner

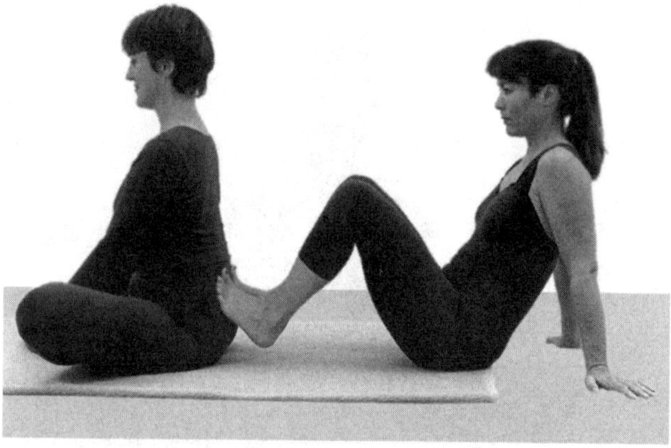

Während die Übende sich in Baddha Koṇāsana aufrichtet, legt die Partnerin ihre Beine rechts und links auf die Oberschenkel, um die Dehnung der Oberschenkel zu verstärken. Diese Dehnungshilfe ist sanfter, wenn die Partnerin ihre Beine in die Nähe der Leistengegend der Übenden legt. Die Dehnungshilfe ist stärker, je mehr sie ihre Beine Richtung Knie der Übenden legt. Die Übende kann in der Haltung auch die Augen schließen, wenn ihr das angenehm ist.

30
Baddha Koṇāsana mit Partner

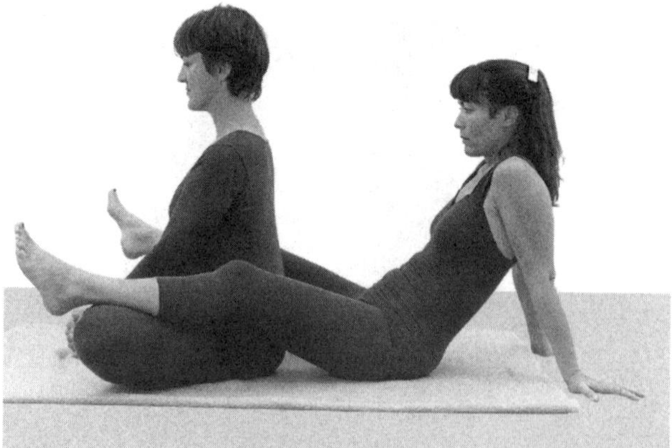

31
Vorwärtsbeugung im Schneidersitz

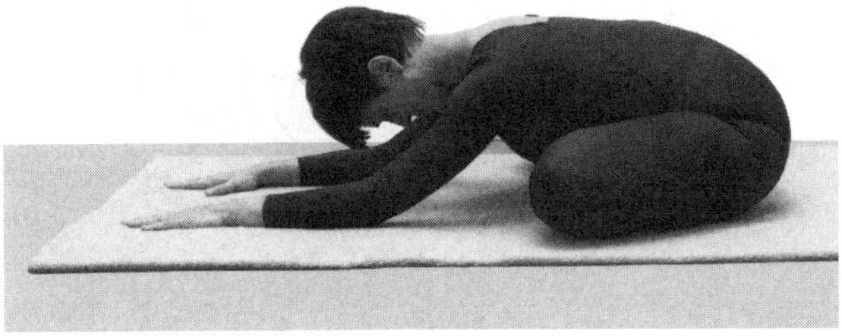

Vorwärtsbeugung im Schneidersitz

Ziehen Sie Ihre Beine nahe an den Körper und legen Sie sie voreinander auf den Boden. Dann können Sie sich nach vorne beugen, ohne das Gesäß vom Boden abzuheben. Die Arme ziehen nicht aktiv nach vorne, sondern sie folgen nur der Dehnbewegung des Rückens. Der Nacken wird in der Höhe des Rückens gehalten. Nur wenn Sie sich sehr weit nach vorne beugen, können Sie die Stirn auf der Unterlage ablegen. Der Rücken sollte keinesfalls rund werden. – Wechseln Sie nach einer Weile die Stellung der Beine.

32
Partnerübung –
Vorwärtsbeugung im Schneidersitz

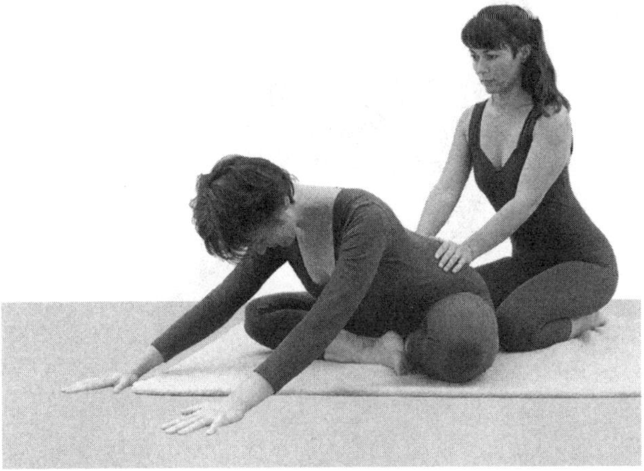

Vorwärtsbeugung im Schneidersitz mit Partner

Die Partnerin hält das Gesäß mit ihren Händen an den Beckenrändern und unterstützt die Dehnung mit einem Druck Richtung Boden. Die Übende dehnt jeweils beim Ausatmen den Rücken von den Beckenkanten aus nach vorne.

Das Bild zeigt die Endhaltung.
Die Übende legt ihre Stirn am Boden ab, der Rücken ist gerade gedehnt, und das Gesäß bleibt am Boden. Die Partnerin unterstützt mit ihren Händen die Kippbewegung des Beckens nach vorne.

33
Partnerübung –
Vorwärtsbeugung im Schneidersitz

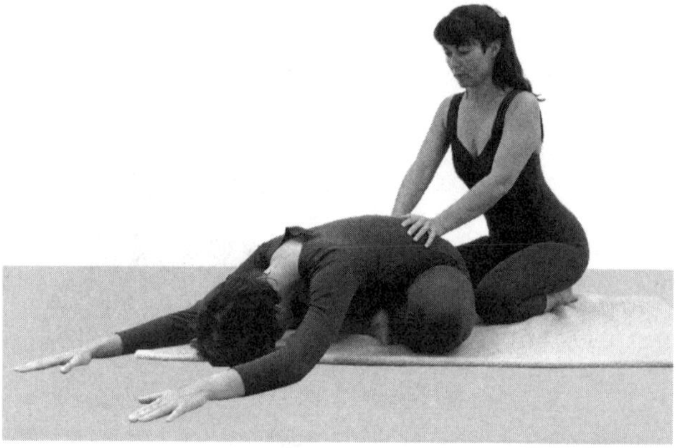

Pārśva Upaviṣṭa Koṇāsana –
In der Grätsche
zum seitlichen Bein dehnen
Pārśva bedeutet seitlich;
Upaviṣṭa bedeutet sitzend;
Koṇa bedeutet Winkel

Die Partnerin hebt die Arme der Übenden; diese sitzt in der weiten Grätsche, hält das Gesäß konstant am Boden und läßt sich langsam mit gestrecktem Rükken von der Partnerin nach vorne ziehen. Dabei versucht sie sich in der Leistengegend zu öffnen und diese Weitung beizubehalten, während sie sich nach vorne beugt. Diese Vorübung eignet sich sowohl für Upaviṣṭa Koṇāsana sowie für ihre seitliche Drehvariante Pārśva Upaviṣṭa Koṇāsana.

34
Vorübung zu Pārśva Upaviṣṭa Konāsana

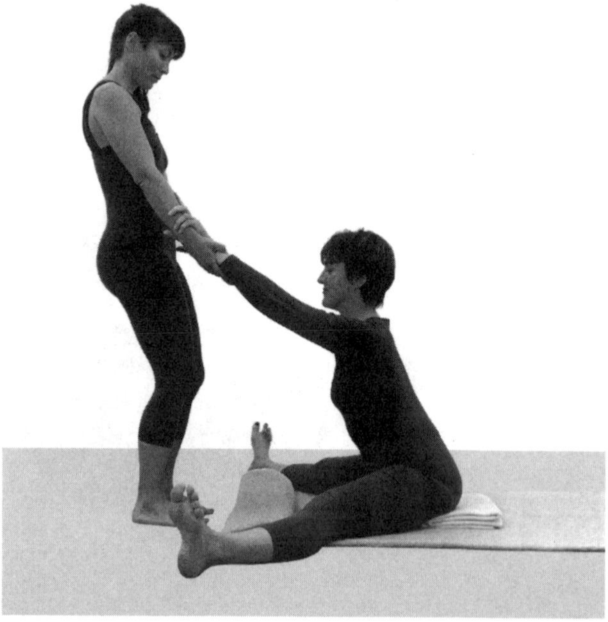

35
Pārśva Upaviṣṭa Koṇāsana

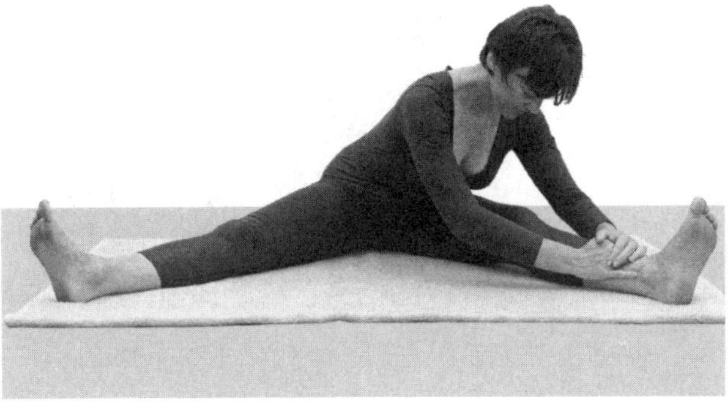

Die Übende sitzt in einer weiten Beingrätsche und dehnt den Rumpf seitlich über das linke, ausgestreckte Bein. Auch hier können Sie das Knie etwas anheben, wenn die Spannung im Gelenk zu stark wird. Das rechte Bein hält mit dem Gesäß Kontakt zum Boden und läßt den Fuß nicht zur Seite kippen.

36
Vorübung zu Pārśva Upaviṣṭa Koṇāsana mit Partner

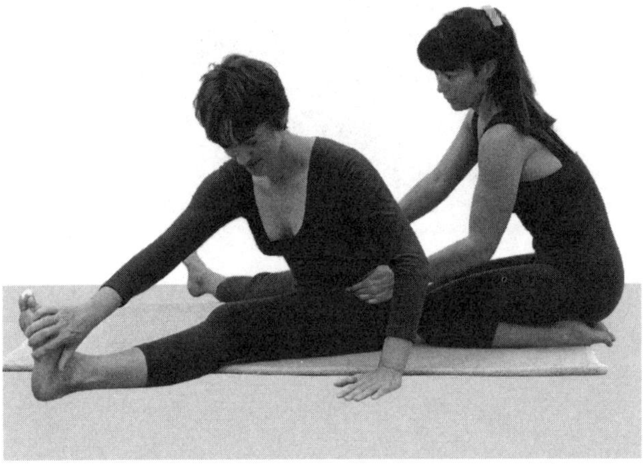

Pārśva Upaviṣṭa Koṇāsana mit Partner

Damit die Übende sich besser vom Rumpfbereich aus zur Seite drehen kann, hält sie sich mit der rechten Hand am linken Fuß fest und zieht sich vom Lendenwirbelsäulenbereich nach vorne. Ihre linke Hand stützt sich dabei auf dem Boden ab. Die Partnerin unterstützt mit ihren Händen die Drehung.

37
Pārśva Upaviṣṭa Koṇāsana mit Partner

Die Partnerin unterstützt die Drehung. Dehnt sich der Übende über das rechte Bein, so kommt meist die linke Partie der Rückenmuskulatur erhöht zum Vorschein. An diese Stelle legt die Partnerin ihre Hände und unterstützt die Dehnung.

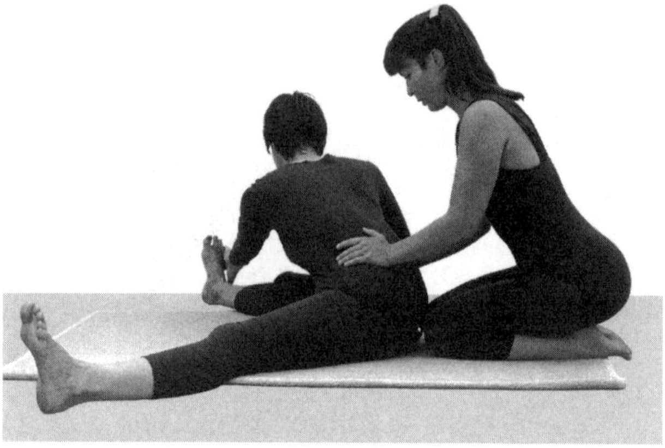

38
Pārśva Upaviṣṭa Koṇāsana mit Partner

Die Partnerin unterstützt mit einer Hand den Bodenkontakt des rechten Beins. Die zweite Hand liegt wieder im unteren Schulterblattbereich und fördert die Rückenstreckung über das linke Bein.

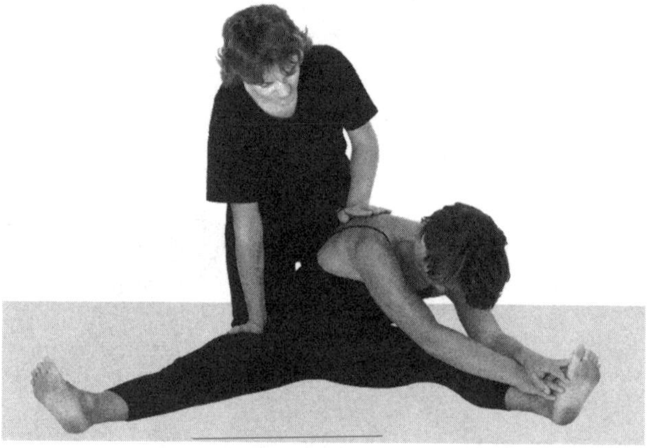

39
Upaviṣṭa Koṇāsana

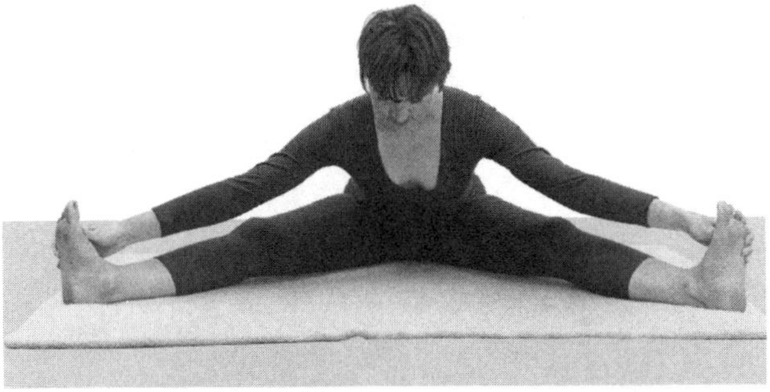

Upaviṣṭa Koṇāsana – Mit weit gegrätschten Beinen nach vorne beugen

Die Beine werden in eine weite Grätsche gebracht. Beugen Sie die Knie, falls es notwendig ist. Die Hände sind rechts und links am Schienbein oder am Fuß verankert. Der Rücken wird vom Lendenwirbelsäulenbereich bis zum Nacken gedehnt, indem Sie sich zwischen den Beinen nach vorne beugen. Achten Sie auf die richtige Beckenstellung.

40
Upaviṣṭa Koṇāsana mit Partner

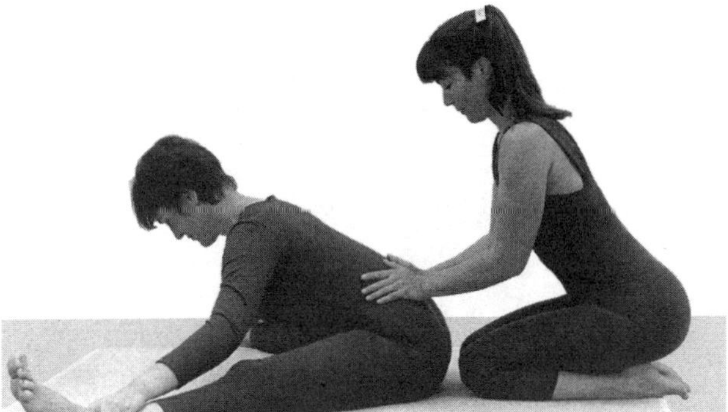

Upaviṣṭa Koṇāsana mit Partner

Die Abbildung verdeutlicht, daß das Gesäß am Boden ist und der Kopf in Verlängerung des Rückens gehalten wird. Die Hände sind am Schienbein verankert. Die Partnerin stabilisiert am Beckenrand die Haltung im Lendenbereich und kippt das Becken leicht in die Vorwärtsbeuge.

Paśchimottānāsana – Intensive Rückenstreckung
Paśchima bedeutet «Rücken», wörtlich: Westen;
Uttāna bedeutet Streckung

Wichtig ist bei Paśchimottānāsana die intensive Streckung des Rückens, vom Kopf bis zu den Fersen. (Der Rücken wird in Indien auch als «westlicher Teil» des Körpers bezeichnet.) Da es zumeist einer längeren Übung bedarf, bis der Rücken und die Beine zusammen gestreckt bleiben können, kann der Übende die Beine im Kniebereich vorerst hochziehen, um eine optimale Rückenstreckung zu ermöglichen.

41
Vorübung zu Paśchimottānāsana

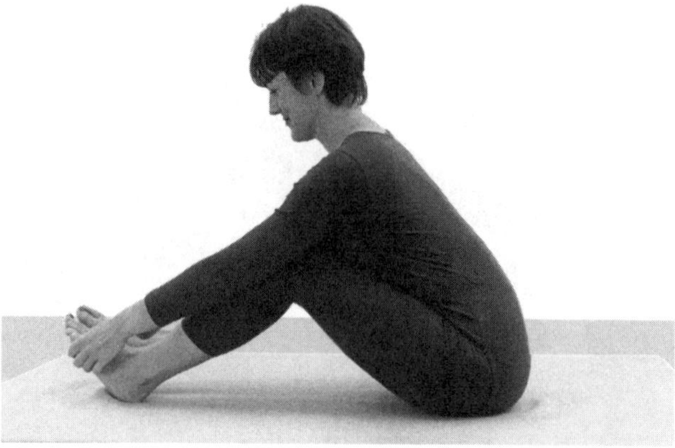

Die Hände sind an den Füßen oder am Schienbein verankert. Die Dehnung erstreckt sich vom Nacken über den Rücken bis zum Steißbein, über das Gesäß in die Rückseite der Beine hinein. In Paśchimottānāsana ist der Rücken-Bogen als «Mond-Bogen» sehr angesprochen, das heißt, «Nachgeben, Erholen, Regenerieren, Loslassen, Zeit-Haben, Verweilen, Genießen, Auftanken...». Der Rücken-Bogen und der Bein-Bogen spielen zusammen.

42
Paśchimottānāsana

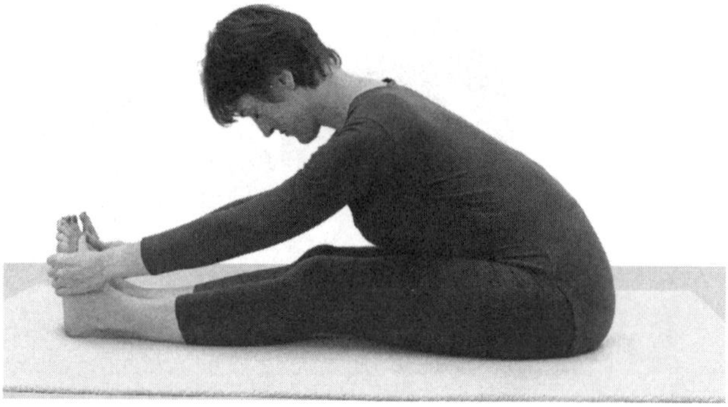

43
Paśchimottānāsana mit Hilfsmittel

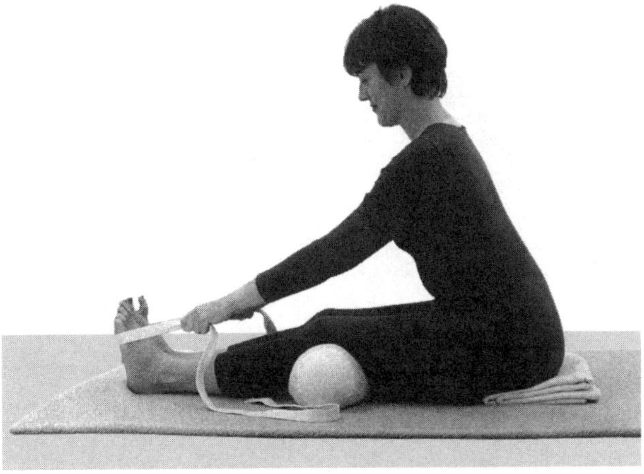

Paśchimottānāsana mit Partner und Hilfsmittel

Zur Entlastung der Beine und des Rückens kann eine Rolle unter die Knie geschoben werden, und zur sanften Dehnung nach vorne kann ein Gurt als Hilfe genommen werden.

44
Paśchimottānāsana mit Partner

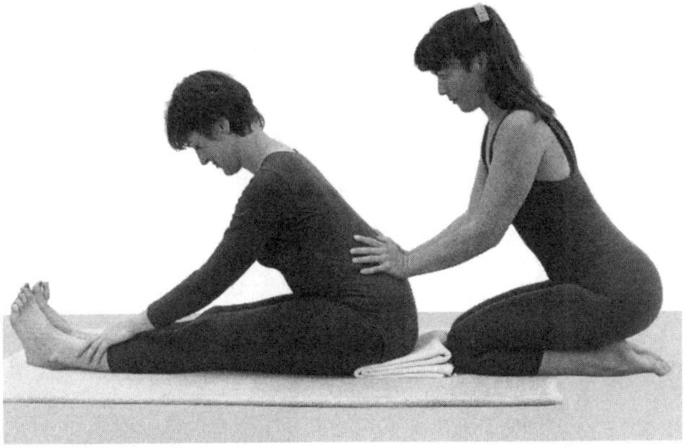

Die Übende verankert die Hände am Schienbein, die Partnerin verstärkt im Becken- und Nierenbereich die Dehnmöglichkeit nach vorne.

Refrain:
Beobachten Sie nach diesem Sitzzyklus die Merkmale Ihres Körpers und Ihrer Stimmung.
(Siehe Tabellen auf Seite 72 ff.)

Beruhigender Schulterstandzyklus – Umkehrhaltungen. ☽

Vorübung Sālamba Sarvāṅgāsana

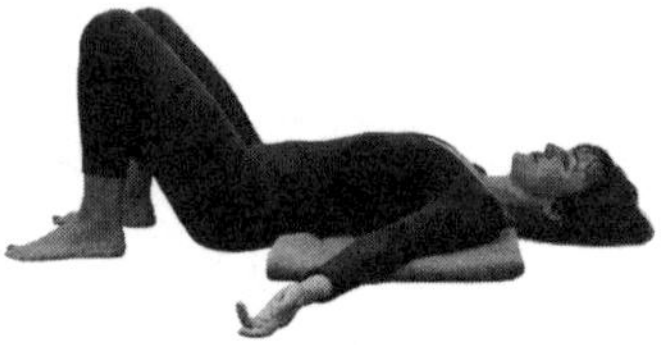

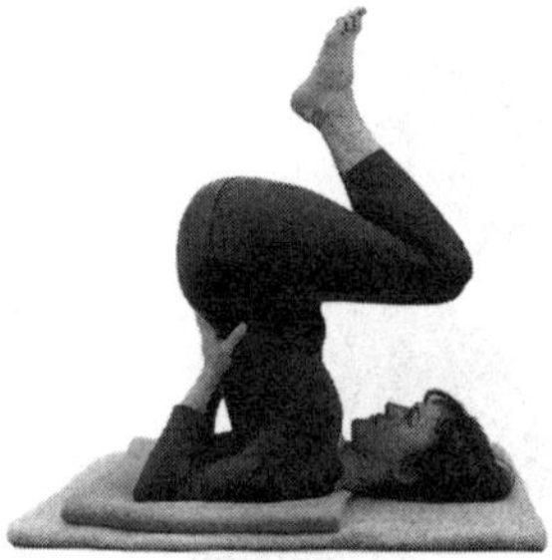

Sālamba Sarvāṅgāsana

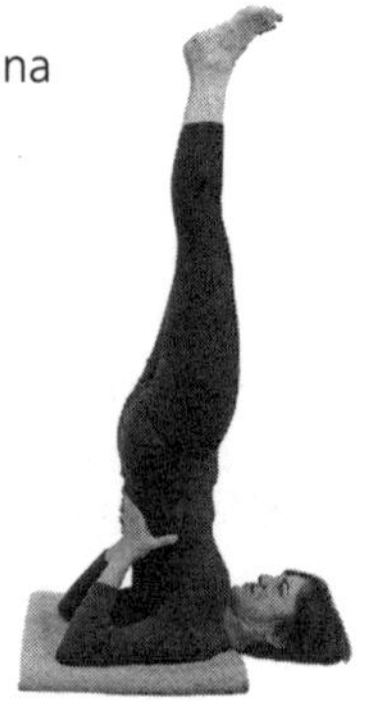

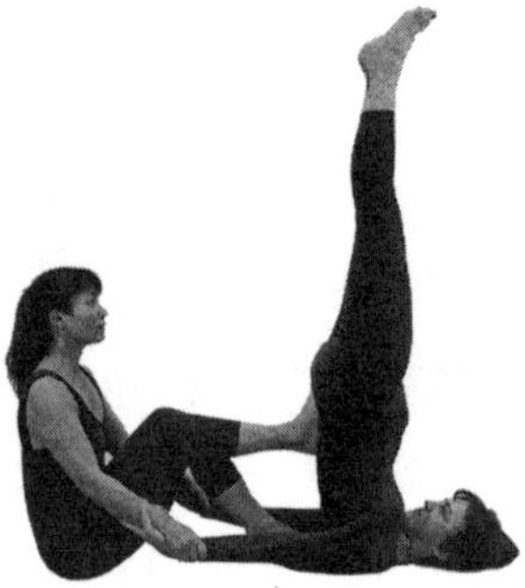

Pārśvaikapāda Sarvāṅgāsana

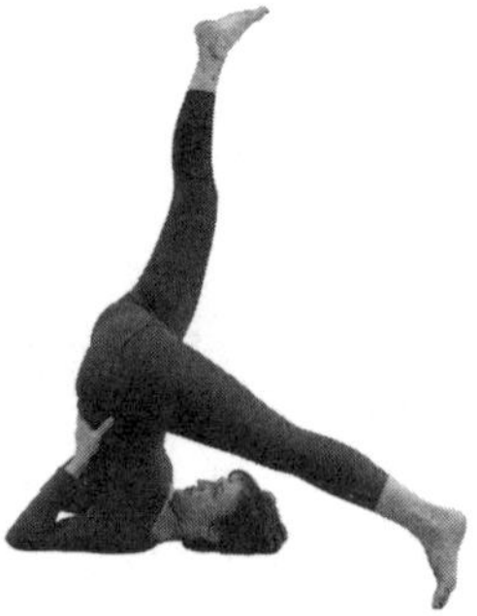

Halāsana

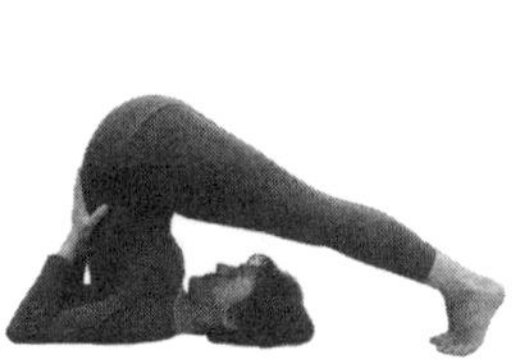

Supta Koṇāsana

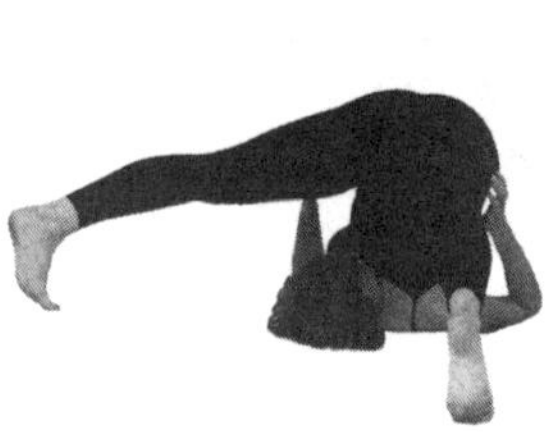

Viparīta Karaṇi

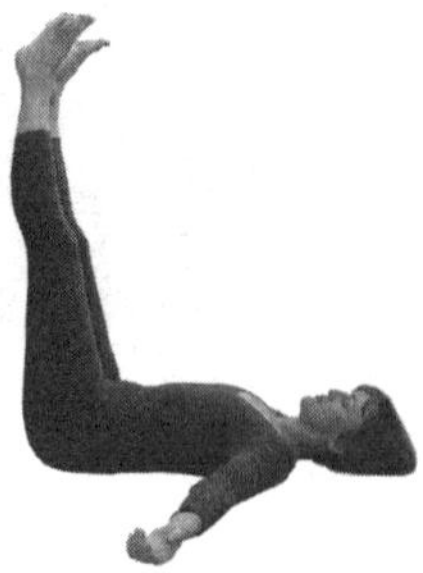

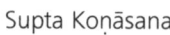

Der Schulterstandzyklus beschäftigt sich ebenso wie der Kopfstandzyklus mit Umkehrhaltungen. Von der Wirkung her gesehen sind diese beiden Zyklen Gegenspieler. Der Schulterstandzyklus soll mondhafte Empfindungen ins Spiel bringen, der Kopfstandzyklus sonnenhafte Empfindungen. In den Schulterstandvariationen steht man auch nicht auf dem Kopf, sondern auf den Schultern. Dabei bleibt der Nacken gedehnt auf der Unterlage, der Oberkörper richtet sich jedoch ab dem Schultergürtel auf. Dies erzeugt beim Übenden, solange er die Regulationsfähigkeit nicht besitzt, oft einen Druck im Halsbereich, im Kopf und in den Augen. Schulterstand-Variationen ohne dieses «Knödelgefühl» im Hals auszuführen, ist der tiefere Sinn dieser Übungen. Dies bedeutet ein Training des Kreislaufs und der Blutgefäße, um den inneren Druck zurückzunehmen zu können. Bei gelungenen Übungen wird der Kopf dabei auch nicht rot, der Übende bekommt genügend Luft, und die Hände und Füße bleiben wohltemperiert warm.

Wenn Sie diese Übungen regelmäßig zum Ende Ihrer Übungszyklen hin einnehmen, können Sie testen, wie sich die Druckverhältnisse in diesen Übungen zeigen. Beobachten Sie, wie Sie sich in diesen Übungen fühlen, wenn Sie zum Beispiel im Alltag vor den Übungen Streß hatten, oder wenn Sie an Wochenenden üben. Sie werden merken, daß der Körper speziell in diesen Übungen nie lügt. Er spiegelt Ihnen deutlich den momentanen Ist-Zustand. Ein gelungener Schulterstand kann den Blutdruck senken. Im Kopfstand dagegen wird er leicht erhöht. Wenn Sie einen «Sportler-Schulterstand» machen, das heißt, das Āsana nur mit der Muskulatur perfekt einnehmen, ohne sich emotional auf die Entspannung einzustellen, kommt der Unterschied auch im Blutgefäßnetz zum Vorschein. Denn der Blutdruck sinkt nicht, und damit ist die «kühlende Wirkung» für den Körper nicht gegeben.

Kopf und Nacken dehnen und drehen ❫

Ein entspannter Hals ist das Geheimnis der Schulterstand-Übungen. Dies können Sie mit diesen Partnerübungen vorbereiten.
Die Partnerin setzt sich bequem ans Kopfende und hebt mit beiden Händen den Kopf etwas vom Boden ab und dehnt den Nacken sanft in die Länge. Der Kopf wird dabei ganz leicht aus dem Schultergürtelbereich herausgedehnt, ohne die Blutgefäße zu spannen. Die Übende versucht ganz den Kopf abzugeben; sie läßt ihn schwer werden und gibt sein Gewicht an die Partnerin ab. (Es ist deutlich zu fühlen, ob der Übende den Kopf losläßt und abgibt oder nicht.) Lassen Sie als Übender den Hals und den Unterkiefer locker und die Augen entspannt in den Kopf sinken. Die Beine können aufgestellt oder am Boden ausgestreckt sein; sie sollen ein angenehmes Liegen ermöglichen.
Bleiben Sie eine Zeitlang in der Haltung, bevor Sie in die nächste Position gehen.

1
Kopf und Nacken dehnen und drehen. Vorübung zu den Schulterstand-Variationen. Partnerübung

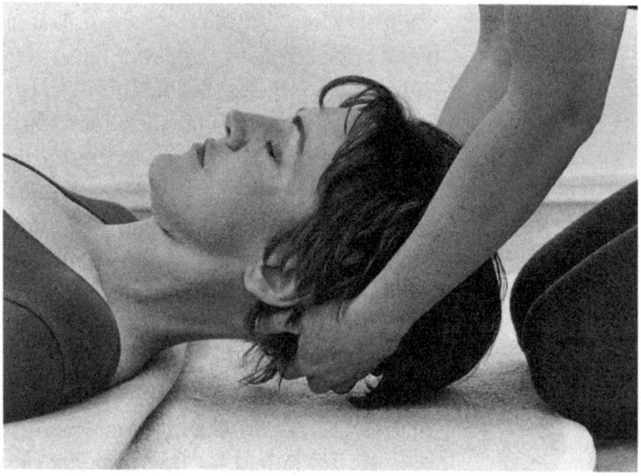

2
Der Kopf wird leicht angehoben

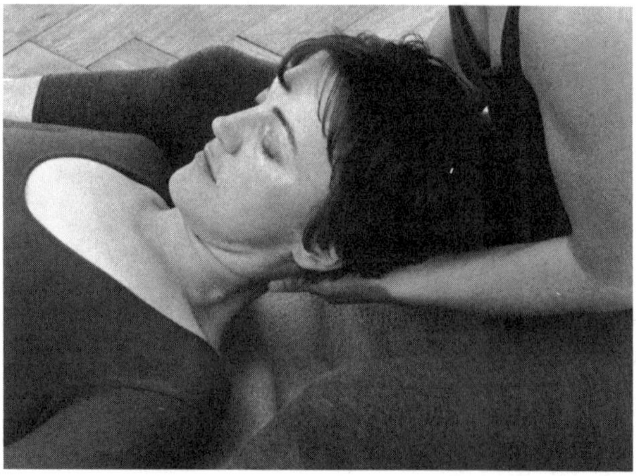

Anschließend wird der Kopf nach vorne, Richtung Brustbein gehoben. Richten Sie als Partner den Kopf mit Gefühl auf! Überschreiten Sie die Dehngrenze des Übenden nie.
Bleiben Sie wieder etwas in der Position, bevor Sie in die nächste gehen.

3
Der Kopf wird leicht gedreht

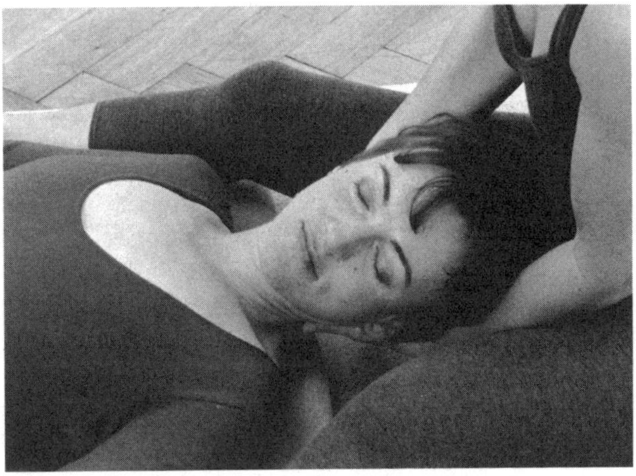

Lassen Sie dann den Kopf wieder zurücksinken, getragen von den Händen der Partnerin. Drehen Sie den Kopf langsam auf die linke Seite. Das linke Ohr sieht dabei zum Boden. Bleiben Sie etwas auf dieser Seite, drehen Sie den Kopf dann zurück und langsam auf die rechte Seite. Diesen Wechsel kann man einige Male ausführen. Bitte lassen Sie sich Zeit beim Drehen und verweilen Sie immer wieder auf einer Seite.
Dem Übenden sollte es nicht schwindelig werden. Wenn ihm der Partner das Gefühl vermittelt, daß der Kopf in seinen Händen gut aufgehoben ist, kann er die entspannende Wirkung genießen.

4
Der Kopf ruht in den Händen

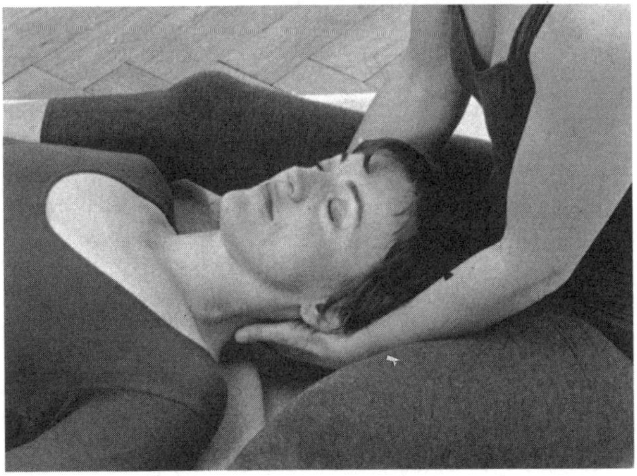

Zum Abschluß bringen Sie den Kopf wieder in die Mitte zurück. Bevor Sie den Kopf wieder ablegen, kann die Partnerin den Nacken noch einmal in die Länge dehnen oder das Kinn nach vorne zum Brustbein bringen. Legen Sie dann den Kopf zurück auf die Unterlage.
Abschließend kann der Partner seine Hände auf den Schultern des Übenden ruhen lassen und die Arme von oben nach unten etwas ausstreichen.
Dann bleibt der Übende noch etwas liegen, läßt die Wirkung nachklingen und läßt sich mit dem Aufstehen Zeit! Dann wechseln Partner und Übender die Rollen.

Sālamba Sarvāṅgāsana –
Der Schulterstand ❩

Der Schulterstand beruhigt und nährt den ganzen Körper

Wenn Sie Ihren Nacken entlasten wollen, können Sie eine zusammengefaltete Decke (cirka 5 bis 20 cm hoch) unter Ihre Schulterkanten legen. Nacken und Kopf sollten nicht darauf liegen, sondern auf der Unterlage.
Solange im Hals ein starkes Druckgefühl im Schulterstand entsteht, kann dies zur Unterstützung getan werden. Wer keinen Druck im Hals bekommt, benötigt diese zusätzliche Unterlage nicht!

5
Ausgangsposition für den Schulterstand

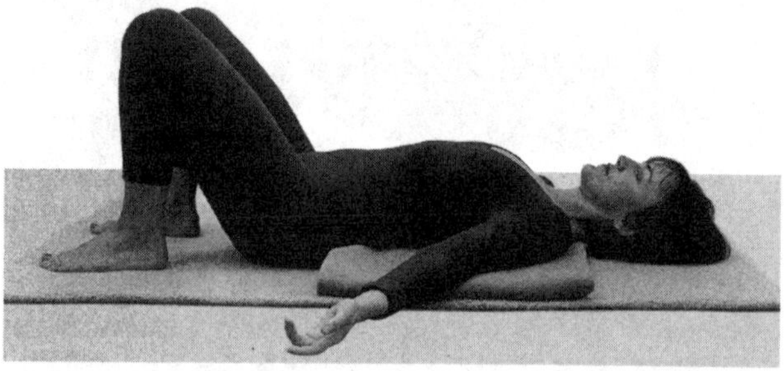

Der Rücken wird aufgerichtet, die Hände unterstützen den Rücken. Die Ellbogen sollten dabei nicht nach außen rutschen, sondern in einer Linie mit den Schultern bleiben. Die Beine sind angewinkelt, die Oberschenkel waagrecht.
In dieser Übergangshaltung können Sie ruhig länger verweilen, wenn Sie in den Schulterstand gehen oder wenn Sie vom Schulterstand zurückkommen. Der Rükken ist aufgerichtet, und es ist eine gute Haltung, um die Dehnung in der Lendenwirbelsäule zu stärken, den Druck im Hals zu regulieren und den Kreislauf an die Umkehrhaltung zu gewöhnen.

6
Vorübung –
Anhocken zum Schulterstand

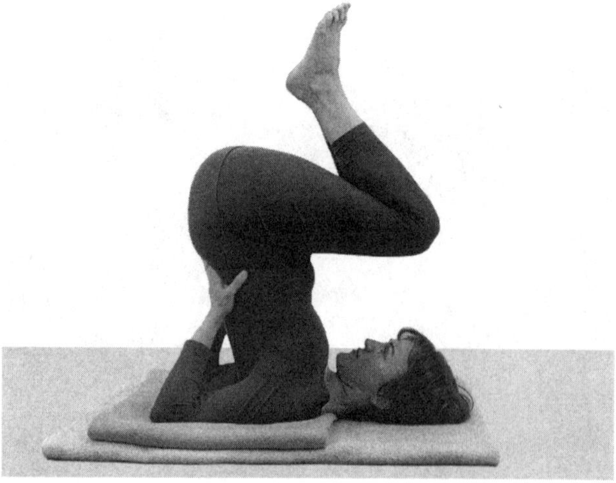

7
Sālamba Sarvāṅgāsana

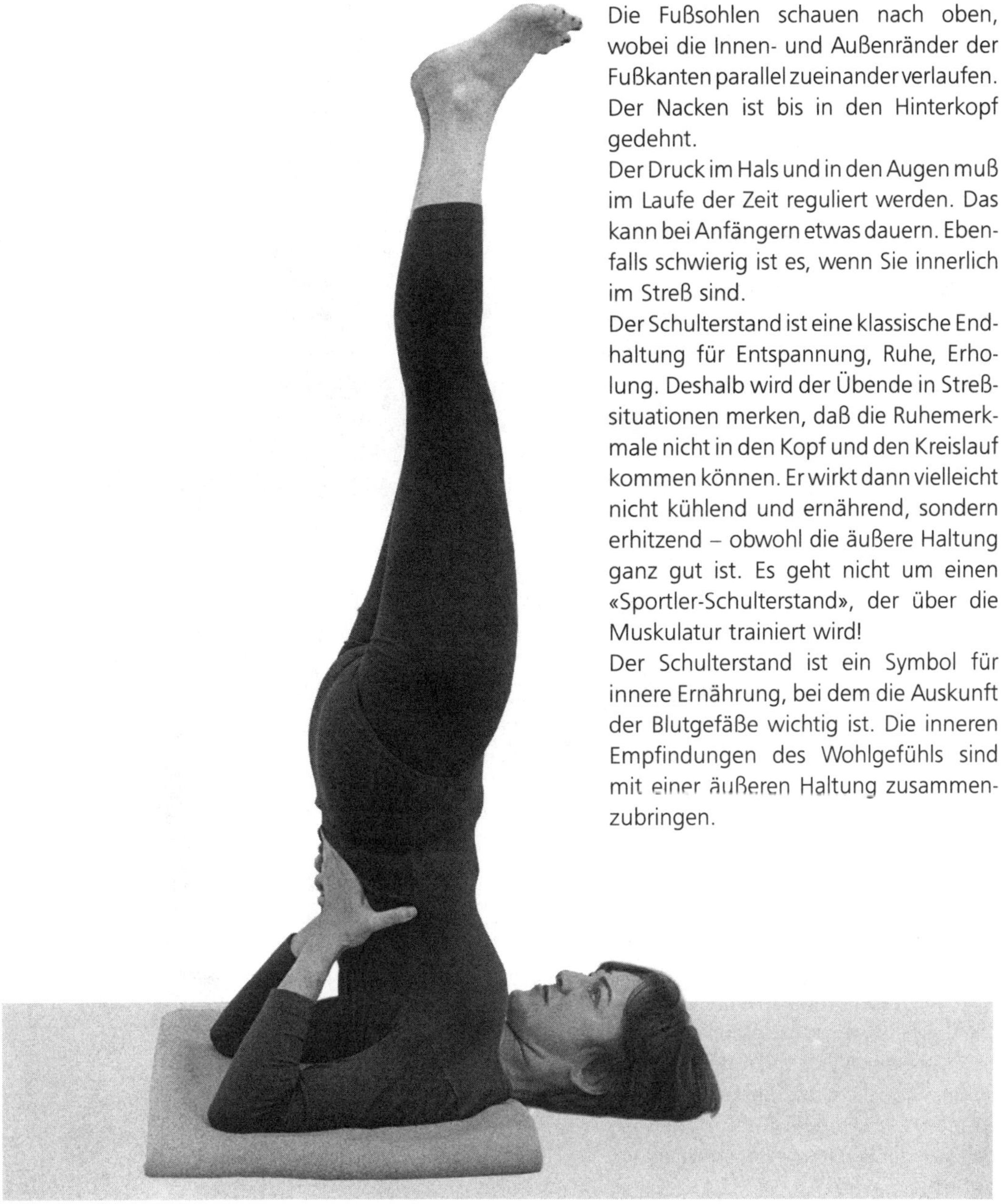

Die klassische Version des Schulterstands. Der Rücken ist aufgerichtet und kann mit den Händen unterstützt werden. Die Beine sind gestreckt, die Rückseite der Beine gedehnt bis in die Fersen hinein. Die Fußsohlen schauen nach oben, wobei die Innen- und Außenränder der Fußkanten parallel zueinander verlaufen. Der Nacken ist bis in den Hinterkopf gedehnt.

Der Druck im Hals und in den Augen muß im Laufe der Zeit reguliert werden. Das kann bei Anfängern etwas dauern. Ebenfalls schwierig ist es, wenn Sie innerlich im Streß sind.

Der Schulterstand ist eine klassische Endhaltung für Entspannung, Ruhe, Erholung. Deshalb wird der Übende in Streßsituationen merken, daß die Ruhemerkmale nicht in den Kopf und den Kreislauf kommen können. Er wirkt dann vielleicht nicht kühlend und ernährend, sondern erhitzend – obwohl die äußere Haltung ganz gut ist. Es geht nicht um einen «Sportler-Schulterstand», der über die Muskulatur trainiert wird!

Der Schulterstand ist ein Symbol für innere Ernährung, bei dem die Auskunft der Blutgefäße wichtig ist. Die inneren Empfindungen des Wohlgefühls sind mit einer äußeren Haltung zusammenzubringen.

Sālamba Sarvāṅgāsana mit Partner

Der Übende ist im Schulterstand, seine Arme liegen in Verlängerung der Schultern auf dem Boden, mit den Handflächen nach unten. Die Partnerin drückt ihre Knie leicht an den Rücken und an die Beckenkanten, sie übt dabei einen leichten Druck auf sein Steißbein aus, in die Richtung seines Kopfes. Dadurch kann sich der Rücken besser aufrichten.
(Typische Ausweichhaltung: Gesäß und Steißbein fallen in den «runden Rükken».)
Die Beine des Übenden werden von der Partnerin gehalten und dabei leicht nach oben gezogen, so daß der Druck des Gewichts von seinen Schultern genommen wird. Dieses Ziehen der Beine vom Schultergürtel weg nach oben sollte der Übende beim Alleine-Üben allmählich selbst in die Haltung einbringen.

8
Der Schulterstand als Partnerübung (1. Variante)

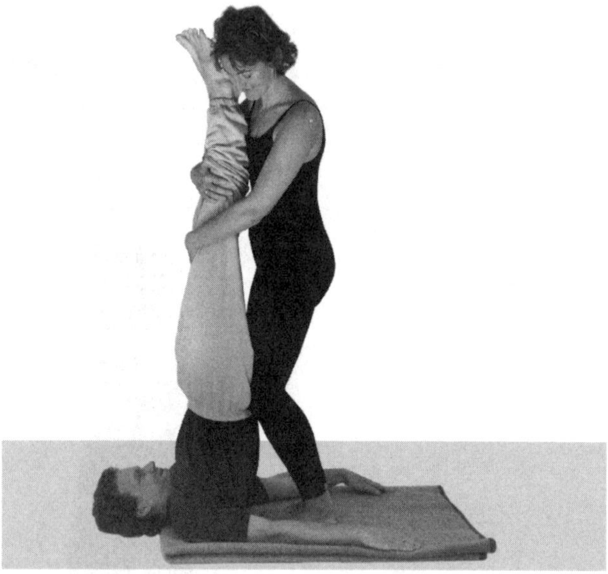

9
Der Schulterstand als Partnerübung (2. Variante)

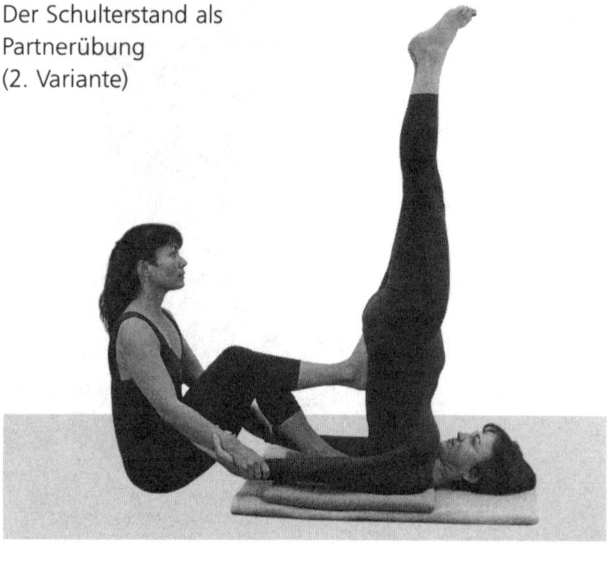

In dieser Variation dehnt die Partnerin mit ihren Händen die Arme der Übenden leicht aus dem Schultergürtel. Dabei nimmt sie einen Fuß und unterstützt mit ihrem Fußballen das Becken und das Steißbein der Übenden Richtung Kopf, so daß sich der Rücken besser strecken und aufrichten kann.

10
Pārśvaikapāda Sarvāṅgāsana

Pārśvaikapāda Sarvāṅgāsana – Im Schulterstand wird ein Bein seitlich zum Boden gedehnt

Aus der Grundhaltung des Schulterstands heraus wird ein Bein seitlich Richtung Boden gesenkt, das andere Bein wird aktiv nach oben gedehnt, so daß der Rücken nicht zusammensinkt. Die Hände können den Rücken unterstützen.
Durch die starke Dehnung des Beines wird die Beweglichkeit in der Hüfte verbessert.

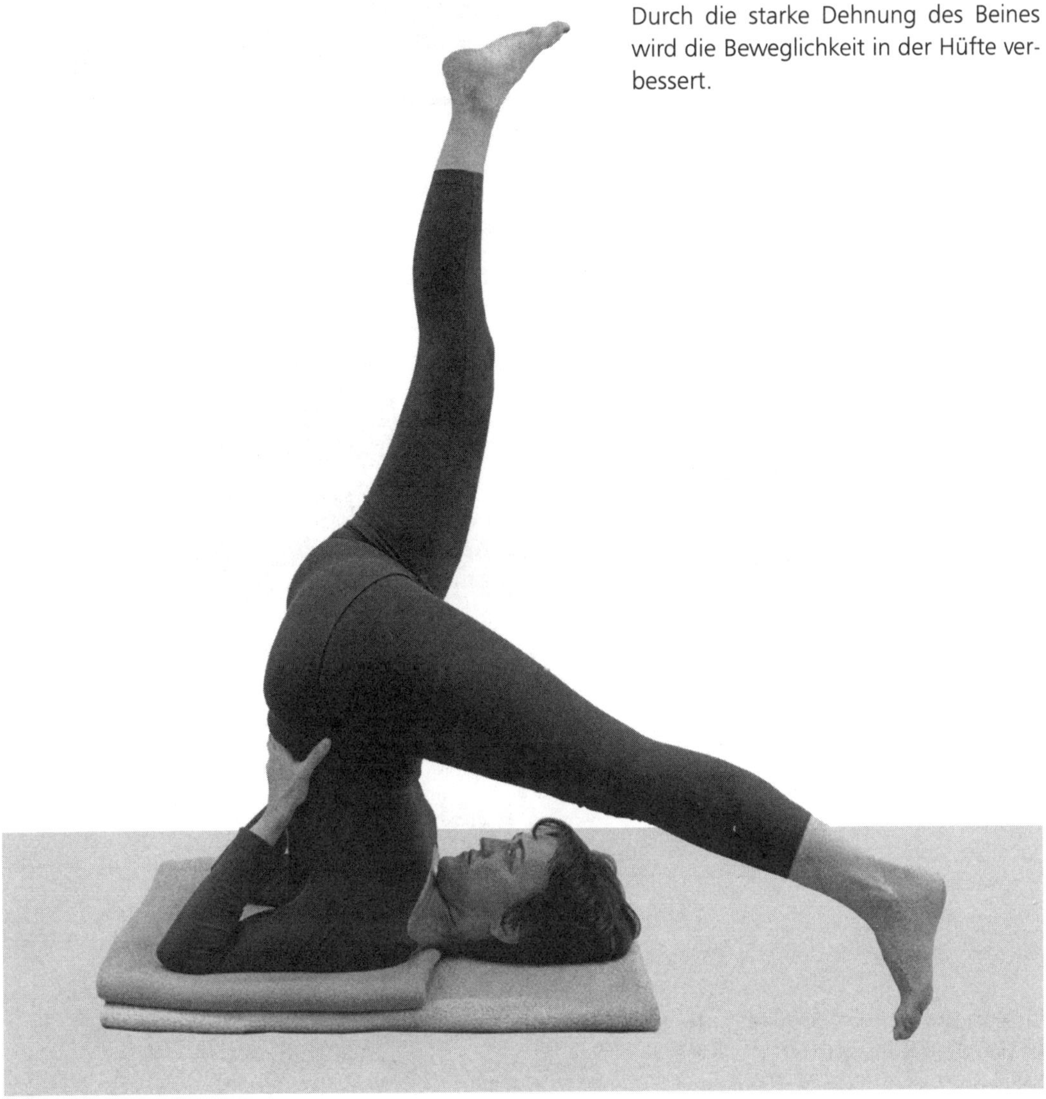

Halāsana – Der Pflug ❩

In Halāsana strecken Sie die Beine über den Kopf, die Zehenspitzen berühren dabei den Boden. Ihre Hüften dehnen Sie nach oben und die Fersen strecken Sie vom Rumpf weg. Lassen Sie die Oberarme am Boden ruhen, die Hände können den Rücken in der Aufrichtung unterstützen.
Sollte ein großer Druck im Brustkorb oder im Hals entstehen, so können Sie den Rücken etwas nach hinten sinken lassen, bis der Druck verschwindet.

11
Halāsana

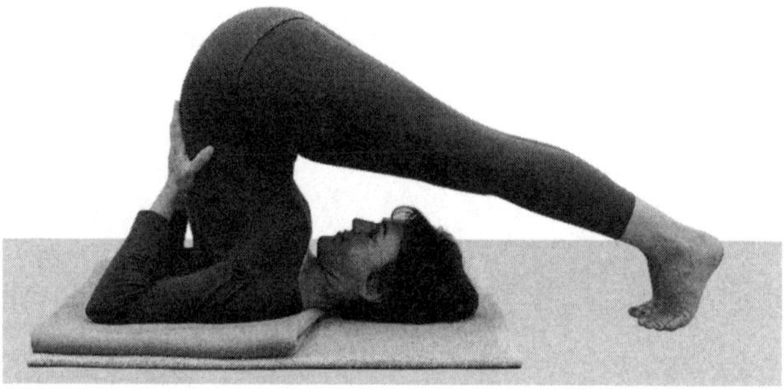

12
Variation Halāsana

Die Arme werden vom Schultergürtel aus hinter dem Rücken gestreckt, die Hände sind gefaltet. Sollte die Zugspannung dabei zu stark sein, so können die Arme parallel in Schulterbreite liegen, wobei die Handflächen zur Unterlage hin gedreht sind.

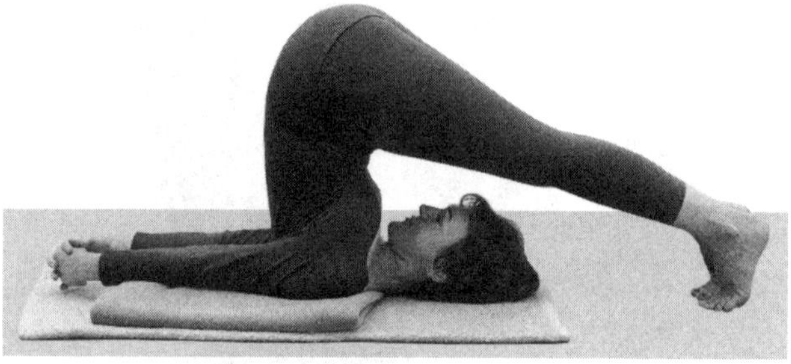

13
Variation Halāsana

Die Arme werden vom Schultergürtel aus zu den Füßen hin gestreckt; die Handflächen schauen dabei nach oben.

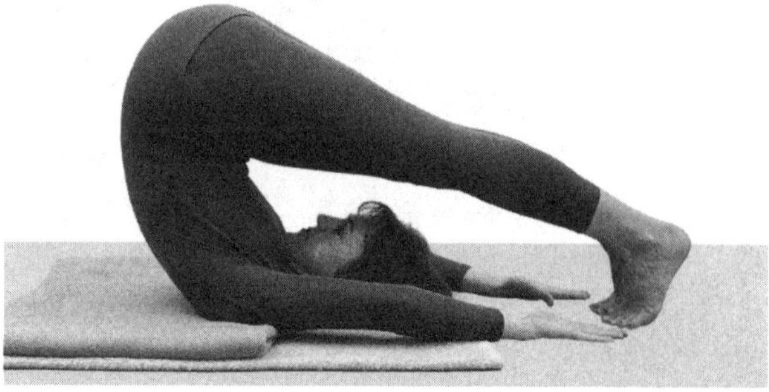

14
Vorübung Halāsana
mit Partner

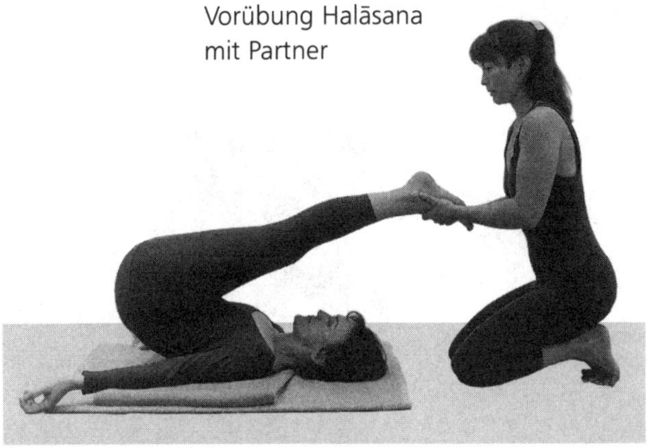

Halāsana mit Partner

Die Partnerin hebt die gestreckten Beine und zieht damit den unteren Rücken der Übenden in die Höhe. Der Brustkorb bleibt dabei am Boden und ist entlastet, auf Hals und Nacken kommt kein Druck. – Diese Übung kann eingenommen und für längere Zeit gehalten werden, oder man kann über diese Haltung in Halāsana gehen, beziehungsweise aus Halāsana zurückkommend, mit ihr abschließen.

15
Halāsana mit Partner

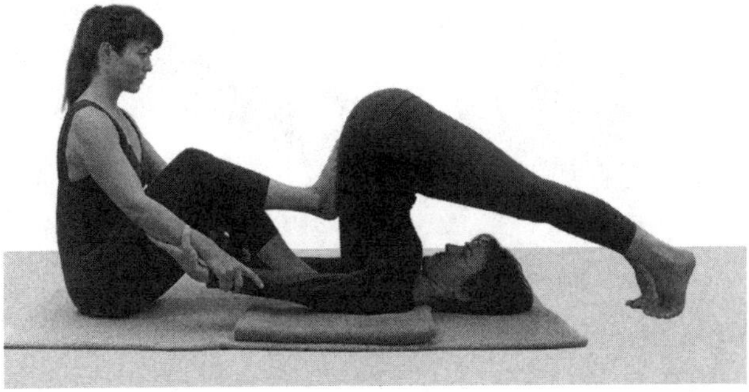

Die Partnerin sitzt hinter der Übenden. Sie hält ihre Arme, dehnt diese leicht aus der Schulter, wobei sie einen Fuß auf die Gegend der Lendenwirbelsäule mit Gefühl auflegt, so daß die Übende in diesem Bereich mehr Kraft zum Strecken bekommt.

16
Vorübung Halāsana mit Partner

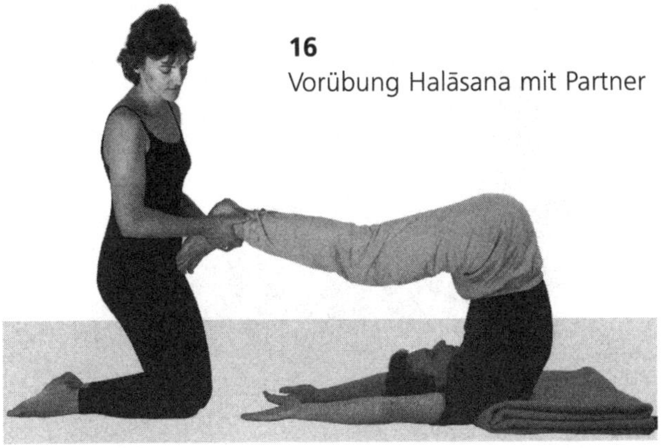

Die Partnerin hält die Beine des Partners waagrecht zu Boden und richtet dabei so gut wie möglich dessen Rücken auf. Der Übende hat die Arme hinter den Kopf auf den Boden gelegt. Die erhöhte Decke kann unter den Schultergürtel gelegt werden, so daß der Nacken mehr Entlastung erfährt.

Supta Koṇāsana – Der Pflug mit gespreizten Beinen ❯

Wie in Halāsana wird der Rücken aufgerichtet und kann mit den Händen gestützt werden. Die Beine werden weit gegrätscht, die Zehen werden auf den Boden gestellt. Vorsicht: Fallen Sie nicht in den runden Rücken, sondern strecken Sie die Rückenpartie von der Lendenwirbelsäule nach oben zur Kreuzbeingegend.

17
Supta Koṇāsana

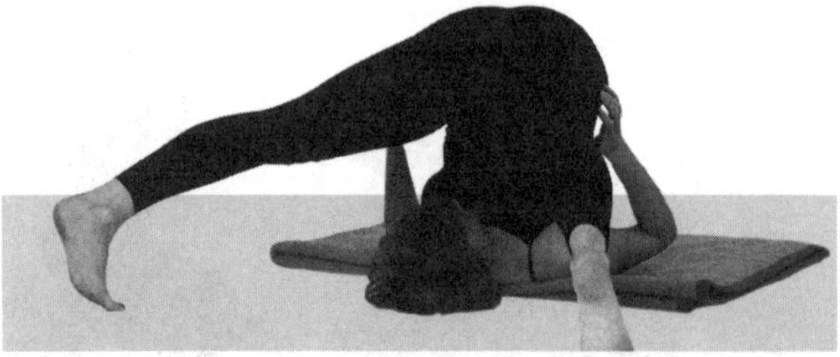

18
Partnerübung für die Entlastung des unteren Rückens – Variation

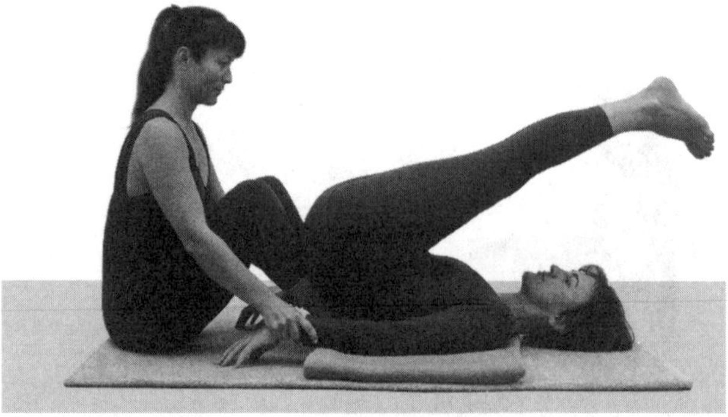

Entlastungshaltungen für den unteren Rücken ❯

Die Partnerin sitzt am Gesäß der Übenden und schiebt ihre Fußrücken und ihre Schienbeine bis zur Lendenwirbelsäule. Das Gesäß der Übenden liegt bequem auf den Schienbeinen. Ihre Arme werden von der Partnerin leicht gedehnt. Die Übende hält ihre gestreckten Beine entspannt über den Kopf.

19
Partnerübung für die Entlastung des unteren Rückens

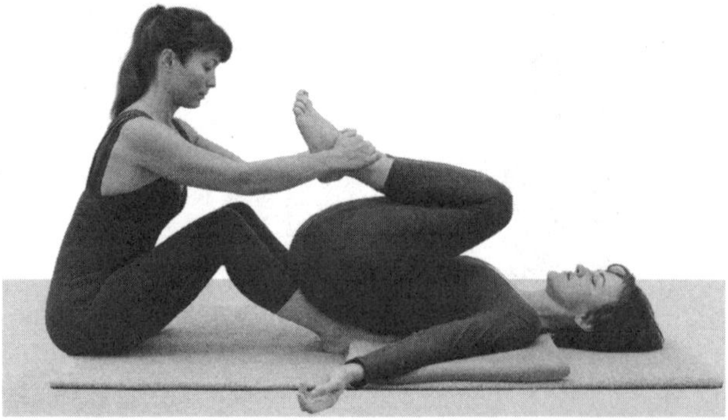

Die Partnerin leistet Hilfestellung wie bei der vorangegangenen Übung. Die Beine der Übenden sind abgewinkelt und an den Bauch herangezogen. Die Partnerin gibt einen leichten Druck auf den Fußrist-/Knöchelbereich Richtung Boden. Der Lendenwirbelsäulenbereich der Übenden erfährt eine angenehme Dehnung und Entlastung.

20
Entlastungsvariation
für den unteren Rücken mit Partner

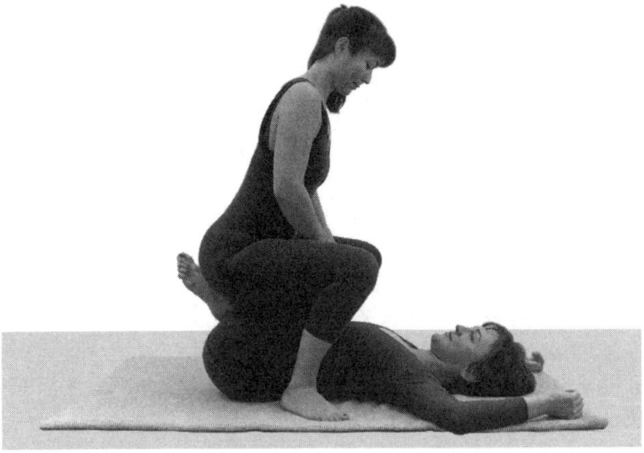

Die Übende liegt auf dem Rücken mit angezogenen Beinen; ihre Arme kann sie locker nach oben ablegen oder neben den Körper nehmen. Die Partnerin sitzt mit ihrem Schwerpunkt so auf den Schienbeinen der Übenden, daß deren Wirbelsäule ganz auf dem Boden aufliegt.

21
Schlußentspannung – Ausruhposition

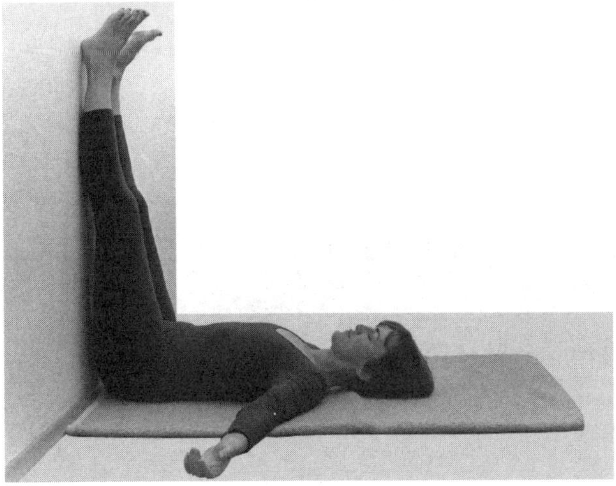

Viparīta Karaṇi – Schlußentspannung mit gestreckten Beinen an der Wand ❯

Nach dem Schulterstandzyklus kann man sich in der klassischen Haltung des Śavāsana erholen oder aber seine Beine gestreckt an die Wand legen. Dabei sollte das Gesäß ganz nahe an die Wand gerückt werden. Der Rückfluß des Blutes aus den Beinen zum Herzen hin wird so unterstützt. Diese Schlußhaltung hat regenerative Wirkung und entlastet auch den unteren Bereich der Wirbelsäule.

Śavāsana – die bewußte Schlußentspannung. ☽

Schließen Sie Ihre Āsana-Zyklen oder Prāṇāyāma-Sitzungen immer mit Śavāsana ab. Śavāsana ist ein klassisches Āsana, das wörtlich mit «Totenstellung» übersetzt werden kann. Gemeint ist damit, daß sich der Übende nach den vielen Haltungen, in denen er seinen Willen, seine Konzentration, seinen Sinn für Symmetrie, seine Beobachtung und seine Ausdauer geschult hat, in Śavāsana ausruhen soll. Dieses Ausruhen ist ein absolut passiver, meditativer Zustand. Lassen Sie den ganzen Rücken, den Hinterkopf und die Hinterflächen der Arme und Beine schwer werden und «in den Boden versinken». Spüren Sie, wie sich Ihre Atmung beruhigt und vertieft. Betrachten Sie die Bilder, die von innen her entstehen, ohne einzugreifen. Lassen Sie es geschehen. Die Füße und Beine rollen von den Hüftgelenken aus entspannt nach außen. Die Hände sind total weich, sie greifen nicht mehr und zeigen entspannt nach oben. Kleben Sie die Arme nicht zu nahe an den Körper, sondern legen Sie sie cirka 30° bis 40° vom Körper entfernt ab. Dehnen Sie Ihren Nacken zum Hinterkopf, ohne daß sich der Hals verspannt. Schließen Sie Ihre Augen und lassen Sie sie tief in den Kopf einsinken. Stellen Sie sich vor, daß Ihre Augen in warmem Wasser eingebettet liegen und alle Reibung und Trockenheit dadurch aus den Augen verschwinden. Entspannen Sie die Augenwinkel, die Stirn, den Unterkiefer und die Zungenwurzel. Lassen Sie Ihr Gesicht breit und offen werden, und fühlen Sie sich vertrauensvoll vom Boden getragen. Beobachten Sie, ob Ihr Kreislauf durch das Üben stabil geworden ist und sich eine warme, gleichmäßige Temperatur in Ihrem ganzen Körper ausbreitet.
Auch Śavāsana, die gekonnte Entspannung, ist eine Kunst. Dieses Āsana läßt sich nicht erzwingen. Üben Sie regelmäßig mit innerer Hingabe und Absichtslosigkeit. Wenn Sie regelmäßig starke Probleme haben, sich zu entspannen, und diese Ruhe und Stille in Ihnen Unruhe und Streß hervorrufen sollten, dann werden Sie sich dessen bewußt. Suchen Sie die Wurzeln dieser Rastlosigkeit. Lernen Sie, Śavāsana zu genießen, wie einen Feierabend nach getaner Arbeit.

1
Śavāsana: mit Decke unter dem Kopf-/Schulterbereich und einer Rolle unter den Knien.

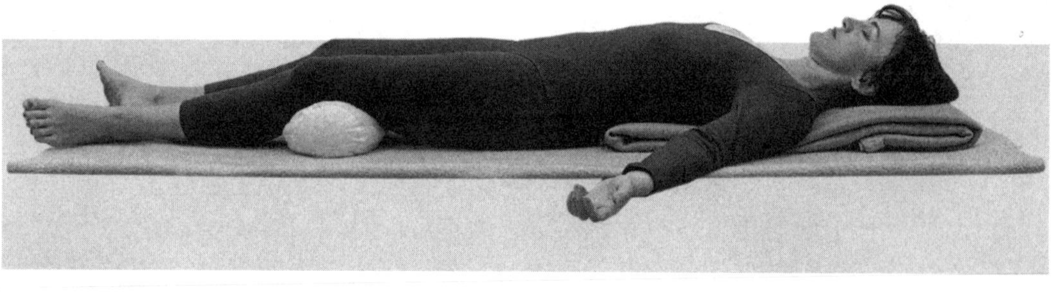

2
Śavāsana

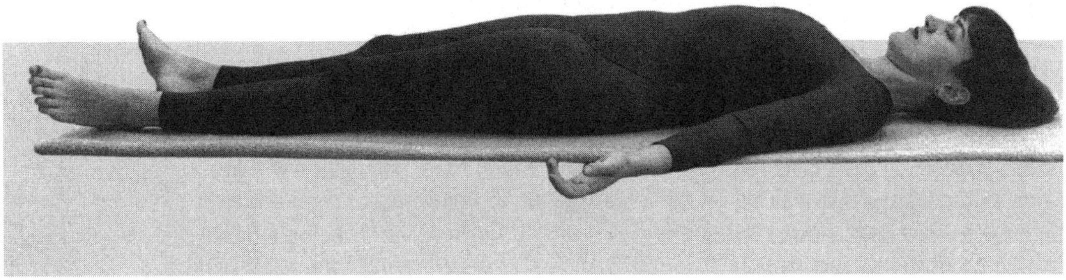

3
Śavāsana: Variation mit aufgestellten Beinen zur Entlastung der Lendenwirbelsäule. Diese Position kann immer dann am Ende eines Übungszyklus eingenommen werden, wenn man mit ausgestreckten Beinen ins Hohlkreuz fällt oder Schmerzen hat.

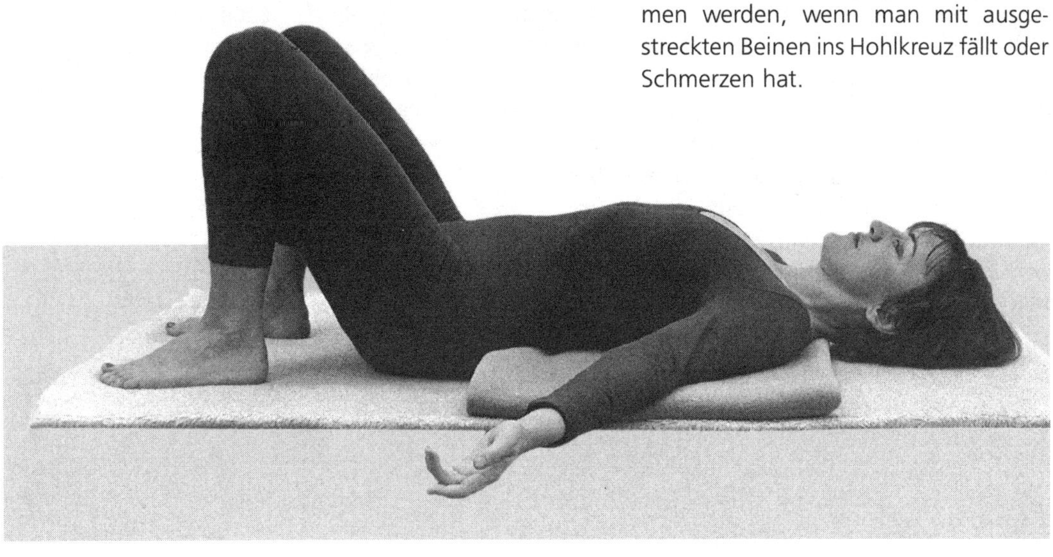

Prāṇāyāma – Die Atemregulierung. ☽ ✳

In Prāṇāyāma stehen die Atmung und der innere Stoffwechsel im Vordergrund, die bewußt gemacht und reguliert werden sollen. *Prāṇā* bedeutet Atem, Lebensenergie. Im europäischen Raum gibt es dafür das Wort «Odem» (Lebenshauch), im Chinesischen das Wort «Chi». Dieses Prāṇā wird mit der Atemluft und dem Sauerstoff in den Körper aufgenommen und fließt in Energiekanälen durch den ganzen Organismus und versorgt ihn mit Lebensenergie.

Nadis sind grundsätzlich Kanäle im Körperinneren, die Luft, Blut, Nährstoffe usw. befördern. Es gibt mehrere tausend Nadis, zu ihnen gehören auch die Luftwege, die Nerven und Blutgefäße (wie Venen und Arterien). Wenn diese Nadis blockiert oder verengt sind, kann die Lebensenergie nicht mehr frei zirkulieren. Dies kann zu Störungen, Unwohlsein oder Krankheit führen. Ein Ziel von Āsanas und Prāṇāyāmas ist es, die Nadis zu reinigen, so daß Prāṇa alle Zellen im menschlichen Körper erreicht und ausreichend mit Energie versorgen kann.

Yāma bedeutet soviel wie Disziplinierung, Lenkung... (Yāma und Niyāma sind die zwei Grundstufen des achtpfadigen Aṣṭhanga-Yoga, siehe Seite 47.) Yāma bedeutet für den Prāṇāyāma-Übenden, daß die Atmung nicht mehr nur unbewußt abläuft, sondern in gewollte Bahnen gelenkt werden kann. Die Lunge und die Atemwege sollten mit der Zeit optimal arbeiten. Dabei sollte sich die Lunge bei der Einatmung und der Ausatmung gut ausdehnen können und Atempausen ohne inneren Druck erlebt werden. In Prāṇāyāma wird die Atemlänge kontrolliert, der Atemrhythmus (gleichmäßig/ungleichmäßig) beobachtet, und schließlich spielt auch eine Rolle, wieviel eingeatmet und ausgeatmet werden kann, wie tief die Atmung wird und welche Eigenschaften sie hat.

Prāṇāyāma sollte frühestens vier Stunden nach dem Essen ausgeführt werden. Am besten jedoch morgens, vor dem Frühstück. Wenn man kurz vor Prāṇāyāma etwas ißt, so kommt es zu einer anderen Empfindung des Stoffwechsels. Werden Āsana-Zyklen geübt, die persönlich nicht ermüden, so können Prāṇāyāma-Übungen daran angeschlossen werden. Hat man sich in den Āsanas stark körperlich angestrengt, so sollte eine Pause von 30 bis 60 Minuten eingelegt werden, bevor Atemübungen gemacht werden.

Ein intensiver Einstieg in Prāṇāyāma sollte nur unter fachkundiger Anleitung eines Lehrer geschehen. Falsch ausgeübtes Prāṇāyāma kann den Organen genauso Schaden zufügen wie falsch eingenommene Āsanas. Kanalisierte Atemenergie kann die Wirkung eines Schneidbrenners haben und, fehlgeleitet, das Nervensystem schädigen. Interessanterweise kommen die Worte «Leben» und «Tod» in Prāṇāyāma zum Vorschein. Prāṇa bedeutet Lebensenergie, Yāma ist auch der Gott des Todes. Kann Prāṇa nicht mehr richtig fließen, öffnet Yāma seine Tore. Fließt Prāṇa optimal, so ist ein volles Leben und Erleben gesichert.

Die Atmung

Die Yogaübungen dienen dazu, unsere Atmung zu befreien. Fehlhaltungen beeinträchtigen die Atmung. Die Atmung wird durch unsere Haltung und durch unsere persönlichen Gewohnheiten geprägt und äußert sich bei jedem Einzelnen unterschiedlich durch bestimmte Empfindungen, Reaktionen sowie Merkmale. Da die Atemqualität auch mit dem emotionalen Zustand zusammenhängt, halten wir bei psychischen oder sozialen Belastungen oft die Luft an, seufzen tief oder atmen schneller, flach, unregelmäßig usw. Subjektiv kann die Luft als scharf, trocken empfunden werden, kann jemandem die Luft zu dick werden.
In den Āsanas sollte die Atmung – wie im Alltag auch –, frei fließen können und tief werden. Auch wenn manche Übungen anstrengend sind, sollte sich der Übende bemühen, die Luft nicht anzuhalten und im Hals zu pressen.

Die Lunge und die Atmung

Die Atmung ist ein Gasaustausch zwischen dem Organismus und der Umwelt. Die Atmungsluft nimmt ihren Weg über Nase – Rachen – Kehlkopf – Luftröhre – in die Lungen hinein. Die Lunge ist ein schwammartiges Organ, welches in der Brusthöhle liegt und sich in ihrer Form völlig anpaßt. Geschützt wird sie nach außen durch die Rippen. Zur Bauchhöhle hin ist sie durch das Zwerchfell begrenzt. Die Atmung unterteilt sich in die Einatmung und die Ausatmung. Bei der Einatmung muß der Druck in den Lungenbläschen niedriger sein als der atmosphärische Druck der Umwelt. Es entsteht ein Unterdruck. Bei der Ausatmung sollte sich eine umgekehrte Druckdifferenz ergeben. Um diesen Druck herzustellen, muß sich das Lungenvolumen bei der Einatmung vergrößern und bei der Ausatmung verkleinern. Dies wird einerseits direkt durch die Bewegung des Zwerchfells, andererseits mit Hilfe der sonstigen Atemmuskeln indirekt über die Bewegungen des Brustkorbs erreicht.

Die *Einatmung wird unterstützt* durch die Anspannung des Zwerchfells, die Hebung beziehungsweise Vergrößerung des Brustkorbs, durch die Anspannung der Brustmuskeln und der äußeren Zwischenrippenmuskeln und sonstiger diverser Hilfsmuskeln, die den Brustkorb anheben.
Die *Ausatmung wird unterstützt* durch die Muskeln der Bauchdecke, die das Zwerchfell nach oben drängen, die Senkung des Brustkorbs, die Entspannung des Zwerchfells.
Wenn sich der Brustkorb während der Einatmung weitet, erhöht sich der Unterdruck in der Lunge.

1
Schnitt durch die Lunge mit Brustkorbvolumen bei der Ein- und Ausatmung

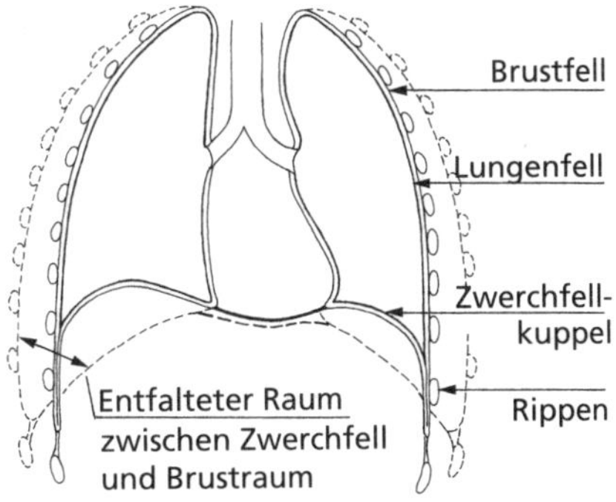

Die Erweiterung des Brustkorbs kann in den Āsanas und Prāṇāyāmas willentlich forciert werden, zum Beispiel durch die seitliche Bogenspannung oder die Brustbein-Bogenspannung.
Die Atmung wird vom Atemzentrum aus gesteuert und reguliert. Die normale Atemfrequenz beträgt 16 bis 20 Atemzüge in der Minute. Dabei wird pro Minute zirka 7,5 l Luft ein- und ausgeatmet.
Mit der Einatmung wird Sauerstoff aufgenommen, der in die Lungenbläschen gelangt. In diesen Alveolen findet der Gasaustausch statt. Von da aus wird der Sauerstoff ins Blut aufgenommen und über den Blutkreislauf zu den Geweben transportiert. Von dort gelangt er in das Zellinnere. Dieser Blutkreislauf teilt sich auf in den großen Körperkreislauf und den kleinen Lungenkreislauf. Das sauerstoffreiche Blut wird von der Lunge zum linken Herzen über den kleinen Kreislauf transportiert. Von hier aus wird es durch die arteriellen Blutgefäße durch den Körperkreislauf zu den Blutkapillaren in der Peripherie gebracht. Dort wird Sauerstoff ins Gewebe abgegeben und Kohlendioxid (CO_2) aufgenommen. Das venöse Blut, volkstümlich auch als «verbrauchtes Blut» bezeichnet, wird über die Venen zum rechten Herzen befördert. Von hier aus pumpt das Herz das Blut über den Lungenkreislauf in die Lunge, welche mit einem feinen Kapillarnetz ausgestattet ist. Hier findet der Austausch statt. Das Blut gibt in den Lungenbläschen sein Kohlendioxid ab und nimmt wieder Sauerstoff auf.

Psychosomatischer und sozialer Zusammenhang der Atmung

Beobachten Sie, ob die Lunge die Bereitschaft hat sich zu öffnen! Wenn die Viskosität des Gewebes in der Lunge zu stark ist, kann sie sich nicht öffnen. Das bedeutet, daß die Lunge Widerstand gegen den atmosphärischen Druck leistet. In diesem Fall hätte die Lunge zuviel Mond-Eigenschaften (snigdha/viskös; Eigenschaft des Wasser-Elements). Öffnet sich die Lunge nicht, zeigt sie ihre Unfähigkeit, mit der Luft umzugehen. Im Verhalten zeigt sich bei dieser Person daher die Tendenz, daß sie in Streßsituationen dazu neigt, sich innerlich zurückzuziehen und sich handlungsunfähig zu fühlen. Dies entspricht der Sehnsucht, in den Mutterschoß zu fallen. Entwicklungsgeschichtlich ist es so zu sehen, daß sich die Lunge an die Zeit erinnert, in der sie selbst nicht atmen mußte. Eine Person, bei der sich dies zeigt, regrediert in diese Zeit.
Die entgegengesetzte Möglichkeit besteht darin, daß die Lunge gar keinen Widerstand gegenüber der Umwelt entgegensetzen kann. Das Gewebe in der Lunge dehnt sich zu stark. Die Lunge ist aufgebläht und zeigt zuviele Sonnen-Eigenschaften. Beim Einatmen kommt zuviel Luft in die Lunge, und der Innendruck steigt zu stark. Diese Person bekommt ein Gefühl, als ob sie «platzen» würde, und kann sich nicht zurücknehmen.
Wenn nun bei der Atmung ein sattes und volles Gefühl vorhanden ist, sind die Sonnen- und Mond-Eigenschaften ausgeglichen. Atmung und Haltung sind in diesem Fall synchron.

Prāṇāyāma – Atemübungen im Liegen ☽

Legen Sie sich eine Weile auf Ihre Decke wie in Śavāsana. Lenken Sie Ihre Aufmerksamkeit auf Ihre Atmung und nehmen Sie bewußt wahr, wo Sie die Atembewegungen spüren. Greifen Sie nicht willentlich ein. Beobachten Sie den Atemrhythmus, die Atemlänge, die Atemqualität. Versuchen Sie mehr und mehr, die Atmung frei fließen zu lassen. Üben Sie ohne Zeitdruck und mit innerer Hingabe. Gehen Sie dann langsam dazu über, die tiefe Ein- und Ausatmung zu lenken.

Merkmale für eine synchrone Atmung:
Regelmäßigkeit, ohne Druck, Tiefe, langsames Fließen, Gefühl von Raum und Fülle im Brustkorb, die Nasenschleimhäute sind feucht und kühl.

Streßmerkmale in der Atmung:
Die Atmung ist unregelmäßig, kurz, schnell, rauh, reibend; die Lunge ist unter Druck, eng, leer. Die Nasenschleimhäute sind heiß und trocken.

Atmen Sie langsam durch die Nase. Die Atmung sollte frei vom Bauch zum Brustkorb, bis zu den Schlüsselbeinen fließen können. Beim Einatmen weitet sich der Brustkorb und das Zwerchfell sinkt und verkleinert dabei den Bauchraum. Wölben Sie den Bauch nicht nach außen. Die Bewegung der Einatmung zeigt sich durch senkrechtes Hochziehen und in einer Umfangserweiterung. Beim Ausatmen sinkt der Brustkorb zusammen, und das Zwerchfell kommt nach oben, wobei es den Lungenraum verkleinert.
Wenn Sie sehr aufgeregt sind oder Ihr Herzschlag nicht normal ist, gehen Sie zu keiner weiteren Atemübung über.
Sie können tiefes Ein- und Ausatmen auch in einer Sitzhaltung üben.

2
Liegen auf der Decke –
Bewußte Tiefenatmung

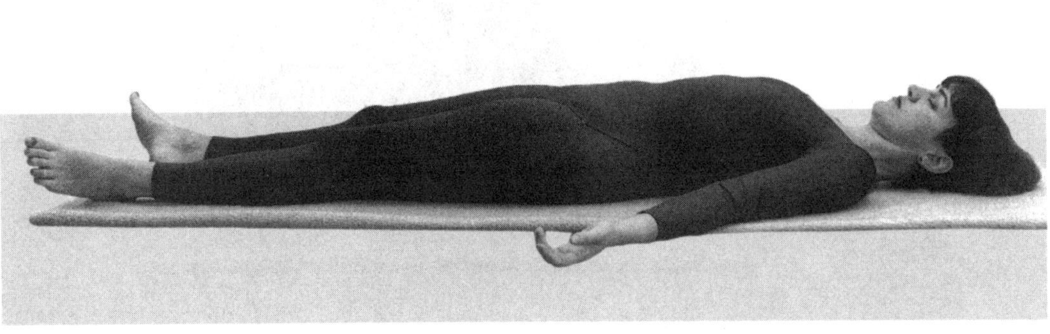

Prāṇāyāma – Grundhaltung im Sitzen ☽

Sitzhaltungen werden erst dann bequem sein – auch über einen längeren Zeitraum hinweg –, wenn die Spannungen im Bein-Becken-Bogen und im Rücken-Bogen ausgeglichen sind. Für Prāṇāyāma-Übungen sind ein aufgerichtetes Becken und eine starke Wirbelsäule wichtig. Fallen Ihnen diese Sitzhaltungen anfangs schwer, so setzen Sie sich zum Üben aufgerichtet auf einen Stuhl.
Eine einfache Grundhaltung ist der Schneidersitz. Legen Sie ein Bein vor das andere, und richten Sie Ihre Wirbelsäule auf. Lassen Sie das Becken nicht nach hinten kippen. Schieben Sie die Schulterblätter auseinander, und legen Sie die Handflächen nach oben gedreht bei den Knien auf die Oberschenkel. Senken Sie den Blick nach innen, ohne die Augen ganz zu schließen. Wechseln Sie nach angemessener Zeit die Beine. Als Anfänger können Sie sich natürlich nach 5 bis 10 Minuten Sitzen im Liegen ausruhen, um dann im Sitzen fortzufahren.

3
Einfache Prāṇāyāma-Grundhaltung: Schneidersitz.
Ein Bein liegt vor dem anderen, und die Wirbelsäule ist aufgerichtet

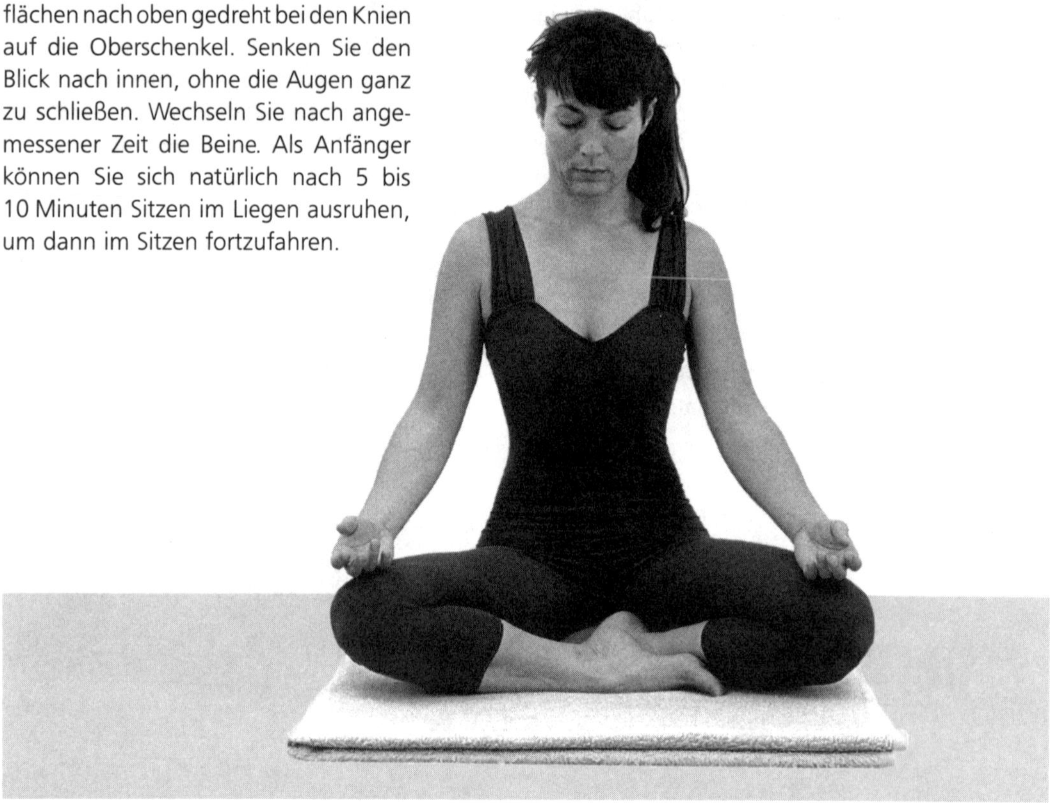

4
Sitzhaltung wie in Abb. 3,
Seitenansicht:
Sitzen auf einer Deckenerhöhung.
Unter den nach vorne geneigten Kopf wird ein zusammengerolltes Tuch gegeben und mit dem Kinn gehalten

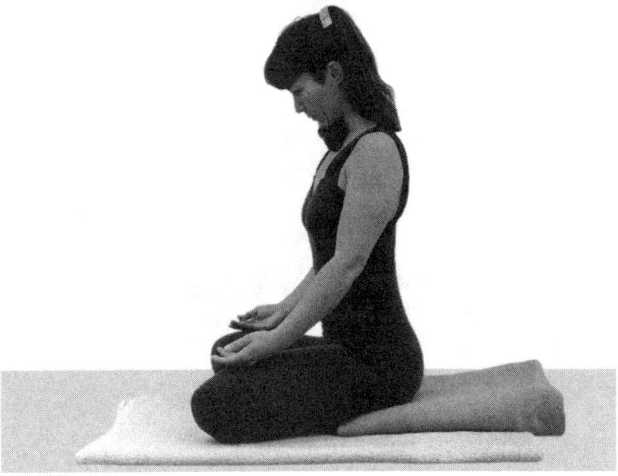

Wenn die Spannungen in den Beinen zu groß sind oder das Becken nach hinten kippt, kann man sich auf eine oder mehrere zusammengefaltete Decken setzen, so daß die Beine bequemer von der Hüfte aus zum Boden sinken können.
Im Prāṇāyāma soll sich der Kopf nach vorne neigen, das Kinn senkt sich dabei in Richtung Brustbein. Dadurch werden die Blutgefäße und das Herz vor Überhitzung geschützt. Klassisch wird dies als Jālandhāra Bhanda bezeichnet. Um diese Kopfneigung zu trainieren, kann man sich ein zusammengelegtes Tuch oder eine gefaltete Socke zwischen Kinn und Brustbein legen und mit dem Kinn festhalten. Dabei wird der Nacken gestreckt und gut nach vorne gedehnt.

5
Partnerübung

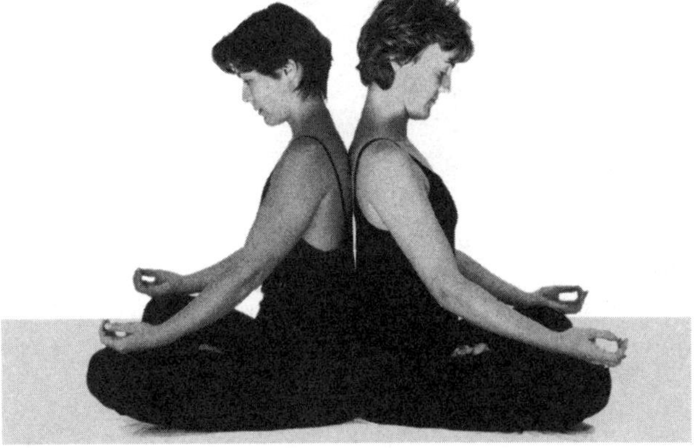

Zur Entlastung der Aufrichtemuskulatur des Rückens, kann man sich Rücken an Rücken mit einem Partner setzen. Die Wärme im Rücken unterstützt ein längeres Sitzen. Versuchen Sie den Kontakt am Gesäß und an den Schulterblättern herzustellen. Der Partner ist zum Aufrichten, nicht zum Anlehnen da! Dehnen Sie die Wirbelsäule und neigen Sie den Nacken nach vorne. Verlieren Sie Ihre Wurzeln zum Boden nicht! (Als Variation zur Partnerübung kann man sich auch alleine mit dem Rücken an eine Wand setzen.)

Prāṇāyāma-Handhaltung

Es gibt Prāṇāyāma-Übungen, in denen die Finger benötigt werden, um die Atemluft zu regulieren. Die folgende Abbildung zeigt die Grundhaltung für die Hand und die Finger. Der Zeigefinger und der Mittelfinger werden von der rechten Hand nach innen gerollt; der Daumen und der Ringfinger und der kleine Finger berühren sich leicht.

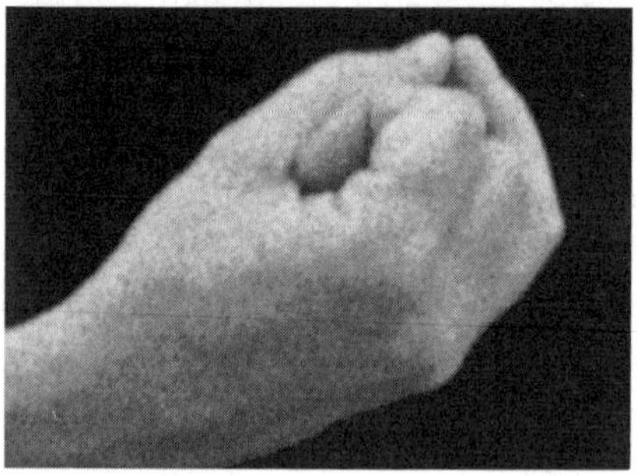

Setzen Sie sich in eine Prāṇāyāma-Sitzposition. Halten Sie Ihre rechte Hand an die Nase. An der Nase öffnen sich die Finger leicht. Die Nase wird zwischen die Daumen und die beiden kleinen Finger genommen. Die Finger liegen an der Nase in der Mulde unterhalb des Nasenbeins mit einem sanften Druck, so daß die Atemluft noch bequem und angenehm durch die Nase fließen kann. Die kraftvollen Finger (Zeigefinger und Mittelfinger) werden in diesem Spiel ausgeschaltet. Der Kopf wird mit dem Kinn Richtung Brustbein geneigt. Die linke Hand liegt geöffnet auf dem linken Oberschenkel. Spüren Sie, ob die Atmung auf jeder Nasenseite gut fließen kann. Kommen Sie unter Druck, wenn Sie mit den Fingern die Nase minimal verengen? Hören Sie ein Reiben oder Pfeifen bei der Atmung? Wenn Sie durch die Nase atmen, sollte ein

6

Prāṇāyāma-Grundhaltung im Schneidersitz auf einer Sitzerhöhung. Die rechte Hand in der Prāṇāyāma-Handhaltung

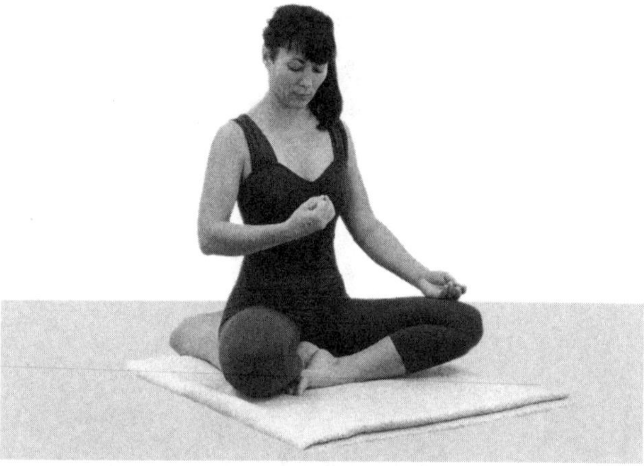

7

Prāṇāyāma-Grundhaltung im Schneidersitz auf einer Sitzerhöhung. Die rechte Hand wird mit der Prāṇāyāma-Handhaltung zur Nase geführt

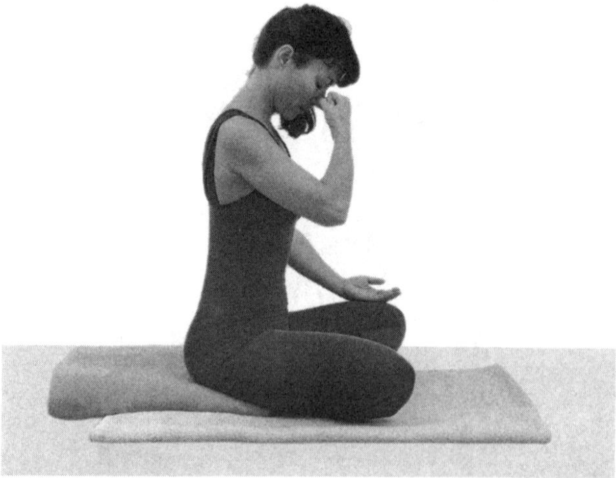

nasaler Atemton entstehen, der tief im Rachenraum beginnt. Üben Sie niemals laut und schnaufend Prāṇāyāma aus. Prāṇāyāma ist ein sensibles Atmen, das nur sehr leise ausgeführt wird.
Mond-Eigenschaften zeigen sich in den Schleimhäuten, wenn sie feucht und kühl bleiben. Die Nasenflügel sind sensible Stellen, die mit dem Herzen korrespondieren. Sie sollten butterweich sein. *Sonnen-Eigenschaften* zeigen sich in erhitzten und trockenen Schleimhäuten und in harten, ledernen Nasenflügeln. (Streß, innere Aufregung.)

Die Wasser-Atmung – aufbauende, kräftigende Wirkung

Mond-Eigenschaften

Nehmen Sie eine Sitzhaltung ein und neigen Sie das Kinn gut in Richtung Brustbein. Führen Sie die rechte Hand an die Nase: Der Daumen ist am rechten Nasenflügel, die beiden kleinen Finger auf der linken Nasenseite. Mit diesen Fingern wird nun sanft die Nasenspitze zugehalten, so daß Sie nur mehr durch den unteren Teil der Nase atmen können. Sie sollten mühelos noch genügend Luft bekommen. Der untere Teil der Nase ist dem Element «Wasser» zugeordnet. Bei dieser Atmung kommen Mond- und Kapha-Eigenschaften in die Empfindung, dadurch wirkt diese Übung kräftigend und aufbauend. Fühlen Sie sich in dieser Zeit generell zu schwer, zu müde, zu träge, so wird die Atmung nicht gerne im unteren Bereich der Nase fließen und sie werden dort nur mit Mühe atmen können. Wenn Sie beim Test spüren, daß dies der Fall ist, gehen Sie zu einer anregenden Atemübung über.

Die Feuer-/Luft-Atmung – anregende, abbauende Wirkung

Sonnen-Eigenschaften

Die Finger halten den unteren Bereich der Nase zu. Schieben Sie dabei die Nasenflügel etwas nach oben. Atmen Sie rechts und links durch den oberen Teil der Nase. Der obere Nasenbereich ist den Elementen «Luft» und «Feuer» zugeordnet. Bei dieser Atmung kommen Sonnen- und Pitta-/Vata-Eigenschaften in die Empfindung. Diese Übung wirkt dadurch anregend und substanzzehrend. Fühlen Sie sich in dieser Zeit generell zu aktiv, zu schnell, zu unruhig, so wird die Atmung nicht gerne durch den oberen Nasenbereich fließen. Wenn die Atmung zu heiß und trocken ist oder nur mit großem Widerstand dort fließt, üben Sie nicht weiter. Gehen Sie zu einer beruhigenden Übung über.
Sie können im Test feststellen, welche Übung Sie am Übungstag benötigen. Entscheiden Sie sich: Brauchen Sie beruhigende Atemübungen oder aktivierende? Üben Sie nicht beide Übungen intensiv am gleichen Tag.

Mit Nāḍīs sind im folgenden Energiekanäle, insbesondere die Nervenbahnen, gemeint. In ihnen fließt die Energie des Prāna. Beim Prāṇāyāma sollen die Nerven gereinigt und gestärkt und das Nervensystem stabilisiert werden.

In den beiden letzten Prāṇāyāmas wurde die Nase in «oben» und «unten» aufgeteilt. Es gibt auch noch eine Unterteilung von «links» und «rechts».

Chandra Bhedana Prāṇāyāma – «Durchbruch des Mondes» ☽

Chandra (oder Idā) bedeutet Mond;
Bhid (Wurzel von bhedana) bedeutet
durchbohren, durchkommen

Chandra Bhedana Prāṇāyāma:
Einatmen immer durch das linke
Nasenloch (Chandra oder Idā-Nādī),
Ausatmen immer durch das rechte
Nasenloch (Sūrya oder Pingala-Nādī)

Wenn eine mondhafte Stimmung erzielt werden soll, so wird die linke Nasenseite angesprochen. Dies ist die Idā-Seite. Nehmen Sie eine bequeme Sitzposition ein, den Schneidersitz oder den halben Lotussitz. Die rechte Hand kommt zur Nase. Dabei hält der Daumen die rechte Nasenseite beim Einatmen zu: Links einatmen, rechts ausatmen. Beim Ausatmen halten die beiden kleinen Finger die linke Seite der Nase zu. Wechseln Sie die Finger rhythmisch. Beobachten Sie wieder, ob die Luft in der linken Nasenseite ohne Widerstand fließen kann. Sonst wechseln Sie zu einer anregenden Übung über.

Sūrya Bhedana Prāṇāyāma – «Durchbruch der Sonne» ☼

Sūrya bedeutet Sonne

Sūrya Bhedana Prāṇāyāma:
Einatmen immer durch das rechte
Nasenloch (Sūrya oder Pingala Nādī),
Ausatmen immer durch das linke
Nasenloch (Idā oder Chandra Nādī)

Wenn eine sonnenhafte Stimmung erzielt werden soll, so wird die rechte Nasenseite angesprochen. Dies ist die Pingala-Seite. Wenn die rechte Hand zur Nase kommt, halten die beiden kleinen Finger die linke Seite der Nase zu: Rechts einatmen, links ausatmen. Beim Ausatmen hält der Daumen die rechte Seite der Nase zu. Setzen Sie diesen rhythmischen Wechsel mit weichem Fingerspiel fort. Beobachten Sie, ob die Atmung in der rechten Nasenseite ohne Widerstand fließen kann. Sonst wechseln Sie zu einer beruhigenden Übung über.

Sie können im Test feststellen, welche Übung Sie am Übungstag benötigen. Entscheiden Sie sich: Brauchen Sie beruhigende Atemübungen oder aktivierende? Üben Sie nicht beide Übungen intensiv am gleichen Tag.

Nādī Shoddhana Prāṇāyāma – Die Wechselatmung ☽ ☼

Soddh (Wurzel von shoddhana)
bedeutet wechseln

Nādī Shoddhana Praṇayāma in
einer Sitzhaltung.
Abwechselnd durch die linke und
rechte Seite der Nase atmen

Die rechte Körperhälfte und das rechte Nasenloch werden durch die linke Gehirnhälfte kontrolliert, der mehr rationale Funktionen zugeordnet werden. Die linke Körperhälfte und das linke Nasenloch werden durch die rechte Gehirnhälfte kontrolliert, der mehr assoziative/bildhafte Funktionen zugeordnet werden. Der Ausgleich zwischen diesen Gehirnhälften schafft innere Synchronisierung und einen Ausgleich Richtung Ganzheitlichkeit.

Nādī Shoddhana Prāṇāyāma stellt diese Symmetrie her und bringt den Kopf ins Gleichgewicht. Durch regelmäßiges und längeres Üben kann diese Übung Einseitigkeiten im Energiefluß ausbalancieren.

Sitzen Sie in einer bequemen Sitzhaltung oder im halben Lotussitz. Senken Sie den Kopf, Kinn Richtung Brustbein und stellen Sie ein gutes Jālandhāra Bhanda her.

Bringen Sie die Finger zur Nase und halten Sie mit den beiden kleinen Fingern die linke Seite der Nase zu. Atmen Sie durch die rechte Seite der Nase aus. Dann atmen Sie auf der rechten Seite ein.
Fingerwechsel! Die Daumenkuppe verschließt nun die rechte Seite der Nase, ohne dabei die Nasenscheidewand zu verbiegen. Atmen Sie links aus und wieder ein.
Fingerwechsel! Beliebig wiederholen. Beenden Sie den Zyklus, indem Sie durch das rechte Nasenloch ausatmen.

Dieser rhythmische Wechsel der Ein- und Ausatmung auf beiden Nasenseiten verbindet Chandra Bhedana Prāṇāyāma mit Sūrya Bhedana Prāṇāyāma.

Sie können alle Prāṇāyāma-Übungen 5 bis 15 Minuten üben, solange Sie nicht unter Druck geraten. Machen Sie zwischendurch Pausen, wenn Sie dies benötigen.
Beenden Sie Ihre Prāṇāyāma-Übungen, indem Sie sich 5 bis 10 Minuten in Śav*āsana ausruhen.*

Diese Prāṇāyāma-Übungen erfordern viel Aufmerksamkeit, Konzentration und Sensibilität und bereiten die Meditation vor.

Refrain:
Beobachten Sie nach den Atemübungen die Merkmale Ihres Körpers und Ihre Stimmung.
(Siehe Tabellen auf Seite 72 ff.)

Dhyana-Meditation.

Meditation ist ein Zustand, in dem der persönliche Wille ausgeschaltet ist. Es ist ein Zustand der Betrachtung, der Versenkung und des Zeit-Habens. Es ist kein Nachdenken über etwas, sondern ein Kommen-Lassen von Bildern, die im Inneren aufsteigen. Beobachten Sie sich selbst, wann in ihrem Alltag ganz natürlich meditative Phasen ihren Platz haben. Auch der nächtliche Schlaf kann als natürliche Meditation bezeichnet werden. In den Traumphasen ist die Großhirnrinde noch aktiv, während die Muskulatur lahmgelegt wird. Bildsequenzen reihen sich assoziativ aneinander und ergeben einen eigenen Sinn. Die Nacht wählt andere Bilder als der Tag. Lineares, willenbetontes Denken gibt es in der Nacht nicht, sie ist ganzheitlich strukturiert. Im Traum wird die ganze Gehirnrinde gleichmäßig durchblutet und aktiviert, nicht nur einzelne Funktionen oder Areale. Im Tagesbewußtsein werden oft bestimmte Fähigkeiten trainiert oder lokale Gehirnareale benutzt, bei gleichzeitiger Ausschaltung anderer. Der Traumzustand ist ein kreativer, jedoch unbewußter Zustand, der mit einer Tiefenentspannung einhergeht. Traumphasen wechseln in der Nacht mit traumlosen Tiefschlafphasen ab, in denen sich der Mensch zutiefst regeneriert und wieder Kraft schöpft. Kein Mensch kann allzu lange leben, wenn er nicht mehr zu den nächtlichen Energie-Tankstellen der Traum- und Tiefschlafphasen kommen kann. Im Yoga nimmt man bewußt Sitzhaltungen des Prāṇāyāma ein, um sich innerlich in meditative Haltungen zu begeben.

Rituelle Meditation. «Andacht». Nepal 1988

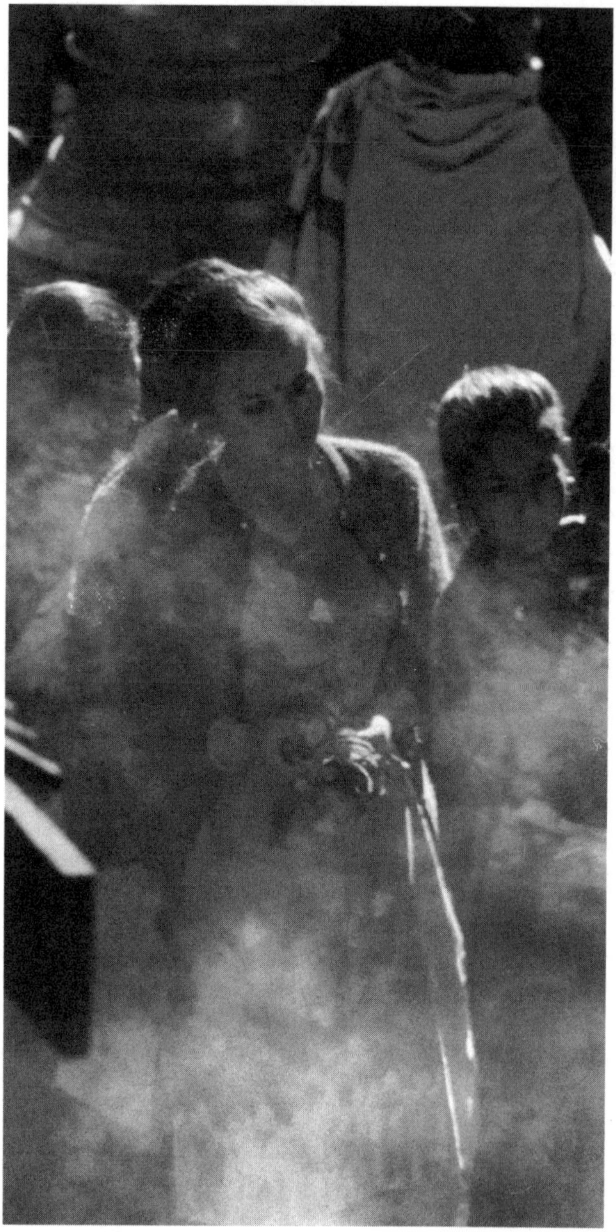

1
Sitzen im Meditationssitz:
hier im Schneidersitz

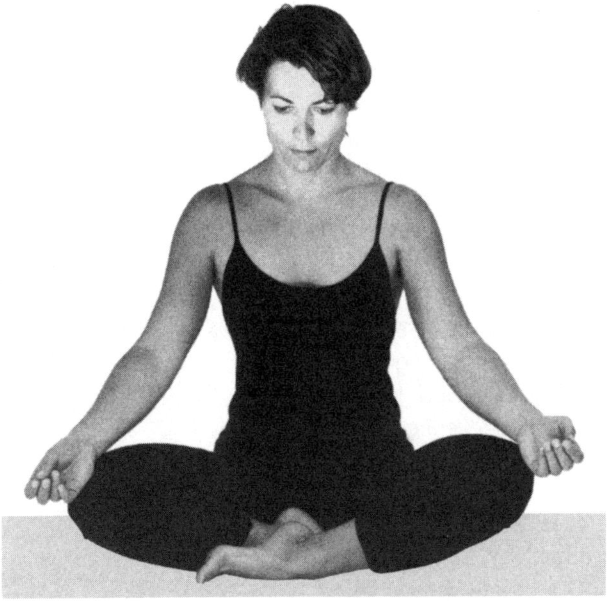

Es gibt zwei Formen der Meditation:

Die Meditation mit Inhalt: Hier kann vor einem Bild oder zu einem Gedanken meditiert werden. Betrachten Sie Ihre Bilder, wie sie zu den Themen aufsteigen und vergehen.

Die Meditation ohne Inhalt: Hier wird das Bewußtsein trainiert, daß der Übende lange Zeit in absoluter Ruhe sitzen kann, ohne durch irgendwelche aufsteigenden Gedanken gestört zu werden. Unterdrücken Sie dabei aufkommende Gedanken niemals! Es muß ein selbstverständliches Zur-Ruhe-Kommen von innen her sein, in dem der Meditierende ganz bei sich selbst ist und große Zufriedenheit erfährt. Dies ist der Weg von Citta Vrtti Nirodha des Patanjali. Die Schwankungen des Wesens haben sich beruhigt, und es entsteht eine neue Welt der Empfindung.

2
Partnerübung: Sitzen in der Meditationshaltung, Rücken an Rücken
(Schneidersitz oder Ardha Padmāsana)

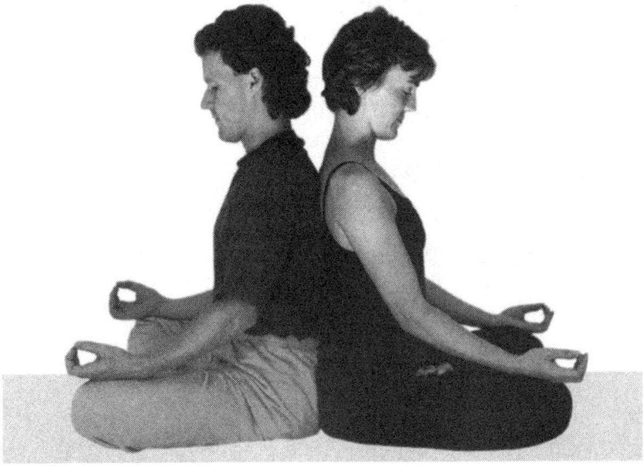

In der Meditationshaltung ist die ganze Wirbelsäule bis zum Nacken gedehnt. Das Kinn neigt sich dabei nicht zum Brustbein. Die Hände liegen entspannt über den Oberschenkeln, mit nach oben geöffneten, empfangenden Handflächen. Die Augen können halb oder ganz geschlossen sein. Der Blick richtet sich dabei nach innen. Keinesfalls sollte dabei ein müdes oder schläfriges Gefühl entstehen. Selbst bei geschlossenen Augen strahlt diese Haltung innere Präsenz und Wachsamkeit aus.

Anhang

Literaturhinweise

Avalon, Arthur: Die Schlangenkraft. O. W. Barth Verlag 1982

Athavale, V. B.: Basic Principales of Āyurveda. Town Printery Bombay 1980

Bäumer, Bettina (Hrsg.): Patanjali, Die Wurzeln des Yoga. O. W. Barth Verlag 1982

Bäumer, Bettina: Abhinavagūpta. Wege ins Licht. Benziger Verlag 1992

Bäumer, Bettina: Upanishaden. Kösel Verlag 1997

Bögle, Reinhard: Das große Yoga-Buch. Humboldt Verlag 1995

Bräutigam, W./Christian, P.: Psychosomatische Medizin. Thieme Verlag 1986

Brunner, Uschi/Wicklein, Heike: Die Kunst der Ayurvedischen Massage. Kösel Verlag 1997

Chopra, Deepak: Āyurveda – Gesundsein aus eigener Kraft. Goldmann Verlag 1996

Clifford, Terry: Tibetische Heilkunst. Ullstein Sachbuch 1990

Dash, Bhagwan: Caraka Samhita. Vol. I und II. Chowkhamba Sanskrit Series Office 1997

Desikachar, T. K. V.: Yoga – Tradition und Erfahrung. Via Nova Verlag 1991

Deussen, Paul: 60 Upanishads des Veda. Indol. Texte Bd. 3. Kleine Verlag 1980

Dürr/Zimmerli (Hrsg.): Geist und Natur. Scherz Verlag 1989

Eliade Mircea: Yoga. Unsterblichkeit und Freiheit. Suhrkamp Taschenbuch 1985

Frawley, David: Āyurvedic Healing. Passage Press 1989

Fromm/Suzuki/Martino: Zen-Buddhismus und Psychoanalyse. Suhrkamp Taschenbuch 1976

Gandhi, Mahatma: Wegweiser zur Gesundheit. Diederichs Verlag 1988

Hertel, Johannes: Indische Märchen. Diederichs Verlag 1986

Heyn, Birgit: Die sanfte Kraft der indischen Naturheilkunde. O. W. Barth Verlag 1992

Hillebrandt, Alfred: Upanishaden. Diederichs Verlag 1977

Icke-Schwalbe, Lydia: Die Erzählungen des Vishnu. C. H. Beck Verlag 1989

Iyengar, B. K. S.: Licht auf Yoga. O. W. Barth Verlag 1983

Iyengar, B. K. S.: Licht auf Prānāyāma. O. W. Barth Verlag 1985

Iyengar, B. K. S.: Der Baum des Yoga. O. W. Barth Verlag 1991

Iyengar, Gita: Yoga – Ein Weg für die Frau. O. W. Barth Verlag 1993

Johari, Harish: Grundlagen der āyurvedischen Kochkunst. Windpferd Verlag 1988

Johari, Harish: Ancient Indian Massage. Munshiram Manoharlal Publishers Ltd. 1984

Lad, Vasant: Das Āyurveda-Heilbuch. Schangrila Verlag 1986

Lad, Vasant/Frawley, David: Die Āyurveda-Pflanzen-Heilkunde. Windpferd Verlag 1991

Larbig, Wolfgang: Schmerz. Kohlhammer Verlag 1982

Leboyer, Frederick:
Weg des Lichts. Yoga für Schwangere.
Kösel Verlag 1980
Leboyer, Frederick: Sanfte Hände.
Kösel Verlag 1996
Lobo, Rocque: Yoga – Sensibilitätstraining für Erwachsene.
Hueber-Holzmann Verlag 1978
Lobo, Rocque (Hrsg.):
Jahrbuch für Yoga. Prana 1980.
O. W. Barth / Scherz Verlag 1979
Lobo, Rocque (Hrsg.):
Jahrbuch für Yoga. Prana 1981.
O. W. Barth / Scherz Verlag 1980
Lobo, Rocque:
Zur Geschichte des Āyurveda.
Lehrbrief IPSG 3-KT-3. Fortbildungsinstitut a. d. Kath. Stiftungs-FHS für Sozialwesen München 1986
Lobo, Rocque:
Yoga. Elementarkurs Band 1–6.
Hueber-Holzmann Verlag 1987
Lobo, Rocque: Āyurveda.
Besser leben im Rhythmus der Zeit.
M & T Edition Astroterra 1987
Lobo, Rocque:
Traum und Karma im Āyurveda.
Diederichs Verlag 1990
Lobo, Rocque:
Horizont der Amphidromie.
Hrsg. Instituto Piaget, Lissabon / Institut für Gesundheitspädagogik München 1992
Lonsdorf, Nancy / Butler, Veronika / Brown, Melanie: Āyurveda für Frauen.
Knaur Verlag 1994
Marti, Devi: Kinderyogabuch.
Juris Verlag 1980
Mehta, S., M., S.: Yoga-Gymnastik.
Christian Verlag 1991
Mookerjee, Ajit: Kundalini.
Origo Verlag 1984
Mookerjee, Ajit: Rituelle Kunst Indiens.
Kösel Verlag 1987
Mookerjee/Khanna: Die Welt des Tantra.
O. W. Barth Verlag 1987
Morningstar/Desai: Die Āyurveda-Küche.
Heyne Taschenbuch 1991
Nanal, B. P.: Grundlagen des Āyurveda.
Bd. 1. Förderverein für Yoga und Āyurveda München 1985
Ott, Theo:
Sie leben mit dem sechsten Sinn.
M & T Verlag. Edition Astroterra 1985
Pema-Dorje: Tara.
Walter Verlag 1991
Petzold, Matthias: Indische Psychologie.
Verlags Union 1986
Ranade, Subash: Āyurveda – Wesen und Methodik.
Haug Verlag 1996
Rhyner, Hans: Gesund, jung und lebensfroh mit Āyurveda.
BLV 1991
Roy, Biren: Mahabharatha.
Diederichs Verlag 1984
Roy, Biren: Ramayana.
Diederichs Verlag 1986
Silbernagel, S. / Despopoulus, A.:
Taschenatlas der Physiologie.
Thieme Verlag 1988
Snyder, Solomon: Chemie der Psyche.
Drogenwirkungen im Gehirn.
Spektrum Bibliothek 1989
Thakkur, Chandrasekhar: Das ist Āyurveda. Die indische Heil- und Lebenskunst. Bauer Verlag 1994
Tholey/Utrecht: Schöpferisches Träumen.
Falken Verlag 1987
Tobias/Stewart: Stretch & Relax.
Christian Verlag 1985
Uexküll, Thure, v.:
Psychosomatische Medizin.
Urban & Schwarzenberg Verlag 1986
Vatsyayana, Mallanaga: Kama-Sutram.
C. H. Beck Verlag 1989

Verma, Vinod: Āyurveda.
Der Weg des gesunden Lebens.
O. W. Barth Verlag 1992

Verma, Vinod:
Gesund und vital durch Āyurveda.
O. W. Barth Verlag 1995

Zoller, Andrea/Nordwig, Hellmuth:
Heilpflanzen der Āyurvedischen Medizin. Haug Verlag 1997

Zimmer, Heinrich:
Indische Mythen und Symbole.
Diederichs Verlag 1984

Zimmer, Heinrich:
Philosophie und Religion Indiens.
Suhrkamp Taschenbuch 1976

Institutionen und Pädagogen für Yoga und Āyurveda

Dachverband

Institut für Gesundheitsbildung
Förderverein für Yoga und Āyurveda e. V.
Prof. Dr. Rocque Lobo
Weidener Straße 3
81737 München
Telefon 0 89/6 37 10 12

Pädagogen für Yoga und Āyurveda und Psychosomatische Gesundheitsbildung

STUDIO für ĀYURVEDA YOGA
FORTBILDUNGSINSTITUT FÜR GANZHEITLICHE GESUNDHEIT, ĀYURVEDA & YOGA
Uschi Brunner
Amalienstraße 45 Mbg.
80799 München
Telefon/Fax 0 89/39 85 34

YOGA und ĀYURVEDA STUDIO
Ruth Hanewald
Büro: Breisacher Straße 2
81667 München
Telefon 0 89/4 48 25 66

YOGA-STUDIO
Helma Obinger
Colburger Straße 20
91056 Erlangen
Telefon 0 91 31/44 06 93

YOGA-STUDIO
FORTBILDUNGSINSTITUT FÜR GANZHEITLICHE GESUNDHEIT, ĀYURVEDA & YOGA
Heike Wicklein
Löbleinstraße 29 Rgb.
90409 Nürnberg
Telefon/Fax 09 11/35 88 75

YOGA-STUDIO
Gisela Staffort-Hartlieb
Walther-von-der-Vogelweide-Straße 65
97422 Schweinfurt
Telefon 0 97 21/4 49 58 oder 4 57 47

Gabi Bach und Peter Luft
Dechbettener Straße 24
93049 Regensburg
Telefon 09 41/2 18 59

Brigitte Rieß
L.-Uhland-Straße 10 A
63538 Großkrotzenburg
Telefon 0 61 86/74 65

P. Hubert Wurz
Exerzitien- und Bildungshaus
St. Josef, Kreuzweg 23
65702 Hofheim am Taunus
Telefon 0 61 92/99 04 22

YOGASCHULE
Brigitte Kämpf
Paul-Tillich-Straße 8
60528 Frankfurt a. M.
Telefon 0 69/6 66 68 98

Birgit Atzl
Am Eichgrabenfeld 17
90480 Nürnberg
Telefon 09 11/49 87 73

Erika Künzel
Hinterwiesenstraße 1
56379 Weinähr
Telefon 0 26 04/14 72

Institutionen für Kurse/Seminare in Yoga und Āyurveda

Bayerischer Volkshochschul-
verband e.V. (BVV)
Andreas Eckert
Fäustlestraße 5a
80339 München
Telefon 0 89/5 10 80-0

Münchner Bildungswerk
Gerlinde Wouters
Dachauer Straße 5
80335 München
Telefon 0 89/54 58 05-0

Münchner Volkshochschule (MVHS)
Bereich Gesundheit, Dr. Notz
Postfach 80 11 46
81611 München
Telefon 0 89/4 80 06-0

M. Scholastica McQueen
Kloster Frauenwörth
83256 Frauenchiemsee
Telefon 0 80 54/52 43

Āyurvedische Kräutermischungen/Öle

DIE KRÄUTERDROGERIE
Mag. Pharm. Birgit Heyn
Kochgasse 34
1080 Wien/Österreich
Telefon/Fax 0043-1-4 05 45 22